U0746529

国医精华药膳

防治"四高"药膳大全

丛书总主编　刘　莉　朱红霞
主　　　编　朱成全　汪金生

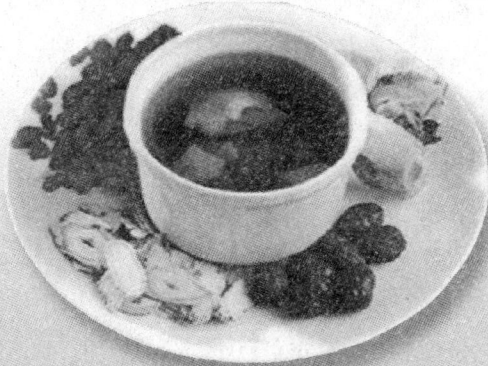

中国医药科技出版社

内 容 提 要

本书为《国医精华药膳》丛书之一，主要介绍了针对高血压、高脂血压、高血糖及高尿酸血症，即"四高"疾病的常用药膳治疗。全书涵盖了200余种药膳的配方、功效、制作方法、食法等内容，简单易学，实用性强，可供广大"四高"患者、中医爱好者、临床工作者及饮食研究人员学习参考。

图书在版编目（CIP）数据

防治"四高"药膳大全/朱成全，汪金生主编．—北京：中国医药科技出版社，2014.2

（国医精华药膳/刘莉，朱红霞主编）

ISBN 978 - 7 - 5067 - 6573 - 2

Ⅰ.①防… Ⅱ.①朱… ②汪… Ⅲ.①高血压 - 食物疗法 ②高血脂病 - 食物疗法 ③高血糖病 - 食物疗法 ④代谢病 - 综合征 - 食物疗法 Ⅳ.①R247.1

中国版本图书馆 CIP 数据核字（2013）第 319628 号

美术编辑 陈君杞

版式设计 郭小平　邓岩

出版　中国医药科技出版社

地址　北京市海淀区文慧园北路甲 22 号

邮编　100082

电话　发行：010 - 62227427　邮购：010 - 62236938

网址　www. cmstp. com

规格　710×1020 mm $\frac{1}{16}$

印张　15 $\frac{1}{4}$

字数　248 千字

版次　2014 年 2 月第 1 版

印次　2014 年 2 月第 1 次印刷

印刷　大厂回族自治县德诚印务有限公司

经销　全国各地新华书店

书号　ISBN 978 - 7 - 5067 - 6573 - 2

定价　29.80 元

丛书编委会

总主编　刘　莉　朱红霞

副主编　（以姓氏笔画为序）

朱成全　华何与　刘　强　孙晓敏

陈兴兴　庞　杰　魏　辉

编 委 会

丛书总前言

　　药膳发源于我国传统中医药文化和烹饪饮食文化,它是在中医药理论的指导下,将中药与适宜的食物相配伍,经加工烹制而成的膳食,可以"寓医于食",使"药借食味,食助药性",在人类的养生保健、防病治病史上起到了重要的作用。药膳具有悠久的历史和广泛的群众基础,古人很早就提出了"药食同源"的理论,认为养生要顺应自然,治病要防患于未然。《千金食治》中载:"以食治之。食疗不愈,然后命药。"唐代的《食疗本草》为我国第一部食疗学专著;宋代的《养老奉亲书》、元代的《饮膳正要》、明代的《食物本草》、清代的《老老恒言》等历代本草都将药膳作为中医食疗的一项重要内容。随着社会的发展,人们更加崇尚自然,注重养生康复,因此,取材天然、防治兼备的中医药膳将会受到越来越多人的关注。

　　药膳的产生和发展是以中医理论体系为基础,中医认为"阴阳失衡,百病始生",人体的衰弱失健或疾病的发生发展皆与阴阳失调有着重要关系。如何调整阴阳失调,张景岳有云:"欲救其偏,则惟气味之偏者能之。"食物与药物一样,皆有形、色、气、味、质等特性,或补或泻,都是协调阴阳、以平为期,通过补虚扶弱、调整脏腑气机,或祛病除邪、消除病因来防病治病、强身益寿。同时药膳还应当遵循因人、因地、因时、因病而异的原则,所谓得当则为宜,失当则为忌,做到"审因用膳"和"辨证用膳",即要注意考虑年龄、体质、健康状况、患病性质、季节时令、地理环境等多方面因素,并配合优质的原料和科学的烹制方法,方能发挥药膳的治病和保健作用。

　　本套丛书以常见病的药膳调养为主要内容,分为胃肠病、肝胆病、妇科病、男科病、糖尿病、儿科病、老年病、三高、失眠、美容等十多个分册。每个分册分为三个部分。第一部分简要介绍药膳的基本概况,如概念、起源与发展、特点、分类、应用原则、制作方法及注意事项等。第二部分以简单明了、通俗易懂的行文风格阐述了各个疾病群的致病特点,病因病机及治法治则等,尤其提示了中医对该病症的治疗方法。第三部分首先介绍了各个疾病群常用中药的来源、性味归经、性状及选购常识、功能与主治、有效成分、药理作用及注意事项;其后在常用药膳部分中，以"药食兼顾，方便有效"为原则，精心选择了取材方便而确有效果的药膳，详细介绍了包括菜肴、汤汁茶饮酒、粥粉饭羹、糕饼糖果点心等药膳的配方、制作、功效、食法、禁忌。读者可依据自身情况，灵活选择。

本套丛书融科学性和实用性为一体，搜罗广远，内容丰富，希望能成为珍惜生命、崇尚健康、热爱生活者的良师益友。但需强调的是食治不能代替药治，患者应当及时就医，以免贻误病情。

本套丛书工作量大，编写过程中，参阅了诸多专著、手册及科普读物，未能一一列出出处，谨在此对相关专家表示衷心的感谢。限于水平、时间和精力，本书错误在所难免，如有疏漏谬误之处，恳请同行专家及广大读者不吝赐教与指正。

健康是人类永恒追求的目标，随着医药科技的日新月异，我们的丛书也会不断修订更新、再版，以满足广大读者新的需要。

丛书编委会
2011 年 11 月

目录

第三章　常用药膳

第一章 关于药膳

　　药膳，既是中国传统医学的一种治疗方法，也是中华民族独具特色的饮食形式之一。药膳文化历史悠久，源远流长，为人类的健康长寿做出了积极的贡献。近年来，随着人们对绿色生活的推崇，味道宜人、营养丰富、能够防病治病的药膳得到了越来越多人的青睐，如今的药膳正如"旧时王榭堂前燕，飞入寻常百姓家"，一股药膳热潮已经兴起。作为民族医学和传统饮食完美结合的产物，药膳这一带有中国古老而神秘色彩的东方文化，正在走出国门，迈向世界。今天，就让我们揭开药膳的神秘面纱，去探寻其中的奥妙。

第一节　什么是药膳

　　提到药膳，许多人不禁要问，何谓"药膳"？药膳是药物还是食物？其实药膳并不是简单的中药加食物，它是在传统中医药"辨证论治"理论的指导下，将中药与某些具有药用价值的食物相配伍，经加工烹制而成的具有一定色、香、味、形、养的菜肴、汤汁、羹糊、糕点等食品。药膳可以"寓医于食"，即既取药物之性，又取食物之味，"药借食力，食助药威"，二者相辅相成，相互协调，服用后，既可获得丰富的营养，又可养生保健、防病治病，延年益寿，具有保健和治疗双重效果的药用食品。

　　由此可见，药膳是一种兼有药物功效和食品美味的特殊食品，是中医传统"药食同源"理论的最好体现，也有许多书籍直接将"药膳"称之为"食治"、"食养"、"食疗"和"食药"。说明药膳在使食用者享受美食的同时，又使其身体得到滋补，疾病得到治疗。所以中国传统药膳的制作和应用，不仅仅是一门学问，更可以说是一门艺术。

　　现代药膳充分总结和应用了古人的宝贵经验，同时吸取了现代养生学、营养学、烹饪学的研究成果，正逐步向理论化、系统化、标准化、多样化、世界化的方向发展，食用方式也由传统的菜肴饮食汤品类发展为新型饮料类、冲剂类、胶囊类、浓缩剂类、罐头类、蜜饯类等，更加体现了现代人对健康以及原生态疗法和高品质食物的追求。

第二节 药膳的起源与发展

药膳究竟起源于何时呢？其实早在人类社会的原始阶段，人们还没有掌握将药物同食物相区分的方法时，就已经认识到"药食本同源"的重要特点，并不断地在探索和实践中，逐渐形成了药膳的雏形。

"药膳"一词最早见于《后汉书·列女传》，该书中有"母恻隐自然，亲调'药膳'，恩情笃密"的字句。其实在药膳一词出现之前，很多古籍中已有关于制作和应用药膳的记载。《周礼》中就记载了给周天子配专门负责饮食卫生的"食医"来掌握调配其每日的饮食，而且要根据一年四季不同的时令要求来变化膳食。此外，在专治内科的"疾医"条下也特别强调了"以五味、五谷、五药①类以养其病"的内容。这些记载表明，我国早在西周时代就有了丰富的药膳知识，并出现了从事药膳制作和应用的专职人员。

先秦时期中国的食疗理论已具雏形，制作也较为成熟。成书于战国时期的《黄帝内经》在论述食与人的关系时，指出"凡欲治病，必问饮食居处"强调了患者的饮食习惯、食物来源等对治疗疾病的重要性。而"治病必求其本，药以祛之，食以随之"的经典理论，则强调病除之后食养的必要性。书中还提到了许多食物的药用价值，在其所载的13首方剂中就有8首属于药食并用的方剂，如乌骨丸，是由茜草、乌骨、麻雀蛋、鲍鱼制成。

秦汉时期药膳有了进一步发展。汉代医圣张仲景在其所著的《伤寒杂病论》、《金匮要略方论》中除了用药物治疗还采用了大量的饮食调养方法来配合，如在清热力较强的白虎汤中加入粳米以调养胃气使之不致受损，在逐水力较强的十枣汤中用枣汤煎煮以防伤及正气。诸如此类的还有竹叶石膏汤、当归生姜羊肉汤、百合鸡子黄汤、甘麦大枣汤等。在食疗方面张仲景发展了《黄帝内经》的理论，突出了饮食的调养及预防作用，开创了药物与食物相结合治疗重病、急症的先例，还记载了食疗的禁忌及应注意的饮食卫生。这一时期为我国药膳食疗学的理论奠基时期。

唐代名医孙思邈在《备急千金要方》中专设"食治"一篇，其中共收载药用食物164种，分为果实、蔬菜、谷米、鸟兽四大门类，至此食疗已经开始成为专门的学科。孙思邈还指出："食能排邪而安脏腑，悦情爽志以资气血"。说明

---

① 五味、五谷、五药：五味，即酸、苦、甘、辛、咸五种性味；五谷，即麻、黍、稷、麦、豆五种粮食作物；五药，即茯苓、朱砂、雄黄、人参、赤箭五种代表药物。

制作精美的药膳能在发挥药食双重作用的同时，还能使人心情舒畅。其弟子孟诜集前人之大成编成了我国第一部集药食为一体的食疗学专著《食疗本草》，极大的促进和指导了中国药膳的发展。

宋元时代是药膳发展的高潮，借助中医学在此时期的跨越发展，药膳也得到了更快的发展，无论是在宫廷还是在民间药膳都得到了广泛的认可和较为全面的发挥。宋代官修医书《太平圣惠方》中也专设了"食治门"，其中记载药膳方剂已达160首。元代中央政府掌管药膳的部分称为"尚食局"，曾一度和"尚药局"相合并，而饮膳太医忽思慧所编著的《饮膳正要》为我国最早的营养学专著，首次从营养学的角度出发，强调了正常人的合理膳食，对饮食药膳方面颇有独到见解，是蒙、汉医学结合和吸收外域医学的重要成果。书中对药膳疗法、制作、饮食宜忌、饮食卫生及服药食忌、食物相反、食物中毒和解毒、过食危害等均有详细记载。

时至明清两朝，药膳发展到了鼎盛时期，几乎所有关于本草的著作都注意到了本草与食疗的关系，对于药膳的烹调和制作也达到了极高的水平，且大多符合营养学的要求。其中《食物本草》当属明代卓有功绩的药膳专著，全书内容翔实丰富，最大的特点就是对全国各地著名泉水进行了较为详细的考证介绍。到了清代，诸多各具特色的药膳专著层出不穷，多是在总结前人经验的基础上结合当前实际重新扩展的。刊于1691年《食物本草会纂》8卷，载药220种，采辑《本草纲目》及有关食疗著作，详述各药性味、主治及附方。而在药膳粥食方面，黄鹄的《粥谱》则可称为药粥方的集大成者。清朝末年，宫廷膳食的种类不仅没有随当时的国情减少，反而与康乾时期相比，皇上和太后的每餐膳食菜肴从三四十道增加至两百多道，其中绝大多数药膳流向了民间。

中国药膳，源远流长，从宫廷至民间，都广为传播。如今，药膳的应用更是空前广泛，在国内外都享有盛誉，倍受青睐，以致许多药膳餐馆在世界各地应运而生，这不但传承了我们中华传统的医食文化，更是在勇敢的创新中将其发扬光大。

第三节 药膳的特点

药膳是我国独具特色的一种饮食形式，它究竟有着怎样的特点，可以跨越千年的时空，走入我们的餐桌呢？中华药膳的产生和发展是以中医理论体系为基础的，因此，它的特点也必然是中国医食融合所体现的独特风格，兼备医药治病防病的功效和菜肴美味可口的特色。具体而言，药膳有以下特点：

1. 历史悠久，寓药于食

中医药膳起源于西周时期，历经数千年的发展，药膳的原料不断增多，临床适应证不断扩大，理论不断完善，疗效不断增强。时至今日，药膳仍然在人们的生活中发挥着巨大的作用。药膳将药物的治疗、保健、预防、强身等作用融入了日常膳食，使人们得到美食享受的同时身体得到调理，疾病得到防治，成为适宜于各种人群的双效膳食。

2. 强调整体，辨证施食

如同中医的整体观，运用药膳时，首先要全面分析患者的体质、健康状况、患病性质、季节时令、地理环境等多方面情况，并判断其基本证型，然后再确定相应的食疗原则，给予适当的药膳治疗。气虚的，用补气药膳；血虚的，用补血药膳。药物与药膳相互补充，相互辅佐，共同发挥健身强体、营养美味的作用。

3. 防治兼顾，效果显著

药膳既可治病，又可防病，是其有别于药物治疗的特点之一。尽管所用药材食材多属平和之品，但其对纠正机体偏性的作用却不可小觑，防治疾病和健身养生的效果也是比较显著。如清代宫廷御医所创的"八珍糕"，含有茯苓、芡实等八种药材，具有补脾健胃、消食化积的功效，曾为乾隆皇帝和慈禧太后所喜爱，现如今也是许多大饭店的特色药膳。

4. 良药可口，烹食方便

药膳将中药与食物相配，就能做到药借食味，食助药性，变"良药苦口"为"良药可口"，特别能满足人们"厌于药，喜于食"的天性，尤其是它能解决大多数儿童不肯服药的难题。可以说，药膳既是一种功能性食品，也可以说它是中药一种广受欢迎的特殊剂型。制作方法结合了中药的简单处理和常用的烹饪方法，简便易行。

5. 博大精深，影响广泛

由于药膳是在日常膳食中对人体进行调治，并可以随着饮食的形式不断变化，以达到不同的疗效。因此，它不但在中国受到了人们的广泛青睐，即使在国外也产生了深远的影响。热播剧《大长今》就向我们展示了博大的中医药膳文化。当今，在日本、韩国、东南亚，乃至欧美国家和地区，崇尚和研究中国药膳的学者与日俱增。

第四节　药膳的分类

药膳在漫长的历史发展过程中，形成了性状多样、营养价值各异、种类花色繁多的风格。纵观古代医籍文献中的分类方法记载，结合现代药膳加工、烹调技术，可按性状、对五脏的调养作用、治疗作用和使用季节等将药膳进行如下分类

（一）按性状分类

1. 菜肴类

以蔬菜、水果、鱼、肉、蛋、海鲜等为原料，搭配一定比例的中药制成的荤菜或素菜。菜肴种类很多，制作方法多以煎炒煮炸蒸烤焖拌炝为主，根据不同的制作方法可制成冷菜、蒸菜、炖菜、炒菜、炸菜、卤菜等。

2. 汤汁类

汤类是将中药或食物经过一定的炮制加工，放入锅内，加清水用文火煎煮，取汁而成，这是药膳应用中最广泛的一种剂型。汁类则多由新鲜并含有丰富汁液的植物果实、茎、叶和块根，经捣烂、压榨后得到。

3. 茶饮酒类

包括药茶、药饮和药酒。药茶是将花类或经粉碎加工制成粗末的中药根茎皮类，以沸水冲泡或温浸而成。药饮是把中药或食物经浸泡或压榨、煎煮、提取分离，而制成的有效成分含量较高的饮用液体。药饮也可以是新鲜药物或食品压榨取汁而成，也可以通过煎煮浓缩而成。有的亦制成块状或颗粒状，可随饮随冲。药酒是将中药与酒"溶"于一体的饮品，酒精是一种良好的半极性有机溶剂，可以溶解中药的多种有效成分，药借酒力、酒助药势而充分发挥更好的效力。

4. 粥粉饭羹类

药粥是以各类谷物为基本原料，配以一定比例的中药，经熬煮而成的半液体食品。中医历来就有"糜粥自养"之说，故尤其适用于年老体弱、病后、产后等脾胃虚弱之人。粉饭类则是药膳的主食，多以面粉、稻米、糯米、小米、玉米面、黄豆面等为基本原料，加入一定比例的药物，经加工制成米饭、面食等。羹类是以肉、蛋、奶或海产品等为主要原料加入中药而制成的较为稠厚的汤液。

5. 膏糖蜜糊类

将药材与食材一起放入容器中进行熬制，蜜膏一般要将水分基本蒸发，还需在此期间加入适量的蜜糖，以保证所制之品最后的形状和口感。糊则需将水分蒸发到成为黏稠状即可。

6. 糕饼糖果点心类

将药物加入面点中制成的保健治疗食品。这类食品可作主食，也可作点心类零食，多是将药物制成粉末，或药物提液与面点共同合揉，制作加工而成。

（二）按五脏调养分类

1. 养心药膳

适用于心失所养，出现心悸不安、心慌失眠、健忘躁动、哭笑无常、神志不清、舌体淡白或红而糜烂、脉结代或细弱之人，可选用养心护心，祛除心火的药材和食材。

2. 养肝药膳

适用于肝失所养，出现精神抑郁、多愁善感、沉闷欲哭、胸胁疼痛、肢体麻木震颤、头晕目眩、双目干涩、食欲不振、嗳气泛酸、少腹胀痛、痛经闭经、腹水水肿、舌青紫、脉弦之人，可选用养肝护肝，疏肝理气的药材和食材。

3. 养肺药膳

适用于肺失所养，出现悲哀忧伤、呼多吸少、咳嗽痰多、颜面水肿、鼻部干涩、皮肤粗糙、少气懒言、脉细弱之人，可选用养肺护肺，滋阴润肺的药材和食材。

4. 养脾药膳

适用于脾失所养，出现食欲不振、腹胀便溏、水肿泄泻、脏器下垂、消瘦痿软，四肢痿废、口淡无味、舌淡苔厚腻，脉迟缓之人，可选用养脾补脾的药材和食材。同时，在养脾的同时也需照顾到胃，这样才能减少和预防胃肠等消化疾病的发生。

5. 养肾药膳

适用于肾失所养，出现头晕耳鸣、失眠健忘、腰膝酸软、遗精盗汗、畏寒肢冷、小便清长、面色㿠白或黧黑、舌淡胖苔白或舌红少苔、脉沉细之人，可选用养肾补肾的药材和食材。

（三）按药膳的治疗作用分类

1. 祛邪治病类

按其具体的功能可分为：

（1）解表透表药膳：由辛凉或辛温的药物和食物组成，具有发汗、解肌透邪的功效，适用于风寒或风热感冒以及其他外感病的初期。

（2）清热解毒药膳：由甘寒或苦寒的药物和食物组成，具有清热解毒、生津止渴的功效，适用于机体热毒内蕴，或余热未清之证。

（3）祛散风寒药膳：由辛温或辛热的药物和食物组成，具有温经通脉、散寒止痛的功效，适用于机体外寒入侵或虚寒内生的病证。

（4）消导理气药膳：由消积导滞、辛温通达的药物和食物组成，具有健脾开胃、消食化积、行气止痛的功效，适用于消化不良、食积内停、肝气郁结，腹胀腹痛等症。

（5）润肠通便药膳：由滑润大肠、促进排便的药物和食物组成，具有润肠通畅的功效，适用于大便干燥、肠涩津亏之症。

（6）利水祛湿药膳：由芳香温燥、化湿运脾、通利水道的药物和食物组成，具有运健脾胃、利水祛湿、通利小便的功效，适用于大便稀黏、尿少浮肿、小便不利等症。

（7）活血化瘀药膳：由辛温苦等入血分的药物和食物组成，具有活血化瘀、消肿止痛之功，适用于瘀血内停，跌打损伤等症。

（8）祛痰止咳平喘药膳：由祛痰止咳、降气平喘的药物和食物组成，具有祛痰化痰、宣肺止咳、降气平喘的功效，适用于咳嗽痰多、喉中痰鸣、哮喘等症。

（9）养心安神药膳：由质重沉降的药物和食物组成，具有重镇安神和养心安神的功效，适用于神志失常、心神不宁、惊悸健忘、失眠多梦等症状。

（10）平肝熄风药膳：由能滋阴潜阳的药物和食物组成，具有熄风镇静、平肝潜阳的功效，适用于肝阳上亢、肝风内动、头目眩晕、抽搐等症状。

2. 补益保健类

按其作用可分为：

（1）壮阳药膳：由温肾壮阳的药材和食材组成，适用于阳气不足，出现畏寒肢冷、面色淡白、大便溏薄、小便清长、舌淡苔白、脉微无力之人。

（2）滋阴药膳：由滋阴补肾的药材和食材组成，适用于阴精亏虚，出现两颧红赤、咽干口噪、五心烦热、潮热盗汗、夜不能寐、便干溲赤、舌红少苔、脉细数之人。

（3）补气药膳：由补中益气的药材和食材组成，适用于元气不足，出现神疲乏力、少气懒言、面色㿠白、语声低微、头晕自汗、胸闷气短、舌淡苔白、脉弱之人。

（4）补血药膳：由益气生血的药材和食材组成，适用于阴血亏虚或失血过多，出现面色苍白、肢体麻木、爪甲淡白、肌肤甲错、头晕心悸、失眠多梦、小便不利、舌淡苔白、脉细弱之人。

（5）益智聪耳药膳：由益智开窍、补肾聪耳药材和食材组成，适用于年老智力低下、耳聋、耳鸣，以及各种原因所导致的记忆力减退、听力减退之人。

（6）促进睡眠药膳：由养心安神的药材和食材组成，适用于失眠多梦、不能熟睡、早醒、醒后无法入睡、易被惊醒、对睡时声音灯光敏感之人。

（7）美容药膳：由活血、滋补、理气等多类药材和食材组成，具有祛痘荣面、祛斑美白、润肤修颜，除皱驻颜、美鼻明目、润唇固齿，乌发固发、丰乳美体、健身减肥、除臭留美等多种作用。

（四）按季节分类

按照四季可分为春季药膳、夏季药膳、秋季药膳和冬季药膳。季节不同，在药材和食材原料及烹调方法的选择上亦有所不同。夏季药膳多配用一些凉性、寒性的原料；冬季药膳多配用温性、热性或滋补的原料；春、秋则配用一些较稳妥的属平性的原料。

（五）按人群分类

按照服用药膳人群的不同年龄段，可分为老年药膳、中年药膳、青少年药膳、小儿药膳。按照性别可分为男科药膳，女科药膳。不同人群生理病理各有差异，应配用不同性质的药材和食物。

（六）按治疗疾病的系统分类

按照治疗疾病的系统可分为治疗呼吸系统疾病的药膳，如气管炎、肺炎；治疗循环系统疾病的药膳，如高血压、心脏病等；治疗消化系统疾病的药膳，如胃炎、肝硬化等；治疗泌尿系统疾病的药膳，如肾炎；治疗血液系统疾病的药膳，如贫血、白血病等；治疗内分泌和代谢系统的疾病，如甲状腺功能亢进、糖尿病、痛风等；治疗风湿性疾病，如类风湿性关节炎等；治疗神经系统的疾病，如头痛，神经衰弱等。

第五节　药膳的应用原则

药膳之所以具有保健养生、治病防病等多方面的作用，是因为药膳中含有传统中药，并在中医药理论的指导下制作而成，在应用时必须遵循一定的原则。药膳在保健、养生、康复中占有重要的地位，但药膳又不能完全替代药物疗法。药物见效快，重在治病，药膳见效慢，重在调养，各有所长，因此，应视具体人与病情按照以下原则应用，不可滥用。

（一）平衡阴阳

宇宙万物皆包含阴阳相互对立、相互联系的两个方面。阴阳是万物生长、存在、发展之纲。人体同样如此，掌握了人体的阴阳之道，方能均衡调和，保持健康。在正常状态下，阴阳是相互平衡的，也就是古人所云："阴平阳秘，精神乃治"。相反，"阴阳失调，百病皆生"。阴阳失去相对平衡就会出现偏盛偏衰，如阳盛则阴衰，阴盛则阳衰，阳虚则阴盛，阴虚则阳亢，这时机体就会表现出相应的症状，即阳气过盛或阴气不足则会出现热证，阴气过盛或阳气不足则会出现寒证。《素问·阴阳应象大论》中提到"善诊者，察色按脉，先别阴阳"，告诉人们要确定身体的变化首先应该从辨别阴阳开始。同理，在配备药膳时也应首先辨清用膳者的证，一旦寒热虚实都分清楚了，施膳就有了明确的方向。具体原则便是："不足者补之""有余者损之""寒者热之""热者寒之"，简单地说就是把缺的东西补足，多的东西祛除，有寒证的用热品来纠正，有热证的用寒品来纠正。总而言之，辨别和协调阴阳是施膳的重要原则。

（二）**调理脏腑**

在中医学中，人的各组织器官功能，表现为以五脏为中心的功能系统。每一脏都代表一个功能系统，如心管理人体的血脉，与神志密切相关，其状态能体现在人的舌体和面色之上，因此，心包、血脉、神志、舌、面都属于心系统。在临床上的多种病症，均以脏腑功能失调为其主要机制，表现为各脏的虚实变化。由于五脏之间存在着相生相克的生理关系，当机体某一脏发生变化，势必影响其他脏腑，产生相互的病理联系，因此在施膳的时候应当考虑到可能不仅要对某一脏进行调养，还需对其他相关脏腑进行调理。值得一提的是药膳中"以脏补脏"[②]的方法为数不少，如食用猪肝、羊肝可治疗肝病夜盲。

（三）**祛邪扶正**

中医学认为，人之所以发生疾病主要有两个方面的原因，一是由于外邪[③]的侵袭，制约或损伤了正气，扰乱了人体的阴阳脏腑气血平衡；另一个则是由于自身正气虚衰，不足以抵抗外邪干扰。正邪的强弱不同，在相争时便会表现出不同的病证。对此基本的观点是"正气存内，邪不可干"，"邪之所凑，其气必虚"。就是说人的自身身体强健，抵御外界环境变化的能力强，就不容易患病；相反，自身体质原本虚弱，外界有任何变化都难以抵抗，便会被疾病轻易找上门来。因此，在调配药膳时就需要注意辨别是自身的抵抗能力差，还是外部的环境因素改变剧烈，基本原则是，邪盛必先驱邪，正虚先要扶正。如果反其道而行之，都可能使病情进一步发展，甚至恶化。

（四）**三因制宜**

三因制宜[④]是指"因人、因时、因地"制宜。人有男女、老少、强弱的不同，因而对病邪的抵抗力、病后恢复的能力存在明显的差异；时序有四季变化寒暑变更，随着时序的变化，人的阴阳气血也随之发生改变，在不同时期所对抗的主要邪气便会不同；地理环境有南北东西，不同的地域有不同的气候条件，这些差异对人体的正气也会产生很多变数。因此，即使对同一病证施膳，也不能千篇

---

② 以脏补脏：通俗而言就是食用动物与人相对应的脏器来改善人体的脏器功能。

③ 外邪：中医中的外邪是指风、寒、暑、湿、燥、火六种外部病理因素。

④ 三因制宜：治疗疾病要根据人体的体质、性别、年龄等不同，以及季节、地理环境以制定适宜的治疗方法的原则。又称因人因时因地制宜。

一律，必须根据不同的条件制定相适宜的措施，才能收到良好的效果。

1. 因人用膳

人的体质年龄不同，用药膳时也应有所差异。

小儿体质娇嫩，脏腑多发育尚不完善，易受损伤，选择原料不宜大寒大热，应多选用药性、食性平缓的材料来进行调理。施膳时就需要注意多补脾，多养阴，多清肝，以达到培补后天之本的效果。

青年时期是人脏腑器官发育最为完善的时期，由于此期脏腑功能旺盛，易使人肝木发生太过，表现出急躁易怒的特点。此外，青年人的学习、工作、生活压力都较大，就更容易导致情志失调、气机不畅，出现易怒、不思饮食、面红目赤、大便干结等症状。因此，在对青年人施膳时要特别注意清肝除烦、疏肝解郁为主，避免食用过多的燥热、滋腻、补益之品作为药材和食材。

中年时期是一个由盛而衰的转折点，脏腑功能也逐渐由强而弱，加之事业家庭的双重压力，多出现少气力衰，记忆力减退，性功能下降，须发早白等症状，这一时期也是许多男科病和妇科病的高发时期。针对普通的中年人群，可以多选用补脾益肾的膳食配方，以达到益智活血，补肾强身的目的；针对患有男性疾病的中年人，可选用补肾益气的药膳，针对更年期妇女，用舒肝理气、滋阴补肾的药膳，以减轻更年期气血虚衰的症状。

老人多肝肾不足，津液亏虚，开始显现出一些衰退的迹象，如气短乏力、头目眩晕、耳聋耳鸣、心悸心慌、失眠多梦、头脑健忘、习惯便秘。但老年人脾胃功能较差，即使大量施用补益药膳，也可能会出现"虚不受补"⑤的情况。所以，老年人最适宜的药膳应当是长期坚持的清淡、熟软，易于消化吸收的粥膳、汤膳，而在其中则可适当多施用开胃健脾、益肾添精、养血通脉、益气通便的药材和食材。

孕妇恐动胎气，不宜用活血滑利之品。这是在药膳中应特别注意的。

2. 因时用膳

中医认为，人与日月相应，人的脏腑气血的运行，和自然界的气候变化密切相关。"用寒远寒，用热远热"，意思是说在采用性质寒凉的药物时，应避开寒冷的冬天，而采用性质温热的药物时，应避开炎热的夏天。这一观点同样适用于药膳。一年分为四季，根据不同季节气候特点，药膳施用也有所不同。

春季药膳要顺应春天阳气生发，万物始生的特点，注意保护阳气，着眼于一个"生"字。多食辛甘之品，少吃酸涩之味。如食用芹菜粥、玄参猪肝等。

夏季炎热，应少吃温热的食物，药膳搭配药材时也需注意减少温热药。如食

---

⑤ 虚不受补：是指身体虚弱的人，稍为吃一点补品，就口舌生疮，彻夜不眠，腹胀泄泻。

用茯苓山药包子、百合粥等。

秋季的气候特点是阳气渐收、阴气渐长，药膳应以滋阴润燥为主。如食用栗子焖鸡、火锅菊花鱼片等。

冬令进补则应根据中医"虚则补之，寒则温之"的原则，注意养阳，以滋补为主，多吃温性、热性、特别是温补肾阳的食物进行调理。这样便可平衡阴阳，调和气血。如食用当归烧羊肉、双黄羊肉汤等。

3. 因地用膳

不同的地区，其地理环境、气候条件、生活习惯都有一定差异，人体生理活动和病理变化亦有不同，有的地处潮湿，如四川、湖南，其人饮食多温燥辛辣，有的地处寒冷，如东北，其人饮食多热而滋腻，而地处南方的广东，气候炎热潮湿，其人饮食则多清凉甘淡，因此，在应用药膳选料时也是同样的道理。

第六节 药膳的制作

药膳，就是要做到"良药爽口"，如何制作一道既具备色香味，又能发挥保健养生功能的药膳，可是一门不小的学问。药膳的制作加工可以认为是中国特有的烹调技术与中药炮制技术的完美结合，既需要相应的加工技能，又具有药膳制作的特点。药膳种类繁多，品种复杂，应用不同的方法制作，可制作出适应人们不同嗜好及口味的美味佳肴。

1. 药膳的选材

药膳的选料是相当讲究的，要突出药膳"色、香、味、形、养"的统一。药膳主要由药物、食物、汤、调料几部分精制而成，每一部分选料好坏都直接影响药膳的质量。药物和食物都具有寒、热、温、凉四气及酸、苦、甘、辛、咸五味的特点，"四气"是药物和食物辨证施膳的依据，"五味"是指导与对应脏腑相适应的向导。

首先，药膳所用药材可以是采自山野的鲜药材，也可以是药店里买来的饮片，但选购药材一定要新鲜优质，凡是变质、发霉的均不能食用。药膳所用的中药材和食物首先要净选，使之清洁干净，无杂质异物，无尘土，无霉变腐烂，还要注意其色、味纯正，外形美观，质量优良。为保证药膳疗效，还应对药材与食材进行必要的加工处理。有的需切片、切丝、切丁或切段，有的需粉碎为细末，有的则需按中药炮制的要求进行炮制加工，以减其毒性或不良反应。

其次，对于药膳材料的特性，一般说来，温性、热性的食疗中药，如生姜、大葱、红枣、核桃、小茴香等可以配合具有相似性质的食物，如羊肉、鸡肉、狗肉、鲫鱼等，起到温里、散寒、助阳的作用，可以用来治疗寒证、阴证；凉性、寒性的食疗中药，如绿豆、藕、荸荠、马齿苋、菊花等可以配合具有相似性质的食物，如西瓜、梨、鸭肉、兔肉、马肉等，起到清热、泻火、凉血、解毒的作用，可以用来治疗热证、阳证。还有一类食疗中药，无明显的温凉之偏，比较平和，称为平性，如人参、莲子、茯苓等可以配合具有相似性质的食物，如猪肉、牛肉、驴肉等，按照需要和原则添加，增加药膳的口感。

再就五味而言，酸味食疗中药，如乌梅、石榴等，收敛、固涩；苦味食疗中药能清热、降气、泻火、燥湿，如苦瓜清热解毒、杏仁降气等；甘味食疗中药，能补养、调和、缓急止痛，如大枣、蜂蜜、饴糖之补脾和胃、养肺补虚、缓急止痛等；辛味食疗中药有发散和行气等作用，如生姜、大葱发散风寒，橘皮、砂仁行气等；咸味食疗中药能软坚散结，如海藻、海带等；淡味食疗中药能渗利小便，如茯苓、薏苡仁等。应用药膳还应注意食疗中药的五味与五脏的关系。一般说来，辛入肺，甘入脾，苦入心，酸入肝，咸入肾。只有根据性味合理选用药膳，才能达到滋补身体、防治疾病的目的。

总而言之，在制作药膳时应该掌握一点中医理论的知识、烹调常识，要在了解药物的功效、主治、毒性等的基础上还要懂一点中药的配伍。因为几种中药混合在一起，可能会由于气味的升降浮沉，寒热温凉各不相同，彼此的功能相互抵消或加强，甚至产生不良反应。所以，制作药膳也是需要科学指导的。

2. 药膳所用器具和火候

首先，制作药膳时需要精选烹饪用具，因为不同材质餐具对人体健康有不同的影响。例如：竹木餐具本身没有毒性，但是容易被微生物污染，使用的时候应清洗干净；涂上油漆的竹木餐具对人体十分有害，不宜用来进餐；塑料餐具有美观耐用的功能，品种也很多，但是其中含有致癌物质，长期使用会诱发癌变；铁质餐具可用来烹饪，但不可以用来盛放食用油类；不锈钢餐具具有耐腐蚀性、耐高温的性能，对人体无害，但久用也可能生锈等。另外，像铝制、铜制餐具如操作不当均可能对人体造成伤害，这里就不再赘述。

一般家庭常用的药膳的烹调方法有炖、蒸、煮、炒、焖、炸等。但以炖、蒸、煮、焖为主要方法和最佳方法。从烹调原料的质地和性味来看，轻清芳香者，如薄荷、紫苏叶、番茄、小茴香等多含挥发成分，烹调时间不宜过长，多采用爆炒、清炸、热焯等方法；味厚滋腻之品，如熟地、当归、鸡肉、牛肉等烹调时间宜长，多采用煨、炖、蒸的方法效果较好。

药膳的烹调方法是由其本身的特点以及个人的实用经验所确定的，与食疗食品的治疗需要、适应对象等均有密切的关系。当然，制作药膳的时候也要注意掌握好火候，这样才能烹制出功效显著、美味可口的药膳，俗话说得好："不到火候不揭锅，心急难吃热包子"。

通俗地讲需要根据不同材料的质地来适当改变火候。例如：原料质地老硬形体大，药性不容易溶出发挥的，要长时间用慢火烹制，使药性在较长时间的受热过程中，最大限度的溶解出有效成分以增加其功效；如质地嫩而形体小者，可以用较短时间大火烹制。在烹制不同原料组成的药膳时，质地老硬难熟的原料要先投放，而质地嫩的要后投放。

3. 药膳的制作方法

根据常用膳饮，可分为菜肴类、汤汁茶饮酒类、粥粉饭羹类、膏糖蜜糊类、糕饼糖果点心类。具体的制作方法在后面药膳方中将做详细介绍，这里概括介绍一些常用的烹调技术。

炖：炖法是将食物及其他原料同时下锅，注入清水，放入调料，置于武火上烧开，撇去浮沫，再置文火上炖至熟烂的烹制方法。一般时间掌握在2~3小时。

蒸：蒸法是利用水蒸气加热的烹制方法。常用的蒸法有粉蒸、包蒸、封蒸、扣蒸、清蒸及汽锅蒸六种。将药物和食物经炮制加工后置于容器内，加好调味品，汤汁或清水，待水沸后上笼蒸熟，火候视原料的性质而定。其特点是温度高，可以超过100℃，可达120℃以上，加热及时，利于保持形状的完整。

焖：焖法是先将食物和药物用油炝加工后，改用文火添汁焖至酥烂的烹制方法。其法所制食品的特点是酥烂、汁浓、味厚。如砂仁焖猪肚、参芪鸭条等的制作方法。

煮：煮法是将食物及其他原料一起放在多量的汤汁或清水中，先用武火煮沸，再用文火煮熟。特点是适用于体小、质软类的原料。所制食品口味清鲜、色泽美观，煮的时间一般比炖的时间短。

熬：是将食物经初加工后，放入锅中，加入清水，用武火烧沸后改用文火熬至汁稠黏烂的烹制方法。熬的时间比炖的时间更长，一般在3小时以上。多适用烹制含胶质重的原料。所制食品的特点是汁稠味浓。如冰糖银耳汤、乌龟百合红枣汤等的制法。

炒：是将经加工后的食物，放入加热后的油锅内翻炒的烹制方法。炒的方法一般分为四种，即生炒、熟炒、滑炒、干炒。炒时先烧热锅，用油滑锅后，再注入适量的油，油烧热后下入原料用手勺或铲翻炒，动作要敏捷，断生即好，有些直接可以食用的味美色鲜的药物也可以同食物一起炒成。而芳香性的药物大多采用在临起锅时候勾芡加入，以保持其气味芬芳。特点是烹制时间短，汤汁少，成菜迅速，鲜香入味，或滑嫩或香脆。

拌：将药膳原料的生料或已凉后的熟料加工切制成一定形状，再加入调味品拌合制成。拌法简便灵活。用料广泛，易调口味。特点是清凉爽口，能理气开胃。有生拌、熟拌、温拌、凉拌的不同。

腌：将原料浸入调味卤汁中，或以调味品拌匀，腌制一定时间以排除原料内部的水分，使原料入味。特点是清脆鲜嫩，浓郁不腻。有盐腌、酒腌、糟腌的不同制法。

泡：将药物与茶叶相配，置于杯内，冲以沸水。盖闷15分钟左右即可饮用。也可根据习惯加白糖、蜂蜜等；或将药物加水煎煮后滤汁当茶饮；或将药物加工成细末或粗末，分袋包装，临饮时以开水冲泡。或者以白酒、黄酒为基料，浸泡或煎煮相应的药物，制成药酒。

揉，拉：主要用于面食的制作。包括和面、揉面、下药、上馅等工艺流程。

其他还有很多烹调方法，如扒、烩、氽、爆、煎、熘、卤、烧等，在此就不一一赘述。

第七节 药膳的注意事项

1. 药膳的配伍禁忌

药膳好吃，但食用时还需要注意一些问题，由于药膳属于中医用药范畴，因此食疗中的中药同常用中药一样，各有其不同的性味，如前所述选料时药物和食物四气五味的选择。另外，在组成药膳方时，还要特别注意配伍禁忌。只有这样，美味诱人又有安全保障的药膳才会呈现出来。

药膳的配伍禁忌，无论是在古代还是现代都是十分严格的，现根据历代医学家对用药经验，将药物与药物配伍禁忌、药物与食物配伍禁忌、食物与食物配伍禁忌等部分介绍如下：

（1）药物与药物的配伍禁忌：遵循中药学理论，一般参考"十八反"和"十九畏"[⑥]。

"十八反"的具体内容是：甘草反甘遂、大戟、海藻、芫花；乌头反贝母、瓜蒌、半夏、白蔹、白及；藜芦反人参、沙参、丹参、玄参、苦参、细辛、芍药。

"十九畏"的具体内容是：硫磺畏朴硝，水银畏砒霜，狼毒畏密陀僧，巴豆畏牵牛，丁香畏郁金，川乌、草乌畏犀角，牙硝畏三棱，官桂畏赤石脂，人参畏五灵脂。

虽然药膳中所使用的药物不像方剂那样全面，也不是纯药物之间的组合，但

---

⑥ 十八反、十九畏：是论述中药学中一些药物合用，能产生毒性反应或副作用的配伍禁忌。

14

是清楚地了解和掌握药物之间的配伍禁忌确实非常必要的，它可以最大程度地避免因随意搭配药物而产生的不良反应，保护我们的身体健康。

（2）药物与食物配伍禁忌：药膳选择时除了要考虑到药物之间的关系，还需注意所搭配的药品和食品是否合理，必须排除药食相反的组合。下面列举的一些药食配伍禁忌来源于古人的经验，现代研究虽尚不明确，但也值得我们重视。

例如：猪肉反乌梅、桔梗、黄连、百合、苍术；猪血忌地黄、何首乌；猪心忌吴茱萸；羊肉反半夏、菖蒲，忌铜、丹砂；狗肉反商陆，忌杏仁；鲤鱼忌朱砂、狗肉、甘草；鳝鱼忌狗肉、狗血；鸭蛋忌李子、桑椹子；鳖肉忌兔肉、苋菜、鸡蛋；萝卜忌地黄、首乌；醋忌土茯苓；茶忌土茯苓、威灵仙等。

（3）食物与食物配伍禁忌：食物与食物的配伍也有一些忌讳。其现代研究虽还不充分，但是在药膳应用中仍宜慎重从事，把它们作为重要参考为宜。

这些禁忌是：猪肉忌荞麦、豆酱、鲤鱼、黄豆；羊肉忌醋；狗肉忌蒜；鲫鱼忌芥菜、猪肝；猪血忌黄豆；猪肝忌荞麦、豆酱、鲤鱼肠子、鱼肉；鲤鱼忌狗肉；龟肉忌苋菜、酒、果；鳝鱼忌狗肉、狗血；雀肉忌猪肝；鸭蛋忌桑椹子、李子；鸡肉忌芥末、糯米、李子；鳖肉忌猪肉、兔肉、鸭肉、苋菜、鸡蛋。

2. 药膳的忌口

吃中药要讲究忌口，这是我们都知道的，俗话说："吃药不忌口，坏了大夫手"。因此，在食用药膳的时候，也需要一定的忌口，比如避免食用一些可以诱发疾病发作或加重延长病程的食物，有时还需配合药物治疗减少或禁食某些食物。简单而言药膳的忌口主要包括四类：

（1）某种体质忌某类食物。如：对人的体质而言，体质虚弱者宜补充不足，忌用发散、泻下之品；体质壮实者不宜过用温补；而偏阳虚者宜服温补药膳，却忌食咸寒食品；偏阴虚者宜服滋阴药膳，忌用辛热食物。

（2）某种病忌某类食物。如：对五脏疾病而言，肝病忌辛味，肺病忌苦味，心、肾病忌咸味，脾、胃病忌甘酸；水肿忌盐、油煎、生冷等食物；骨病忌酸甘；胆病忌油腻；寒病忌瓜果；疮疖忌鱼虾；肝阳、肝风、癫痫、过敏、抽风病人忌食"发物"（即鱼、虾、蟹、猪头、酒、葱、韭等易动风、助火、生痰的食品）；头晕、失眠忌胡椒、辣椒、茶等。

（3）某类病忌某种食物。如：热性病宜用寒凉性药膳，忌用辛热之品；寒性病宜用温热性药膳，忌用咸寒食物。又如：凡症见阴虚内热、痰火内盛、津液耗伤的病人，忌食姜、椒、羊肉之温燥发热饮食；凡外感未除、喉疾、目疾、疮疡、痧痘之后，当忌食芥、蒜、蟹、鸡蛋等风动气之品；凡属湿热内盛之人，当忌食饴糖、猪肉、酪酥、米酒等助湿生热之饮食；凡中寒脾虚、大病、产后之人，西瓜、李子、田螺、蟹、蚌等积冷损之饮食当忌之；凡各种失血、痔疮、孕妇等人忌食慈茹、胡椒等动血之饮食，妊娠禁用破血通经、剧毒、催吐及辛热、滑利之品。

（4）服药后应忌食某些食物。如：服发汗药忌食醋和生冷食物；服补药忌食用茶叶萝卜。

3. 药膳的服用剂量

药膳好吃又能治病，但需"饮食有节"，适量有恒，有的放矢，短期内不宜进食过多，不可操之过急，急于求成。应根据气候、时间、自身状况，按量服食，持之以恒，久之定能收效。

4. 正确处理药疗与食疗的关系

无病者不必用药，但可适当食用某些保健养生药膳。尤其对禀赋不足、素体虚弱或年老者更为适宜。对患病者，特别是一些急重疑难病人，当用药治，并配合药膳治疗，可提高疗效。而在疾病康复期或对某些慢性病患者，用药膳调治则更为合适并常获良效；当然，这并不排除同时应用药物治疗。需要指出的是，药膳的治疗范围虽较药物治疗更为广泛，但其针对性和特效性远较药疗为差。若两者配合应用，相辅相成，有可能取得更好的效果。

总而言之，药膳并不是随便乱吃的，食用时需要注意的问题很多，忽视药理，不根据实际的体质和状况乱吃就可能引起问题。

第二章 药膳常用中药

◈女贞子

本品为木犀科植物女贞的果实。11~12月采收成熟果实，除去枝叶，稍蒸或置沸水中略烫后干燥，或直接干燥供药用。主产于江苏、浙江、湖南、福建等地。从古以起，女贞子就是我国大众爱用的提神、强壮体力之药。《神农本草经》谓"主补中，安五脏，养精神，除百疾。久服肥健"。李时珍亦云："女贞强阴，明目，便腰膝，变白发。"

【性状及选购】本品呈卵形、椭圆形或肾形，长6~8.5毫米，直径3.5~5.5毫米。表面黑紫色或灰黑色，皱缩不平，基部有果梗痕或具宿萼及短梗。体轻。外果皮薄，中果皮较松软，易剥离，内果皮木质，黄棕色，具纵棱，破开后种子通常为1粒，肾形，蓝黑色，油性。无臭，味甘、微苦涩。

以粒大，饱满，质坚实，无杂质为佳。

【贮存常识】置干燥处。

【性味功效】甘、苦，凉。归肝、肾经。滋补肝肾，清热，明目，乌发。

【有效成分】本品含女贞子苷、女贞子酸、齐墩果酸、洋橄榄苦苷、熊果酸、桦木醇等。

【药理作用】本品有抗炎、利尿、缓泻、降血脂、保肝作用，能增强机体免疫功能、升高白细胞含量。

【临床应用】用于阴虚内热，眩晕耳鸣，腰膝酸软，须发早白，目暗不明等证。

（1）用于肝肾阴虚之头昏目眩、腰膝酸软、头发早白。本品能滋养肝肾之阴，为清补药。常与桑椹子、旱莲草等配伍。

（2）用于阴虚内热。本品补益肝肾之阴，善清虚热。多配伍地骨皮、牡丹皮、生地同用。

（3）用于肝肾阴虚所致视力减退、目暗不明。常与熟地、菟丝子、枸杞子等补肝肾明目药同用。

此外，还用治神经衰弱。

【用法用量】6~12克，水煎服。

【应用注意】本品多用易致滑肠，如脾胃虚寒泄泻者，不宜应用。本品若和西药中的碳酸氢钠、氨茶碱同时服用，会降低疗效，也会加重尿结晶的形成，损害肾功能。

山楂

本品为蔷薇科植物山里红或山楂的干燥成熟果实。秋季果实成熟时采摘，把山楂横切成薄片，立即晒干；野山楂直接晒干即可。本品又名映山红果、山梨、酸查、楂肉。主产于河南、江苏、浙江、安徽、湖北、贵州、广东等地。本品治诸般食积停滞，为治一切食积要药。《物类相感志》言，煮老鸡硬肉，入山楂数颗即易烂，则其消肉积之功，盖可推矣。"《本草纲目》记载"化饮食，消肉积，癥瘕，痰饮痞满吞酸，滞血痛胀。"

【性状及选购】本品为圆形片，皱缩不平，直径1~2.5厘米，厚0.2~0.4厘米。外皮红色，具皱纹，有灰白小斑点。果肉深黄至浅棕色，中部横切片具5粒淡黄色果核，果核常脱落而中空。有的片上可见短而细的果梗或花萼残迹。气微清香，味酸、味甜。

北山楂以个大，皮红，肉厚者佳。南山楂以个匀，色红，质坚者为佳。

【贮存常识】置通风干燥处，防蛀。

【性味功效】酸、甘，微温。归脾、胃、肝经。消食健胃，行气散瘀。

【有效成分】果实含山楂酸、酒石酸、柠檬酸、黄酮类、内酯、糖类、苷类。尚含齐墩果酸等有机酸、亚油酸等脂肪酸、鞣质、糖类、蛋白质及维生素C等。

【药理作用】本品有促进消化、强心、降压、抗心律失常、降血脂、减轻动脉粥样硬化病变、提高机体免疫、收缩子宫、抗氧化、抗肿瘤、抗菌及利尿等作用。

【临床应用】用于肉食积滞，胃脘胀满，泻痢腹痛，瘀血经闭，产后瘀阻，心腹刺痛，疝气疼痛，高脂血症。焦山楂消食导滞作用增强。用于肉食积滞，泻痢不爽。

（1）用于肉食积滞证。本品功擅消积化滞，能消一切饮食积滞，尤为消化油腻肉食积滞之要药。治肉食积滞之脘腹胀满、嗳气吞酸、腹痛便溏者，本品单用煎服有效。

（2）用于腹泻下痢。本品有健脾消食、行滞止泻之功。用治一般伤食腹痛泄泻，可单用本品研细粉，加糖冲服即有效。

（3）用于瘀阻肿痛。本品入血分，能通行气血、化瘀散结而止痛。用治气滞血瘀所造成的多种疼痛症，可单用本品煎服，或配伍当归、川芎、益母草等。

现代临床报道有用于冠心病心绞痛、心律失常、高血压、高脂血症、肝硬化、细菌性痢疾、声带息肉、软组织损伤、乳糜尿等疾患。

【用法用量】煎服，10～15克，大剂量30克。生山楂用于消食散瘀，焦山楂用于止泻止痢。外用煎水洗或捣敷。

【应用注意】脾胃虚弱者慎服。《本草纲目》中指出，生食多令人嘈烦易饥，损齿，齿龋人不宜。其他古代医籍亦指出，脾虚兼有积滞者当与补药同服，亦不宜过用；气虚便溏、脾虚不食，二者禁用；多食耗气、损齿、易饥，空腹及羸弱人或虚病后忌之。

乌梅

本品为蔷薇科植物梅的干燥近成熟果实。夏季果实近成熟时采收，低温烘干后闷至色变黑供药用。主产于浙江、福建、云南等地。出自《神农本草经》，记载"主下气，除热烦满，安心，肢体痛，偏枯不仁，死肌，去青黑痣，蚀恶肉。"《本草纲目》记载"敛肺涩肠，止久嗽，泻痢，反胃噎膈，蛔厥吐利。"

【性状及选购】本品呈类球形或扁球形，直径1.5～3厘米。表面乌黑色或棕黑色，皱缩不平，基部有圆形果梗痕。果核坚硬，椭圆形，棕黄色，表面有凹点；种子扁卵形，淡黄色。气微，味极酸。

以个大、肉厚、核小、外皮乌黑色、不破裂露核、柔润、味极酸者为佳。

【贮存常识】置阴凉干燥处，防潮。

【性味功效】酸、涩，平。归肝、脾、肺、大肠经。敛肺，涩肠，生津，安蛔。

【有效成分】本品含柠檬酸、苹果酸、琥珀酸等有机酸，还含黄酮苷、三萜脂肪酸酯、苦杏仁苷等。

【药理作用】本品可增强机体的免疫功能，对离体兔肠有抑制作用对多种致病菌及真菌有抑制作用。此外还有抗癌及杀蛔虫作用。

【临床应用】用于肺虚久咳，久痢滑肠，虚热消渴，蛔厥呕吐腹痛，胆道蛔虫症。

（1）用于肺虚久咳。乌梅酸涩止敛，能敛肺止咳。适用于肺虚久咳少痰或干咳无痰之证。常与罂粟壳、杏仁等同用。

（2）用于久泻，久痢。本品又能涩肠止泻痢。治久泻、久痢者，常与罂粟壳、诃子等同用。

（3）用于蛔厥腹痛，呕吐。本品极酸，具有安蛔止痛，和胃止呕的功效。适用于蛔虫引起的腹痛、呕吐、四肢厥冷的蛔厥病证。常与细辛、川椒、黄连、附子等同用。

（4）用于虚热消渴。本品味酸生津，故有生津止渴之功。治虚热消渴，可单用煎服，或与天花粉、麦冬、人参等同用。

现代临床报道有用于病毒性肝炎、内痔、鹅口疮、白癜风等疾患。

【用法用量】 煎服，3～10克，大剂量可用30克。外用适量，捣烂或炒炭研末外敷。止泻止血宜炒炭用。

【应用注意】 外有表邪或内有实热积滞者均不宜服。

❀ 五味子

本品为木兰科植物五味或华中五味的干燥成熟果实。前者习称"北五味子"，后者习称"南五味子"。秋季果实成熟时采摘，晒干或蒸后晒干，除去果梗及杂质。北五味子主要产地为东北地区及内蒙古、河北、山西等地；南五味子产于长江流域及西南地区。本品始载于《神农本草经》，列为上品。《本草备要》记载："性温、五味俱备，酸碱为多，故专收敛肺气而滋肾水，益气生津，补虚明目，强阴涩精，退热敛汗，止呕住泻，宁嗽定喘，除烦渴"。

【性状】

北五味子：呈不规则的球形或扁球形，直径5～8毫米。表面红色、紫红色或暗红色，皱缩，显油润，果肉柔软，有的表面呈黑红色或出现"白霜"。种子1～2，肾形，表面棕黄色，有光泽，种皮薄而脆。果肉气微，味酸；种子破碎后，有香气，味辛、微苦。

南五味子：粒较小。表面棕红色至暗棕色，干瘪，皱缩，果肉常紧贴种子上。

以粒大、果皮紫红、肉厚、柔润者为佳。北五味较南五味优良。

【贮藏】 置通风干燥处，防霉。

【性味功效】 酸、甘，温。归肺，心、肾经。收敛固涩，益气生津，补肾宁心。

【有效成分】 北五味子 含木脂素类约5%，主要为五味子素，去氧味素、新五味子素、五味子醇、五味子醇甲等。种子含挥发油。此外尚含苹果酸、枸橼酸、酒石酸、原儿茶酸、维生素C等。

南五味子 含去氧五味子素、五味子酯甲、乙、丙、丁、戊等。

【药理作用】 本品有适应原样作用，可增强机体对非特异性刺激的抵抗能力。此外还有护肝、益智、抗疲劳、抗氧化、抗衰老、强心、兴奋呼吸中枢、抗菌、降血压、镇静、兴奋子宫平滑肌等作用。

【临床应用】 用于久嗽虚喘，梦遗滑精，遗尿尿频，久泻不止，自汗，盗汗，津伤口渴，短气脉虚，内热消渴，心悸失眠。

（1）用于久嗽虚喘。本品味酸性收，能入肺经，功能收敛肺气，适用于肺虚咳嗽及肺肾不足所致的喘咳，常配党参、麦冬、熟地、山萸肉等同用。

（2）用于自汗、盗汗。本品功能收敛止汗，无论阳虚自汗、阴虚盗汗，均能应用，可配人参、麻黄根、柏子仁、牡蛎等同用。

（3）用于遗精、滑精、久泻不止等症。本品能益肾固精、涩肠止泻、治梦遗滑精，可与桑螵蛸、菟丝子等同用；治久泻可与补骨脂、肉豆蔻等同用。

（4）用于津少口渴、消渴等症。本品能生津，用治热伤气阴，脉虚口渴，可配人参、麦冬等同用，用治消渴，可配黄芪、生地、天花粉同用。

（5）用于心悸失眠，梦多健忘等症。本品具有宁心安神作用，用治心悸失眠、梦多健忘等症，可配合人参、生地、麦冬、枣仁等同用。

临床上还用于治疗氨基转移酶升高。

【用法用量】6～10克。

【应用注意】高热哮喘者勿用，咳嗽初起、外有表邪内未解、内有实热及痧疹初发者忌用。

木瓜

本品为蔷薇科植物贴梗海棠的干燥近成熟果实。夏、秋二季果实绿黄时采收，置沸水中烫至外皮灰白色，对半纵剖，晒干供药用。皱皮木瓜主产于安徽、湖北、四川、浙江，以安徽宣城产者著名，习称"宣木瓜"；以四川产量为大，质量亦优，又称"川木瓜"。

木瓜又名万寿果，号称百果之王，宣木瓜有馥郁的香味，对此陆游曾咏诗一首"宣城绣瓜有奇香，偶得并蒂置枕旁，六根互用亦何常，我以鼻嗅代舌尝。"以赞喻宣木瓜独特的清香，也因其清香，当时，民间常将其鲜果藏于衣柜、箱底，甚至书柜内，让其香味发挥出来，除熏香衣物外，也达到驱虫防蛀的效果。

木瓜为我国特产，周朝以来就有栽培，《诗经·卫风》有"投我以木瓜，报之以琼琚"，说明当时已经把木瓜当作人与人之间相赠送的礼品。木瓜也是一种观赏性植物，早春开花，花色艳丽，秋日结果，果香四溢。前人有诗曰"老去不须金锡杖，兴来愿得木瓜香。"

【性状及选购】本品多呈纵剖对半的长圆形，长4～9厘米，宽2～5厘米，厚1～2.5厘米。外表面紫红色或红棕色，有不规则的深皱纹；剖面边缘向内卷曲，果肉红棕色，中心部分凹陷，棕黄色。种子扁长三角形，多脱落，质坚硬。气微清香，味酸。

以外皮抽皱、色紫红、质坚实、味酸香浓者为佳。

【贮存常识】置阴凉干燥处，防潮，防蛀。

【性味功效】味酸，性温。归肝、脾、胃经。舒筋活络，和胃化湿。

【有效成分】果实含苹果酸、酒石酸、柠檬酸和皂苷，还含齐墩果酸、维生素 C、黄酮类、鞣质；种子含氢氰酸。

【药理作用】本品有保肝、抗菌、抗肿瘤等作用。

【临床应用】主治风湿痹痛，肢体酸重，筋脉拘挛，吐泻转筋，脚气水肿。

（1）用于风湿痹痛，筋脉拘急，脚气肿痛。本品有较好的舒筋活络作用，且能去湿除痹，为久风顽痹、筋脉拘急之要药。治筋急项强，不可转侧，以木瓜配乳香、没药、生地，如木瓜煎。治脚气肿痛，冲心烦闷，常与吴茱萸、槟榔等配伍，如鸡鸣散。

（2）用于吐泻转筋。本品能除湿和中，舒筋活络以缓挛急，除吐泻。若湿浊中阻，升降失常致呕吐泄泻、腹痛转筋者，常与吴茱萸、半夏、黄连等同用，如《三因方》木瓜汤、《霍乱论》蚕矢汤。

现代有用于急性黄疸型肝炎、糖尿病等。

【用法用量】煎服，10～15 克。外用煎水熏洗。

【应用注意】胃酸过多者不宜用。

◆ 牛蒡子

本品为菊科植物牛蒡的干燥成熟果实。又名鼠粘子、大力子、蝙蝠刺、牛子等。药材主产河北、吉林、辽宁、浙江、黑龙江等地。牛蒡子原名恶实，始载于《名医别录》，列为中品，《本草纲目》记载"恶实，其实状恶而多刺钩，故名。其根叶皆可食，人呼为牛菜。术人隐之，呼为大力也。"

【性状及选购】本品呈长倒卵形，略扁，微弯曲，长 5～7 毫米，宽 2～3 毫米。表面灰褐色，带紫黑色斑点，有数条纵棱，通常中间 1～2 条较明显。顶端钝圆，稍宽，顶面有圆环，中间具点状花柱残迹；基部略窄，着生面色较淡。果皮较硬，子叶淡黄白色，富油性。无臭，味苦后微辛而稍麻舌。

以粒大饱满、色灰褐、无杂质者为佳。

【贮存常识】置阴凉通风处，防蛀。

【性味功效】辛、苦，寒。归肺、胃经。疏散风热，利咽散结，解毒透疹。

【有效成分】牛蒡果实含牛蒡苷及 25%～30% 的脂肪油，油中主要成分为油酸、亚麻仁油酸、棕榈酸、硬脂酸的甘油酯。

【药理作用】本品有抗菌、解热、利尿、抗肿瘤等作用。

【临床应用】用于风热感冒，咳嗽痰多，麻疹，风疹，咽喉肿痛，痄腮丹毒，痈肿疮毒。

（1）用于风热感冒，咽喉肿痛。本品辛散苦泄，寒能清热，故有疏散风热，宣肺利咽之效，用治风热感冒、咽喉肿痛，常配银花、连翘、荆芥、桔梗等同用。

（2）用于麻疹不透。本品清泄透散，能疏散风热，透泄热毒而促使疹子透发，常用治麻疹不透或透而复隐，常配薄荷、荆芥、蝉蜕、紫草等同用。

（3）用于痈肿疮毒，痄腮喉痹。本品辛苦性寒，于升浮之中又有清降之性，能外散风热，内泄其毒，有清热解毒，消肿利咽之效，且性偏滑利，兼可通利二便，故可用治风热外袭，火毒内结，痈肿疮毒。

（4）用于面神经麻痹。以牛蒡纠偏汤为主，随证加味，每日2次，水煎服。

【用法用量】 内服煎汤，6～12克；或入散剂。外用煎水含漱。

【应用注意】 本品能滑肠，气虚便溏者忌用。本品成分牛蒡苷可引起动物中枢神经兴奋，过量可致惊厥，呼吸加快，继而抑制呼吸。

◈ 车前子

本品为车前科植物车前或平车前的干燥成熟种子。夏、秋季种子成熟时采收果穗，晒干，搓出种子，除去杂质供药用。又名车前实、虾蟆衣子、猪耳朵穗子、凤眼前仁，是民间喜用的清凉解渴、中和解毒之品。在《神农本草经》列为上品。《海上方》谓"曾闻水泻有何方，焦炒车前子最良，细末一钱调半饮，只消七剂即安康"。《本草纲目》中记载，北宋文学家欧阳修患暴泻，遍及京城名医无效，后经一江湖郎中用车前子末，米汤送服而已。曾闻民间医者亦有用车前子研末止泻，作为秘方使用。

【性状及选购】 药材根据形状和产地不同分为大粒车前子与小粒车前子。大粒车前子呈椭圆形或不规则长圆形，稍扁，长2毫米，宽1毫米。表面棕褐色或黑棕色，略有光泽。扩大镜下观察，可见细密网纹，背面微隆起，腹面略平坦，边缘较薄，中央有一椭圆形灰白色略凹陷的种脐。质坚硬，切面可见乳白色胚及胚乳，粉质。气无，味淡，嚼之有黏性。放入水中，外皮有黏液释出。

以粒大饱满、干燥、色黑亮润、无杂质者为佳。

小粒车前子 为平车前的种子。呈椭圆形或不规则长圆形，稍扁，长1～1.5毫米，宽不足1毫米，其余与上种相似。

以粒大饱满、干燥、色黑亮润、无杂质者为佳。

【贮存常识】 置通风干燥处，防潮。

【性味功效】 性微寒，味甘，入肾、肝、膀胱三经。清热利尿，渗湿通淋，明目，祛痰。

【有效成分】 车前种子含多量黏液、琥珀酸、腺嘌呤、胆碱等。

【药理作用】车前子有显著的利尿作用，不仅增加尿量的排泄，也增加尿素、氯化物、尿酸等的排泄。车前子液可促进家兔关节囊滑膜结缔组织增生，增加关节囊紧张度。

【临床应用】用于水肿胀满，热淋涩痛，暑湿泄泻，目赤肿痛，痰热咳嗽。

（1）用于湿热下注淋痛及水肿小便不利等证。

（2）用于暑湿泄泻，大便水泻，小便黄少。

（3）用于肝火上炎，目赤肿痛；配养阴阳目药，又能治肝肾阳虚，目暗不明，视物昏花。

（4）用于肺热咳嗽，痰黄黏稠。常与清化热痰药同用。

现代有用于治疗小儿腹泻、颊关节混乱症及习惯性颞下颌关节脱位、小儿单纯性消化不良性腹泻等。

【用法用量】9～15克，入煎剂宜包煎。

【应用注意】凡内伤劳倦，阳气下陷，肾虚精滑及内无湿热者，慎服。

❖ 白扁豆（白扁豆花）

本品为豆科植物扁豆的干燥成熟种子。秋、冬二季采收成熟果实，晒干，取出种子，再晒干供药用。药材主产于湖南、安徽、河南等地。《名医别录》记载"主和中，下气。"《本草图经》记载"主行风气，女子带下，兼杀一切草木及酒毒，亦解河豚毒。"

【性状及选购】本品呈扁椭圆形或扁卵圆形，长8～13毫米，宽6～9毫米，厚约7毫米。表面淡黄白色或淡黄色，平滑，略有光泽，一侧边缘有隆起的白色眉状种阜。质坚硬。种皮薄而脆，子叶2，肥厚，黄白色。气微，味淡，嚼之有豆腥气。

以粒大饱满、色白干燥、无杂质者为佳。

【贮存常识】置干燥处，防蛀。

【性味功效】味甘、淡，性平。归脾、胃经。健脾，化湿，消暑。

【有效成分】本品主要含蛋白质、维生素B、C、胡萝卜素等。尚含植物凝集素、植物钙镁、水苏糖、麦芽糖等。

【药理作用】本品具有抗菌、抗病毒作用、增强免疫功能作用，有一定抗肿瘤活性。

【临床应用】主治脾虚生湿，食少便溏，白带过多，暑湿吐泻，烦渴胸闷。

（1）用于脾虚湿盛、运化失常之食少便溏或泄泻，及脾虚而湿浊下注之白带过多等证。本品甘微温，补脾不腻，除湿不燥，为健脾化湿之良药。

（2）用于暑湿吐泻。本品有健脾化湿，和中消暑之效。可单用本品水煎服，治暑湿吐泻；也可配香薷、厚朴等解暑除湿药同用。

（3）用于食物中毒。如中酒毒、河豚鱼毒及某些药毒所引起的呕吐或吐泻并作。有解毒和缓和呕吐的作用。可单用鲜品研水绞汁服，亦可研末或水煎服。

现代临床报道有用于治疗小儿消化不良、慢性腹泻等疾患。

【用法用量】煎服，10～30克。健脾止泻宜炒用；消暑解毒宜生用。

【应用注意】扁豆内含毒性蛋白，生用有毒，加热后毒性大大减弱。故生用研末服宜慎。

决明子

本品为豆科植物决明或小决明的干燥成熟种子。又名草决明、假绿豆、细叶猪屎豆。全国大部分地区有分布。药材主产于安徽、广西、四川、浙江、广东等地。《神农本草经》记载"主青盲，目淫，肤赤，白膜，眼赤痛，泪出。久服益精光，轻身。"《药性论》记载"明目，利五脏，除肝家热。朝朝取一匙，挼令净，空心吞之，百日见夜光。"本品为治目疾要药。

【性状及选购】

决明：略呈菱方形或短圆柱形，两端平行倾斜，长3～7毫米，宽2～4毫米。表面绿棕色或暗棕色，平滑有光泽。一端较平坦，另端斜尖，背腹面各有1条突起的棱线，棱线两侧各有1条斜向对称而色较浅的线形凹纹。质坚硬，不易破碎。种皮薄，子叶2，黄色，呈"S"形折曲并重叠。气微，味微苦。

小决明：呈短圆柱形，较小，长3～5毫米，宽2～3毫米。表面棱线两侧各有1片宽广的浅黄棕色带。

以子粒饱满、均匀、色棕绿、干燥无杂质者为佳。

【贮存常识】置干燥处，密封保存。

【性味功效】甘、苦、咸，微寒。归肝、大肠经。清热明目，润肠通便。

【有效成分】决明子主要含蒽醌类、萘骈、吡咯酮类、脂肪酸类、氨基酸等化学成分。亦含黏液、蛋白质、谷甾醇、氨基酸及脂肪油等。

【药理作用】本品具有抗菌，抗真菌，降压，保肝，泻下和促进胃液分泌等作用。此外，决明子还能抑制前列腺素合成，抑制磷酸二酯酶，并有利尿、收缩子宫等作用。

【临床应用】用于目赤涩痛，羞明多泪，头痛眩晕，目暗不明，大便秘结。

（1）用于目赤肿痛，目暗不明。本品功善清肝明目。治肝经风热上攻，目赤羞明，常配伍菊花、青葙子等清肝热药；治肝火上炎的目赤肿痛，常与栀子、夏枯草等清肝明目药配伍。若治肝肾阴亏，目暗不明，或青盲内障，宜与山茱萸、杞子等补肝肾明目药同用。

（2）用于头痛眩晕。本品泻肝火、平肝阳。治肝火或肝阳头痛眩晕，常与菊花、钩藤、生牡蛎等配伍，亦可单味略炒，水煎代茶。

（3）用于肠燥便秘。本品有清热润肠通便作用。治内热肠燥，大便秘结，常配伍瓜蒌仁、郁李仁等润肠通便药同用。

现代临床报道有用于高脂血症、高血压、脂肪肝、单纯性肥胖、男性乳房发育等疾患。

【用法用量】煎服，10～15克，用于通便不宜久煎。

【应用注意】气虚便溏者不宜应用。泄泻和血压低者慎用。《本草经集注》"菁实为之使。恶大麻子。"脾虚便溏者慎用。

余甘子

本品系藏族习用药材。为大戟科植物余甘子的干燥成熟果实。冬季至次春果实成熟时采收，除去杂质，干燥供药用。又名滇橄榄、青果等，《唐本草》称之为庵摩勒、余甘，《本草纲目》称之为庵摩落迦果。主产于我国四川、云南、贵州、广东、福建、台湾等省。全世界约有 17 个国家的传统药物体系中使用了余甘子，在我国约有 16 个民族使用该药，其中以汉族和藏族等尤为习用。早在明代李时珍的《本草纲目》就有庵摩勒"久服轻身，延年长生"之说。

【性状及选购】本品呈球形或扁球形，直径 1.2～2 厘米。表面棕褐色至墨绿色，有浅黄色颗粒状突起，具皱纹及不明显的 6 棱，果梗约 1 毫米。外果皮厚 1～4 毫米，质硬而脆。内果皮黄白色，硬核样，表面略具 6 棱，背缝线的偏上部有数条筋脉纹，干后可裂成 6 瓣。种子近三棱形，棕色。气微，味酸涩，回甜。

【贮存常识】置阴凉干燥处。

【性味功效】甘、酸、涩、凉。归肺、胃经。清热凉血，消食健胃，生津止咳。

【有效成分】本品含 17 种氨基酸，维生素 C 含量高达 3500 毫克/100 克，同时含有维生素 B_1、B_2、E 和胡萝卜素。超氧化物歧化酶的活力高达 14000U/克以上。此外还含有人体必需的微量元素、黄酮类化合物、有机酸等。

【药理作用】本品有清除自由基、抗氧化、降脂、减肥、抗动脉粥样硬化、抗肝损伤、抗病原微生物、抗炎、抗诱变、抗致畸、抗肿瘤作用等。

【临床应用】用于血热血瘀，消化不良，腹胀，咳嗽，喉痛，口干。

【用法用量】3～9 克，多入丸散服。

【应用注意】脾胃虚寒者不宜多服。

❖ 佛手

本品为芸香科植物佛手的干燥果实。秋季果实尚未变黄或变黄时采收，纵切成薄片，晒干或低温干燥供药用。又名佛手柑、佛手香橼、五指柑、手柑。主产于广东、福建、浙江、云南、四川等地。《滇南本草》"补肝暖胃，止呕吐，治胃气疼，止面寒疼，和中行气。"

【性状及选购】本品为类椭圆形或卵圆形的薄片，常皱缩或卷曲。长6~10厘米，宽3~7厘米，厚0.2~0.4厘米。顶端稍宽，常有3~5个手指状的裂瓣，基部略窄，有的可见果梗痕。外皮黄绿色或橙黄色，有皱纹及油点。果肉浅黄白色，散有凹凸不平的线状或点状维管束。质硬而脆，受潮后柔韧。气香，味微甜后苦。

以片大，黄皮白肉，质坚，香气浓者为佳。

【贮存常识】置阴凉干燥处，防霉，防蛀。

【性味功效】味辛、苦，性温。归肝、脾、肺经。舒肝理气，和胃化痰。

【有效成分】本品主要含柠檬油素等香豆精类。尚含香叶木苷及橙皮苷等黄酮苷、柠檬苷素等二萜类、有机酸、挥发油等。

【药理作用】本品醇提取物对肠管有明显抑制作用，对十二指肠痉挛有显著的解痉作用；并能显著增加冠脉流量、提高耐缺氧能力、改善心肌缺血、预防心律失常。此外还有平喘作用、中枢抑制作用、抗炎作用等。

【临床应用】主治肝气郁结之胁痛、胸闷，肝胃不和、脾胃积滞之脘腹胀满、嗳气、恶心，久咳痰多。

（1）用于肝郁气滞证。本品辛行苦泄，善于疏肝解郁、行气止痛。治肝气郁结之胁痛、胸闷，常配伍柴胡、香附、郁金等疏肝理气之品同用。

（2）用于脾胃气滞证。本品气清香，如脾胃，能行气导滞、调和脾胃，治肝胃不和、脾胃气滞之脘腹胀痛、呕恶纳呆等证，常与木香、砂仁、陈皮、枳壳等行气调中之品配伍；治脾虚气滞、腹满胀痛，可配伍砂仁、陈皮、白术等行气健脾之品同用。

（3）用于痰湿壅肺证。本品辛开苦降，具有较为缓和的燥湿化痰作用，并兼有舒肝理气止痛之功。故尤宜于久咳多痰，或胸胁作痛之证，可与半夏、瓜蒌皮、橘红等化痰行气之品配伍，亦可单用。

现代有用于治疗小儿传染性肝炎等。

【用法用量】煎服，3~10克。

【应用注意】本品温散，凡阴虚火旺、肝阳上亢或肝火上炎、胃阴不足、无气滞者均不宜服用。

❖ 青果

本品为橄榄科植物橄榄的干燥成熟果实。秋季果实成熟时采收，干燥。主产于云南、广西、贵州等地。青果，也称忠果、吉祥果、橄榄、青子、黄榄果、柯榄、青橄榄、甘榄、诃梨子等。青果为橄榄科植物橄榄的果实，是我国特有的珍贵水果。青果可生食、入馔，制作蜜饯，榨油，制作甜馅、咸青果等。

【性状及选购】本品呈纺锤形，两端钝尖，长 2.5~4 厘米，直径 1~1.5 厘米。表面棕黄色或黑褐色，有不规则皱纹。果肉灰棕色或棕褐色，质硬。果核梭形，暗红棕色，具纵棱；内分 3 室，各有种子 1 粒。无臭，果肉味涩，久嚼微甜。

以个大、饱满、表面棕红色、气香浓者为佳。

【贮存常识】置干燥处，防蛀。

【性味功效】甘、酸，平。归肺、胃经。清热，利咽，生津，解毒。

【有效成分】种子含挥发油，含有 α - 和 β - 蒎烯、对 - 聚伞花烃、壬醛、葵醛、芳樟醇、樟脑、α - 松油醇等。

【药理作用】本品对豚鼠离体肠腔有兴奋作用。此外还有镇咳、祛痰、抗炎、抗真菌、镇痛、解热、平喘作用。

【临床应用】用于咽喉肿痛，咳嗽，烦渴，鱼蟹中毒。

【用法用量】4.5~9 克。

【应用注意】气虚或血亏，无寒湿实邪者忌服。

❖ 枳壳

本品为芸香科植物酸橙及其栽培变种的干燥未成熟果实。7 月果皮尚绿时采收，自中部横切为两半，晒干或低温干燥。

【性状及选购】本品呈半球形，直径 3~5 厘米。外果皮棕褐色或褐色，有颗粒状突起，突起的顶端有凹点状油室；有明显的花柱残迹或果梗痕。切面中果皮黄白色，光滑而稍隆起，厚 0.4~1.3 厘米，边缘散有 1~2 列油室，瓤囊 7~12 瓣，少数至 15 瓣，汁囊干缩呈棕色至棕褐色，内藏种子。质坚硬，不易折断。气清香，味苦、微酸。

以果皮外表褐绿色、干燥、果肉厚、质坚实、香气浓者为佳。

【贮存常识】置阴凉干燥处，防蛀。

【性味功效】苦、辛、酸，温。归脾、胃经。理气宽中，行滞消胀。

【有效成分】酸橙果皮含橙皮苷、新橙皮苷、川陈皮素、喹诺啉、那可汀、去甲肾上腺素、色胺。此外，还含辛弗林及 N - 甲基酪胺。又含挥发油。

【药理作用】同枳实。

【临床应用】用于胸胁气滞，胀满疼痛，食积不化，痰饮内停；胃下垂，脱肛，子宫脱垂。现代有用于治疗浅表性胃炎伴胃下垂、溃疡病、血瘀型恶露不绝等。

【用法用量】3~9克。

【应用注意】孕妇慎用。

枳实

本品为芸香科植物酸橙及其栽培变种或甜橙的干燥幼果。5~6月收集自落的果实，除去杂质，自中部横切为两半，晒干或低温干燥，较小者直接晒干或低温干燥供药用。本品最早记载于《神农本草经》，长于破气导滞，消痰散结，且气锐力猛，故有推墙倒壁之说。

【性状及选购】本品呈半球形，少数为球形，直径0.5~2.5厘米。外果皮黑绿色或暗棕绿色，具颗粒状突起和皱纹，有明显的花柱残迹或果梗痕。切面中果皮略隆起，黄白色或黄褐色，厚0.3~1.2厘米，边缘有1~2列油室，瓤囊棕褐色。质坚硬。气清香，味苦、微酸。

【贮存常识】置阴凉干燥处，防蛀。

【性味功效】苦、辛、酸，温。归脾、胃经。破气消积，化痰散痞。

【有效成分】本品含挥发油，还含柠檬酸、维生素C、维生素P、果胶、色素、无机盐等，近年来从枳实中分得抗休克升压活性成分辛弗林及N-甲基酪胺。

【药理作用】本品有明显而持久的升压、双向调节胃肠平滑肌、缩宫、抗过敏等作用。

【临床应用】用于积滞内停，痞满胀痛，泻痢后重，大便不通，痰滞气阻胸痹，结胸；胃下垂，脱肛，子宫脱垂。

（1）用于积滞所致的脘腹痞满胀痛、消化不良等实证。

（2）用于积滞所致的便秘腹痛、气机阻滞，能苦降下气通便。

现代有用本品治疗心衰、子宫脱垂等。

【用法用量】3~9克。外用研末调涂或炒热熨。

【应用注意】脾胃虚弱及孕妇慎用。另本品破气作用较强，能伤正气，一般用于实证。

枳椇子

本品为鼠李科植物枳椇的种子。又名拐枣、鸡爪梨、鸡矩子。10~11月果实成熟时连肉质花序轴一并摘下，晒干，取出种子供药用。枳椇子分布较广，黄河、长江流域南至广东，西到川、云、贵、西藏及日本都有分布。枳椇子被称为解酒良药，民间传说昔有南人修舍用此木（枳椇木），误落一片入酒瓮中，酒化为水。

【性状及选购】种子扁平圆形，背面稍隆起，腹面较平坦，直径 3 ~ 5 毫米，厚 1 ~ 1.5 毫米。表面红棕色、棕黑色或绿棕色，有光泽，于放大镜下可见散在凹点，基部凹陷处有点状淡色种脐，顶端有微凸的合点，腹面有纵行隆起的处脊。种皮坚硬，胚乳乳白色，子叶淡黄色。

以身干、色红棕、有光泽、无虫蛀、无杂质者为佳。

【性味功效】性平，味甘。止渴除烦，消湿热，解酒毒。

【有效成分】含葡萄糖、果糖、硝酸钾、过氧化物酶等。还含有大量的苹果酸、草酸、乙酸等。其中，葡萄糖，钙的含量较其他水果要高。此外还含有生物碱，黄酮，脂肪酸，麦草碱，枳椇苷 C、D、H，鼠李碱等。

【药理作用】本品可以缩短小鼠醒酒时间、加快乙醇代谢、提高血中谷胱甘肽过氧化物酶活力、显著降低乙醇所致的肝脏过氧化脂质含量升高、抑制乙醇诱导的肌松作用、预防乙醇所致肝损伤。此外还有保肝、抗致突变、抗肿瘤、镇静、抗痉、镇痛、降压、抗溃疡等作用。

【临床应用】用于中酒毒、烦渴呕逆、二便不利。主治饮酒过度所致的胸膈烦热，头风，小腹拘急，口渴心烦，二便不利等病症。

【用法用量】10 ~ 15 克。

枸杞

本品为茄科植物宁夏枸杞的干燥成熟果实。夏、秋二季果实呈红色时采收，热风烘干，除去果梗。或晾至皮皱后，晒干，除去果梗供药用。主产宁夏、甘肃、青海、内蒙古、新疆。枸杞是一种名贵的药材；素有红玛瑙"之称，最早见于《诗经》，有"集于苞杞"的诗句。《神农本草经》把它列为上品。

【性状及选购】本品呈类纺锤形或椭圆形，长 6 ~ 20 毫米，直径 3 ~ 10 毫米。表面红色或暗红色，顶端有小凸起状的花柱痕，基部有白色的果梗痕。果皮柔韧，皱缩；果肉肉质，柔润。种子 20 ~ 50 粒，类肾形，扁而翘，长 1.5 ~ 1.9 毫米，宽 1 ~ 1.7 毫米，表面浅黄色或棕黄色。气微，味甜。

【贮存常识】置阴凉干燥处，防闷热，防潮，防蛀。若受潮可用石灰块同贮，吸去水分，不宜用硫磺熏，否则变酸变色。

【性味功效】甘，平。归肝、肾经。滋补肝肾，益精明目。

【有效成分】本品含胡萝卜素、硫胺素、核黄素、烟酸、抗坏血酸。尚分离

出 β - 谷甾醇、亚油酸。

【药理作用】本品有免疫调节、促进造血、降血脂、保肝、抗脂肪肝作用、抗肿瘤、抗衰老及抗菌作用。

【临床应用】用于虚劳精亏，腰膝酸痛，眩晕耳鸣，内热消渴，血虚萎黄，目昏不明。

（1）用于肝肾阴虚，腰膝酸软，头晕耳鸣，遗精等证；尤其善治阴虚目暗，视物不清；还可用于肾气虚衰，生机不旺。

（2）适用于阴虚劳嗽。

此外，本品还常用治消渴。

现代临床可用于治疗妊娠呕吐、肥胖症、慢性萎缩性胃炎、男性不育症、糖尿病、血小板减少性紫癜等。

【用法用量】6 ~ 12 克。

【应用注意】外邪实热，脾虚有湿及泄泻者忌服。极个别人服后会出现皮疹、皮肤潮红等过敏反应。

栀子

本品为茜草科植物栀子的干燥成熟果实。9 ~ 11 月果实成熟呈红黄色时采收，除去果梗及杂质，蒸至上汽或置沸水中略烫，取出，干燥供药用。药材主产浙江、江西、湖南、福建。

【性状及选购】本品呈长卵圆形或椭圆形，长 1.5 ~ 3.5 厘米，直径 1 ~ 1.5厘米。表面红黄色或棕红色，具 6 条翅状纵棱，棱间常有 1 条明显的纵脉纹，并有分枝。顶端残存萼片，基部稍尖，有残留果梗。果皮薄而脆，略有光泽；内表面色较浅，有光泽，具 2 ~ 3 条隆起的假隔膜。种子多数，扁卵圆形，集结成团，深红色或红黄色，表面密具细小疣状突起。气微，味微酸而苦。

以个小而饱满、干燥、色红黄、完整者为佳。

【贮存常识】置通风干燥处。

【性味功效】苦，寒。归心、肺、三焦经。泻火除烦，清热利尿，凉血解毒。

【有效成分】本品含黄酮类栀子素、果胶、鞣质、藏红花素、藏红花酸、D - 甘露醇、廿九烷、β - 谷甾醇等。

【药理作用】本品有镇静、抗惊、降温、降血压、利胆、保肝、抗菌、杀虫等作用。

【临床应用】用于热病心烦，黄疸尿赤，血淋涩痛，血热吐衄，目赤肿痛，火毒疮疡，外治扭挫伤痛。

（1）用于热病所致的发热、心烦，本品能清心肺三焦经之热，为清热的常

31

用药。

（2）清利湿热：用于肝胆湿热的发黄，常配茵陈、大黄同用，如茵陈蒿汤。治疗各类肝炎效果较好。另外，其他因湿热所致的病变如口疮，目赤等均可酌情选用栀子。

（3）凉血止血：用于血热所致的吐血、衄血、尿血。

现代有用于治疗冠心病、闭合性软组织损伤等。

【用法用量】6～9克。外用生品适量，研末调敷。

【应用注意】脾虚便溏者忌服。

胡芦巴

本品为豆科植物胡芦巴的干燥成熟种子。夏季果实成熟时采割植株，晒干，打下种子，除去杂质。主产于安徽、四川、河南等地。始载于《嘉祐本草》"主元脏虚冷气。得附子、硫黄，治肾虚冷，腹胁胀满，面色青黑；得茴香子、桃仁，治膀胱气甚效。"在印度、地中海国家及北美等一些国家将其作为调味品和开胃品使用，民间也将其作为滋补品和营养品。

【性状及选购】本品略呈斜方形或矩形，长3～4毫米，宽2～3毫米，厚约2毫米。表面黄绿色或黄棕色，平滑，两侧各具一深斜沟，相交处有点状种脐。质坚硬，不易破碎。种皮薄，胚乳呈半透明状，具黏性；子叶2，淡黄色，胚根弯曲，肥大而长。气香，味微苦。

以个大，饱满，无杂质者为佳。

【贮存常识】置干燥处。

【性味功效】苦，温。归肾经。温肾，祛寒，止痛。

【有效成分】本品含龙胆宁碱、番木瓜碱、胆碱、胡芦巴碱，薯蓣皂苷、β－谷甾醇、雅姆皂苷元、荭草素、槲皮素、木犀草素等生物碱及黄酮类。尚含烟酰胺、黏液质、脂肪油、蛋白质、水苏糖、挥发油、苦味质及维生素 B_1 等。挥发油有香气，为芳香化合物（瑞士制乳酪用的芳香剂）。

【药理作用】本品能缓解胃肠平滑肌痉挛，有一定止痛作用。此外还有抗癌、镇咳、祛痰、催乳、降血糖等作用。

【临床应用】用于肾脏虚冷，小腹冷痛，小肠疝气，寒湿脚气。

（1）用于肾阳虚衰之阳痿、滑泄等证。本品有温肾助阳之效，可与淫羊藿、韭菜子、沉香等同用。

（2）用于肾阳不足，寒湿凝滞下焦的疝痛，经寒腹痛及寒湿脚气等症。本品有温肾阳，暖下元，逐寒湿，止疼痛之效。

【用法用量】4.5～9克。亦可入丸、散。

【应用注意】阴虚火旺或有湿热者忌服。

❀ 桑椹

本品为桑科植物桑的干燥果穗。4～6月果实变红时采收，晒干，或略蒸后晒干供药用。主产江苏、浙江、湖南、四川、河北等地。2000多年前，桑椹已是中国皇帝御用的补品。无论是传统医学还是现代医学都视桑椹为防病保健之佳品。《本草经疏》谓"桑椹者，桑之精华所结也。"传说桑椹曾治好刘邦的老毛病 长年头痛、头晕。

【性状及选购】本品为聚花果，由多数小瘦果集合而成，呈长圆形，长1～2厘米，直径0.5～0.8厘米。黄棕色、棕红色至暗紫色，有短果序梗。小瘦果卵圆形，稍扁，长约2毫米，宽约1毫米，外具肉质花被片4枚。气微，味微酸而甜。

均以果大、饱满、光亮、甜味浓、洁净者为佳。

【贮存常识】置通风干燥处，防蛀。

【性味功效】甘、酸，寒。归心、肝、肾经。补血滋阴，生津润燥。

【有效成分】鲜桑椹中含有大量的水分（80%～85%），此外还含转化糖、游离酸、维生素 B_1、维生素 B_2、维生素 C、粗纤维、蛋白质、胡萝卜素、芦丁、杨梅酮、桑色素、芸香苷、鞣质、花青素、挥发油、磷脂、矿物质等成分。

【药理作用】本品具有调节免疫、促进造血细胞生长、抗诱变、降血糖、降血脂、护肝等药理作用。

【临床应用】用于眩晕耳鸣，心悸失眠，须发早白，津伤口渴，内热消渴，血虚便秘。

（1）适用于肝肾不足，精血亏虚，头晕目暗，耳鸣失眠，须发早白等症。

（2）用于津伤内热消渴，阴虚肺燥干咳，津伤肠燥便秘，每伍养阴生津药。

【用法用量】9～15克。熬膏、生啖或浸酒。外用浸水洗。

【应用注意】脾胃虚寒腹泻者不宜服。

❀ 益智仁

为姜科植物益智的干燥成熟果实。产于海南、广东、广西。是四大南药之一，又名"状元果"，"益智子"，"摘艼子"，人们经常会在学生入学或临考时赠送益智仁，祝愿其身体强壮、智商高颖、记忆力好，考取功名。杨仁斋《直指方》云"古人进食药中，多用益智，土中益火也。久服轻身"。

【性状及选购】呈纺锤形或椭圆形，两端略尖，长1.2～2厘米，直径1～1.3厘米。表面棕色或灰棕色，有13～20条断续的纵向突起棱线。顶端有花被残基，基部有常残存果柄。果皮薄而稍韧，与种子紧贴。种子团被隔膜分成 3 瓣，每瓣有种子 6~11 粒。种子呈不规则扁圆形，略有钝棱，直径约 3 毫米，呈灰棕色至灰褐色，外被淡棕色膜质的假种皮；质硬，胚乳白色。香气特异，味辛、微苦。

以粒大、饱满、气味浓者为佳。

【贮存常识】置阴凉干燥处。

【性味功效】辛，温。归脾、肾经。温脾，补肾，摄唾，固精缩尿。

【有效成分】本品含挥发油、黄酮类化合物及庚烷类衍生物，并含丰富的 B 族维生素及维生素 C，以及微量元素锰、锌、钾、钠、钙、镁、磷、铁、铜等。

【药理作用】本品有强心、抗癌、抗过敏、抗衰老、镇静、镇痛等作用。

【临床应用】用于脾虚腹痛，肾虚遗精，口涎过多，小便频数，尿有余沥。

（1）补肾固精：用于肾阳虚之遗精、遗尿、尿频。常配山药、乌药名缩泉丸，治尿频及老人肾虚遗尿。

（2）温脾止泻：用于脾虚泄泻。

现代常用于治疗滑胎、小儿遗尿、过敏性鼻炎等。

【用法用量】常用量 3~10 克。

【应用注意】阴虚火旺及因热而致遗精、遗尿、崩漏者忌服。

◆ 莲子

本品为睡莲科植物莲的干燥成熟种子。秋季果实成熟时采割莲房，取出果实，除去果皮，干燥供药用。本品主产于湖南、福建、江苏、浙江、江西，为滋补元气的珍品。早在汉朝的《神农本草经》便将其奉为上品。吃时将心去掉，鲜可生食，熟可做汤，也可做菜、甜食、糕点、蜜饯和药膳，是一味传统的药食佳品。

【性状及选购】本品略呈椭圆形或类球形，长 1.2~1.8 厘米，直径 0.8~1.4 厘米。表面浅黄棕色至红棕色，有细纵纹和较宽的脉纹。一端中心呈乳头状突起，深棕色，多有裂口，其周边略下陷。质硬，种皮薄，不易剥离。子叶 2 片，黄白色，肥厚，中有空隙，具绿色莲子心。无臭，味甘、微涩；莲子心味苦。

以饱满、质重坚硬者为佳。

【贮存常识】置干燥处，防蛀。

【性味功效】甘、涩，平。归脾、肾、心经。补脾止泻，益肾涩精，养心安神。

【有效成分】本品含多量淀粉和棉子糖、蛋白质、脂肪、钙、磷、铁等。莲子心含莲心碱、异莲心碱等生物碱，且含有黄酮类物质。

【药理作用】 本品有增强免疫、抗衰老、降压、降血糖、抗肿瘤等作用。

【临床应用】 用于脾虚久泻，遗精带下，心悸失眠。

（1）用于脾虚久泻，伍补气药。

（2）用于下元虚损，小便白浊，遗精滑泄。

（3）用于气阴不足，心失所养，失眠多梦等症。

现代用于治疗冠心病、小便白浊。

【用法用量】 6～15克。

【应用注意】 大便燥结者不宜服用。莲子有收涩作用，年老、体弱者津液不足，大便秘结，不宜用本品。

芝麻

本品为脂麻科植物脂麻的干燥成熟种子。秋季果实成熟时采割植株，晒干，打下种子，除去杂质，再晒干供药用。主产山东、河南、湖北、四川、安徽、江西、河北。《神农本草经》记载黑芝麻"补五脏，益气力，长肌肉，填脑髓，久服轻身不老"。《本草纲目》称"服（黑芝麻）至百日，能除一切痼疾。一年身面光泽不饥，两年白发返黑，三年齿落更生"。

【性状及选购】 本品呈扁卵圆形，长约3毫米，宽约2毫米。表面黑色，平滑或有网状皱纹。尖端有棕色点状种脐。种皮薄，子叶2片，白色，富油性。气微，味甘，有油香气。

以个大、色黑、饱满、无杂质者为佳。

【贮存常识】 置通风干燥处，防蛀。

【性味功效】 甘，平。归肝、肾、大肠经。补肝肾，益精血，润肠燥。

【有效成分】 每百克芝麻中含蛋白质21.9克，脂肪61.7克，钙564毫克，磷368毫克，铁50毫克，还含有芝麻素，花生酸，芝麻酚，油酸，棕榈酸，硬脂酸，甾醇，卵磷脂，维生素A、B、D、E等营养物质。

【药理作用】 本品可降低血糖、增加肝脏及肌肉中糖元含量，增加肾上腺中抗坏血酸含量；降低血中胆固醇浓度。

【临床应用】 用于头晕眼花，耳鸣耳聋，须发早白，病后脱发，肠燥便秘。

（1）用于津枯血燥、大便秘结。本品有润肠通便的功效，治津枯便秘，可以单独应用，也可与核桃肉、蜂蜜等配合应用。

（2）用于病后体虚、眩晕乏力等症。本品甘平，有滋养肝肾的作用，对病后体虚、眩晕等症，可与女贞子、桑椹子等同用。

（3）用于精血亏虚须发早白、头晕眼花等。本品甘润，入肝肾而益精血，单用即治上述诸症。

现代临床常用于治疗呃逆、血小板减少性紫癜、消化性溃疡、慢性结肠炎、蛋白尿等。

【用法用量】9～15克。

【应用注意】大便溏泄者不宜服。

槐实

本品为植物豆科槐的果实，秋后摘取成熟果实，拣净，晒干供药用。别名槐子、槐豆、槐角、槐连灯等。全国各地均产，主产河北、山东、江苏、辽宁等地。本品出自《本草备要》，《本草纲目》记载"梁书言，庚肩吾常服槐实，年七十余，发鬓皆黑，目看细字。古方以子入冬月中胆中债之，阴干百日，每食后吞一枚，云久服明目，白发还黑，有痔及下血看，尤宜服之"。

【性状及选购】本品呈连株状，长1～6厘米，直径0.6～1厘米。表面黄绿色或黄褐色，皱缩而粗糙，背缝线一侧呈黄色。质柔润，干燥皱缩，易在收缩处折断，断面黄绿色，有黏性。种子1～6粒，肾形，长约8毫米，表面光滑，棕黑色，一侧有灰白色圆形种脐；质坚硬，子叶2片，黄绿色。果肉气微，味苦，种子嚼之有豆腥气。

以粒大饱满，均匀色青黄，无枝梗者为佳。

【贮存常识】置通风干燥处，防蛀。

【性味功效】苦，寒。归肝、胃、大肠经。清热泻火，败毒抗癌、凉血止血、消炎退肿。

【有效成分】本品含9个黄酮类和异黄酮类化合物，另含槐糖。种子含油。

【药理作用】本品有抗肿瘤、抗炎、抗过敏作用。槐黄酮苷能促进血液凝固，减低血管壁通透性，增强毛细血管抵抗力，并能降低血压。

【临床应用】

（1）用于阴疮湿痒、痢疾、烧烫伤、疖疮痈疽。

（2）用于肠风泻血、痔血、崩漏、血淋、血痢、吐血、咯血、呕血等。

现代用于治疗各种肿瘤、烫伤等。

【用法用量】6～9克。外用适量。嫩角捣汁用。

【应用注意】孕妇忌服。脾胃虚寒及孕妇忌服。

蒺藜

本品为蒺藜科植物蒺藜的干燥成熟果实。秋季果实成熟时采蒺藜割植株，晒干，打下果实，除去杂质。又称刺蒺藜，主产河南、河北、山东、安徽、江苏、四川、山西、陕西。《神农本草经》将"蒺藜子"列为上经药物。

【性状及选购】本品由 5 个分果瓣组成，呈放射状排列，直径 7～12 毫米。常裂为单一的分果瓣，分果瓣呈斧状，长 3～6 毫米；背部黄绿色，隆起，有纵棱及多数小刺，并有对称的长刺和短刺各 1 对，两侧面粗糙，有网纹，灰白色。质坚硬。无臭，味苦、辛。

以颗粒均匀、坚实饱满、干燥无杂质、色黄白略带绿色者为佳。

【贮存常识】置干燥处，防霉。

【性味功效】辛、苦，微温；有小毒。归肝经。平肝解郁，活血祛风，明目，止痒。

【有效成分】本品含山柰酚、山柰酚 3～葡萄糖苷、山柰酚 3～芸香糖苷、刺蒺藜苷、过氧化物酶。还含脂肪油 3.5% 及少量挥发油、鞣质、树脂、甾醇、钾盐、微量生物碱等。

【药理作用】本品有降压、利尿、抗动脉硬化、降低胆固醇、增强性功能、抗衰老作用。

【临床应用】用于头痛眩晕，胸胁胀痛，乳闭乳痈，目赤翳障，风疹瘙痒。

（1）用于治疗肝阳上亢所致的头晕、头痛、目眩，可配平肝熄风药如钩藤、天麻等。

（2）用于治疗肝经风热所致的目赤肿痛，常配菊花、决明子等同用。

（3）用于治疗肝气郁结所致的胸胁胀痛、腹满不适，妇女闭经，乳闭不通。

（4）用于治疗风热目赤肿痛，多泪及风疹瘙痒等症。

现代用于治疗白癜风、高血压等。

【用法用量】6～9 克。

【应用注意】血虚气弱及孕妇慎服。用量过大会引起中毒反应，出现乏力、头昏、恶心、呕吐、心悸、气急、皮肤青紫，严重者出现肺水肿、呼吸衰竭。亦可产生高铁血红蛋白而引起窒息。毒性物质主要是硝酸钾在体内还原成亚硝酸钾。有报道服用白蒺藜后，出现皮肤瘙痒、丘疹、红斑。

人参

本品为五加科植物人参的干燥根。药膳多用栽培品，称"园参"，常见商品多为 3～5 年，5～6 年以上者质量较好。多于秋季采挖，洗净；园参经晒干或烘干，称"生晒参"。人参主要产于吉林、辽宁、黑龙江、朝鲜半岛等地，而以吉林抚松县产量最大，因而称"吉林参"。人参被誉为"百草之王"，《神农本草经》把人参列为上品，言其"主补五脏，安精神，定魂魄，止惊悸，明目，开心益智，久服有轻身延年之功效"。

37

【性状及选购】

人参常见加工成以下几种商品 ①生晒参，将鲜参剪去支根和须根，晒干或烘干，称"生晒参"。②全须生晒参，鲜参保留完整支根和须根，晒干或烘干，称"全须生晒参"。③白参须，将加工生晒参时剪下的支根及须根晒干，称为"白参须"。商品分两种规格 较粗、扎直者称"白直须"；较细、不扎直者称"白弯须"。④红参，将鲜参蒸透后干燥，剪去芋和须根，或先剪去支根、须根蒸透后再干燥，称为"红参"。⑤红参须，加工红参时剪下的支根和须根，称"红参须"。

人参的鉴别特征：主根（参体）圆柱形或纺锤形，长 3～15 厘米，直径 1～3 厘米，表面有纵皱纹，可见皮孔，上部有断续的横纹；根茎（芦头）长 1～4 厘米，直径 0.3～1.5 厘米，具残留的凹窝状茎痕（芦碗）和细小的不定根（芋），园参每年增加一个芦碗，可依据芦碗数目判断其生长年限；主根下部有支根 2～3 条，着生多数细长须根，须根上有不明显的细小疣状突起（珍珠点）。气微香而特殊，味微苦、微甘。

人参常见加工商品的主要特征：①生晒参，主根多呈圆柱形，表面土黄色或黄白，有明显的纵皱纹，上部有疏浅的断续横纹，下部有 2～3 条支根。质较硬，断面淡黄白色，有粉性，形成层环浅棕色（旧货色深且扩散），皮部有放射状裂隙和黄棕色小点（树脂道），中央也常见放射状裂隙；②红参（普通），表面红棕色，半透明，偶有不透明的暗黄色斑块，具纵沟、皱纹及细根痕，上部有断续的不明显环纹。质硬而脆，断面角质样，可见形成层环；③边条红参（石柱参），主要特征为 芦长、体长、腿长，参体表面皱纹较细腻，上部呈土黄色（习称黄马褂）；④参须，多扎成捆，红参须表面红棕色，白参须表面黄白，须根有不明显疣状突起。

【贮存常识】置阴凉干燥处，密闭保存，防蛀。

【性味功效】甘、微苦，平。归脾、肺、心经。大补元气，复脉固脱，补脾益肺，生津，定神。

【有效成分】主要有 30 多种人参皂苷，还含挥发油、单糖、双糖、多糖、氨基酸、有机酸、维生素、矿物质等。

【药理作用】本品有兴奋中枢神经系统、抗疲劳、抗精神紧迫、提高学习记忆能力、全面增强身体免疫功能、强心、抗心肌缺血、扩张血管、双向调节血压、抗休克、促进骨髓造血、降血糖、降血脂、抗动脉粥样硬化、抗衰老、增强机体的应激能力和适应性、促进性腺发育、增强性功能、抗肿瘤、抗辐射、促进机体核酸、蛋白质的合成、护肝、抗炎等作用。

【临床应用】用于体虚欲脱，肢冷脉微，脾虚食少，肺虚喘咳，津伤口渴，内热消渴，久病虚羸，惊悸失眠，阳痿宫冷；心力衰竭，心源性休克。

（1）用于气虚欲脱之危证，凡大失血，大吐泻以及一切疾病因元气虚极均可出现体虚欲脱，脉微欲绝之症，可单用之品，大量浓煎服，即独参汤，为补气固脱之良方。

（2）用于脾气不足之倦怠无力，食欲不振，上腹痞满、呕吐泄泻等症，常配伍白术、茯苓、炙甘草等健脾胃药同用，如四君子汤。

（3）用于肺气亏虚之呼吸短促，神疲乏力、动则气喘、脉虚自汗等症，多与胡桃、蛤蚧等药同用。

（4）用于津伤口渴，消渴。用治热病津伤，身热口渴、多汗、脉大无力之证，多与石膏、知母、甘草、粳米同用，如人参白虎汤。

（5）用于心神不安、失眠多梦、惊悸健忘，常配伍养心安神药。

（6）治疗阳痿，多与鹿茸，胎盘等补阳药同用。

此外，还可用治血虚。

【用法用量】3～10克，另煎，兑入汤剂服用。或研末吞服，每次1～2克，每日2次。亦可含服。

【应用注意】不宜与藜芦同用。畏五灵脂，恶皂荚。服人参不宜喝茶，吃萝卜。实证、热证而正气不虚者忌服，用之不当亦可引起兴奋、烦躁、失眠等不良反应。此外，还有服人参过量而中毒的报道。

◆ 三七

本品为五加科植物三七的干燥根。秋季开花前采挖，洗净，分开主根、支根及茎基，干燥供药用。支根习称"筋条"，茎基习称"剪口"。三七主产于广西、云南，以广西的田阳、田东、那坡、德保、靖西一带产者为地道品种，昔日商贾，对其交易，多集中于田州一带，故又名田七。

三七是名贵中药，但它首先是一味壮药，是壮族人民最早发现及应用。明代以前，中原医家尚不知三七为何物，而壮族人民早已使用了三七并积累了丰富的临床经验。1578年，《本草纲目》首次记载"三七"，并写道"本名山漆，谓其能合金疮，如漆粘物也。此说近知，金不换，贵重之称也。"《医学衷中西录》记载"三七……善化瘀血，又善止血妄行，为血衄要药……"

【性状及选购】

主根：呈类圆锥形、纺锤形或不规则块状，长1～6厘米，直径1～4厘米。表面灰黄色或灰棕色，经打蜡抛光者则呈光亮的黑棕色，全体有断续的纵皱纹、支根痕及少数突起的横长皮孔，顶端有茎痕，周围有瘤状突起。质坚实而重，横切面灰绿色、黄绿色或灰白色，具蜡样光泽，皮部有细小棕色树脂道小点，木部略呈放射状纹理，皮部与木部易分离。气微，味苦而后微甜。

筋条：呈圆柱形，长2~6厘米，上端直径约0.8厘米，下端直径约0.3厘米。

剪口：呈不规则的皱缩块状及条状，表面有数个明显的茎痕及环纹，断面中心灰白色，边缘灰色。

三七以个大、体重、质坚、表面光滑、断面灰绿色或黄绿色者为佳。

商品分"春七"和"冬七"两类。"春七"是在秋季开花前采挖，体重色好，质优；"冬七"是在结籽后采起收，外皮多皱纹抽沟，体大轻泡，质次。

【贮存常识】置阴凉干燥处，防蛀。

【性味功效】甘、微苦，温。归肝、胃经。散瘀止血，消肿定痛。

【有效成分】本品含皂苷约12%，主要为人参皂苷。另含三七皂苷，三七黄酮B，槲皮素及挥发油。

【药理作用】本品有止血、增加冠状动脉血流量、减少心肌耗氧、减慢心率、对抗脑垂体后叶素、迅速而持久的降压、强心、护肝、抗疲劳、耐缺氧、降血糖、提高机体免疫功能、镇静、抑菌、利尿等作用。

【临床应用】用于咯血，吐血，衄血，便血，崩漏，外伤出血，胸腹刺痛，跌扑肿痛。经油炸后可作补品，有"生打熟补"之说。

（1）用于人体内外各种出血之证。止血作用甚佳，并能活血化瘀，具有止血不留瘀的特点，对出血兼有瘀滞者尤为适宜。可单味应用，研末吞服。

（2）用于跌打损伤瘀滞肿痛。有活血祛瘀、消肿止痛之功，尤长于止痛。亦可配合活血、行气药同用。

（3）用于治冠心病、心绞痛，有较理想的疗效。

【用法用量】3~9克，研粉吞服，每次1~3克。外用适量。

【应用注意】孕妇慎用。

❀ 土茯苓

本品为百合科植物光叶菝葜的干燥根茎。全年可采，以秋冬采收较好，除去须根，洗净，干燥，或趁鲜切成薄片，干燥供药用。土茯苓主产于广东、湖南、湖北、四川等地。《医学入门·本草》谓其"善治久病杨梅痈漏及曾误服轻粉肢体废坏、筋骨疼痛者，能收其毒而祛其风，补其虚。寻常老弱亦可服之，健筋骨。"《本草纲目》"治拘挛骨痛，恶疮痈肿。解汞粉、银朱毒。"

【性状及选购】本品略呈圆柱形，稍扁或呈不规则条块，有结节伏隆起，具短分枝，长5~22厘米，直径2~5厘米。表面黄棕色或灰褐色，凹凸不平，有坚硬的须根残基，分枝顶端有圆形芽痕，有的外皮现不规则裂纹，并有残留的鳞叶；质坚硬。切片呈长圆形或不规则，厚1~5毫米，边缘不整齐；切面类白色至淡红棕色，粉性，可见点状维管束及多数小亮点；质略真心，折断时有粉尘飞扬，以水湿润后有黏滑感。无臭，味微甘、涩。

以个大，质重，黄棕色，无刺少须根者为佳。切片以质坚、片形整齐，淡黄棕色，略有粉性，见水有光滑感者为佳。

【贮存常识】置通风干燥处。

【性味功效】甘、淡，平。归肝、肾、脾、胃经。清热除湿，解毒，通利关节。

【有效成分】本品含落新妇苷、异黄杞苷，胡萝卜苷、鞣质及多糖等。

【药理作用】本品有抗肿瘤、抑制炎症及细胞免疫、抗菌、解棉酚毒、解汞中毒等作用。

【临床应用】用于湿热淋浊、带下、泄泻、脚气、痈肿、瘰疬、疮疥癣、梅毒及汞中毒所致的肢体拘挛，筋骨疼痛。

（1）用于杨梅毒疮，肢体拘挛。本品甘淡，解毒利湿，又能通利关节，解汞毒，故对梅毒或因梅毒服汞剂中毒而致肢体拘挛者，功效尤佳，为治梅毒的要药。

（2）用于淋浊、带下，湿热疮毒。本品甘淡，解毒利湿，故可用于湿热引起的热淋、带下、疮毒等症。用治热淋，常与木通、萹蓄、蒲公英、车前子同用。

此外，近年单用本品或与鱼腥草、夏枯草、海金砂、车前子、大青叶、贯众、马蓝同用，预防钩端螺旋体病。

【用法用量】15~60克。

【应用注意】服药时忌饮茶。

川贝母

本品为百合科植物川贝母、暗紫贝母、甘肃贝母或梭砂贝母的干燥鳞茎。前三者按性状不同分别习称"松贝"和"青贝"，后者习称"炉贝"。夏、秋二季或积雪融化时采挖，除去须根、粗皮及泥沙，晒干或低温干燥。

川贝母主产于四川、西藏、云南地；暗紫贝母主产于四川；甘肃贝母主产于甘肃、青海、四川；梭砂贝母主产于云南、四川、青海、西藏等地。

贝母之名，始载于《神农本草经》，列为中品。《本草纲目拾遗》（始）将川贝与浙贝分开，谓"川贝味甘而补肺，治虚寒咳嗽以川贝为宜"。《本草正》谓其能"降胸中因热结胸及乳痈、流痰、结核。"与浙贝相比，川贝苦寒性小，味甘质润，偏润肺化痰，燥痰，劳咳多用。

【性状及选购】

松贝　呈类圆锥形或近球形，高 0.3 ~ 0.8 厘米，直径 0.3 ~ 0.9 厘米。表面类白色。外层鳞叶 2 瓣，大小悬殊，大瓣紧抱小瓣，未抱部分呈新月形，习称"怀中抱月"；顶部闭合，内有类圆柱形、顶端稍尖的心芽和小鳞叶 1 ~ 2 枚；先端钝圆或稍尖，底部平，微凹入，中心有一灰褐色的鳞茎盘，偶有残存须根。质硬而脆，断面白色，富粉性。气微，味微苦。

青贝　呈类扁球形，高 0.4 ~ 1.4 厘米，直径 0.4 ~ 1.6 厘米。外层鳞叶 2 瓣，大小相近，相对抱合，顶部开裂，内有心芽和小鳞叶 2 ~ 3 枚及细圆柱形的残茎。

炉贝　呈长圆锥形，高 0.7 ~ 2.5 厘米，直径 0.5 ~ 2.5 厘米。表面类白色或浅棕黄色，有的具棕色斑点。外层鳞叶 2 瓣，大小相近，顶部开裂而略尖，基部稍尖或较钝。

均以质坚实、粉性足、色白者为佳。

【贮存常识】 置通风干燥处，防蛀。

【性味功效】 苦、甘，微寒，归肺、心经。清热润肺，化痰止咳。

【有效成分】 含多种甾体生物碱（总含量 0.004% ~ 0.1%）及皂苷、甾醇类等成分。川贝母、暗紫贝母、甘肃贝母或梭砂贝母的鳞茎均含西贝素及川贝碱。川贝含川贝碱、西贝碱；甘肃贝母含岷贝碱及岷贝分碱；青贝含青贝碱；松贝含松贝碱；炉贝含炉贝碱、梭砂贝母碱甲及梭砂贝母碱乙等。

【药理作用】 本品有镇咳、祛痰、扩张周围血管、降压、缩宫、抗菌等作用。

【临床应用】 用于肺热燥咳，干咳少痰，阴虚劳嗽，咳痰带血。

本品性寒味微苦，用于虚劳咳嗽，肺热燥咳，能清肺泄热化痰，又味甘质润能润肺止咳，尤宜于内伤久咳，燥痰，热痰之症。用于肺虚劳嗽，阴虚久咳有痰者，常配沙参、麦冬等以养阴润肺化痰止咳；治肺热肺燥咳嗽，常配知母以清肺润燥化痰止咳，如二母丸。

【用法用量】 3 ~ 9 克，研粉冲服，一次 1 ~ 2 克。

【应用注意】 不宜与乌头类药材同用。

川芎

本品为伞形科植物川芎的干燥根茎。夏季当茎上的节盘显著突出，并略带紫色时采挖，除去泥沙，晒后烘干，再去须根。主产于四川，贵州、云南、陕西、湖北等地也产。川芎辛散温通，既能活血，又能行气，李时珍称其为"血中气药"。《珍珠本》谓其能"散诸经之风"、"上行头角，助清阳之气，止痛；下行血海，养成新生之血，调经。"更有"头痛不离川芎"之说。

【性状及选购】本品为不规则结节状拳形团块，直径2~7厘米。表面黄褐色，粗糙皱缩，有多数平等隆起的轮节，顶端有凹陷的类圆形茎痕，下侧及轮节上有多数小瘤状根痕。质坚实，不易折断，断面黄白色或灰黄色，散有黄棕色的油室，形成层呈波状环纹。气浓香，味苦、辛。稍有麻舌感，微回甜。

以个大、质坚实、断面色黄白、油性大、香气浓者为佳。

【贮存常识】置阴凉干燥处，防蛀。

【性味功效】辛，温。归肝、胆、心包经。活血行气，祛风止痛。

【有效成分】本品含挥发油约1%，尚含阿魏酸，4-羟基-3-丁基酞内酯、正丁基酞内酯、洋川芎内酯、藁本内酯、川芎嗪、川芎酚等。

【药理作用】本品有扩张冠状动脉、增强冠脉流量、改善心肌供氧、改善微循环、降血压、抗血小板聚集、解痉、镇痛、镇静、抗菌等作用。

【临床应用】用于月经不调，经闭痛经，癥瘕腹痛，胸胁刺痛，跌扑肿痛，头痛，风湿痹痛。

（1）用于月经不调，经闭、痛经，难产，产后，瘀阻腹痛，胸胁刺痛，肢体麻木、跌打肿痛，疮痈肿痛等。本品辛散温通，既能活血祛瘀调经，又能行气开郁止痛，为妇科活血调经之要药，常配当归增强活血祛瘀、行气止痛之功。

（2）用于头痛，风湿痹痛。本品辛温升散，能上行头目，旁达肌腠，祛风止痛之效颇佳。治头痛，无论风寒、风热、风湿、血虚、血瘀，均可随证配伍用之。

现代临床上常用于治疗冠心病、心绞痛、缺血性脑血管病、脑血栓等。

【用法用量】煎服，3~10克。

【应用注意】凡阴虚火旺、多汗以及月经过多者，慎用。

丹参

本品为唇形科植物丹参的干燥根及根茎。春、秋二季采挖，除去泥沙，干燥，生用或酒炙用。主产于江苏、安徽、河北、四川等地。丹参是临床常用药，有活血祛瘀、凉血消痈、除烦安神等三大功能，是一味活血化瘀的重要药物。《妇人明理论》有"一味丹参散，功同四物汤"之说。

【性状及选购】本品根茎短粗，顶端有时残留茎基。根数条，长圆柱形，略弯曲，有的分枝并具须状细根，长10~20厘米，直径0.3~1厘米。表面棕红色或暗棕红色，粗糙，具纵皱纹。老根外皮疏松，多显紫棕色，常呈鳞片状剥落。质硬而脆，断面疏松，有裂隙或略平整而致密，皮部棕红色，木部灰黄色或紫褐色，导管束黄白色，呈放射状排列。气微，味微苦涩。

栽培品较粗壮，直径0.5~1.5厘米。表面红棕色，具纵皱，外皮紧贴不易剥落。质坚实，断面较平整，略呈角质样。

【贮存常识】置干燥处。

【性味功效】苦，微寒。归心、肝经。祛瘀止痛，活血通经，清心除烦。

【有效成分】本品含丹参酮Ⅰ，丹参酮ⅡA，丹参酮ⅡB，隐丹参酮，羟基丹参酮ⅡA，二氢丹参酮，原儿茶醛等。

【药理作用】本品可扩张冠状动脉、增加冠脉流量、改善微循环、抑制血小板聚集、护肝、提高耐缺氧能力、抗菌、消炎、降血糖、抗动脉粥样硬化、抗肿瘤等。

【临床应用】用于月经不调，经闭痛经，癥瘕积聚，胸腹刺痛，热痹疼痛，疮疡肿痛，心烦不眠；肝脾肿大，心绞痛。

（1）用于妇女月经不调，痛经，经闭，产后瘀滞腹痛。本品功能活血化瘀善调妇女经水，为妇科要药。亦常配当归、川芎、益母草等同用，以加强疗效。

（2）用于血瘀之心胸、脘腹疼痛及癥瘕积聚，风湿痹痛等。本品为活血化瘀之要药，广泛用于各种瘀血证。

（3）用于疮疡痈肿。本品性寒凉血，又能活血，有清瘀热以消痈肿之功。常配银花、连翘等清热解毒药同用。

（4）用于热病邪入营血，证见高热、时有谵语、烦躁不寐，或斑疹隐隐、舌红绛等，或用于心悸、失眠等。本品能凉血安神，治热病邪入心营，配生地黄连、竹叶；治心悸失眠，则配生地、酸枣仁、柏子仁等。

近代临床还以本品治缺血性脑卒中、动脉粥样硬化、病毒性心肌炎、慢性肝炎、肝硬化，以及防治支气管哮喘、慢性肺心病等，均有一定疗效。

【服法与用量】9～15克。

【注意】不宜与藜芦同用。

❖升麻

本品为毛茛科植物大三叶升麻、兴安升麻或升麻的干燥根茎。秋季采挖，除去泥沙，晒至须根干时，燎去或除去须根，晒干供药用。主产于辽宁、黑龙江、湖南及山西等地。为升阳举陷要药。升麻始载于《名医别录》。李时珍释其名曰"其叶如麻，其性上升，故名。"《本草纲目》记载"消斑疹，行瘀血，治阳陷眩运（晕），胸胁虚痛，久泄，下痢后重，遗浊。带下，崩中，血淋，下血，阴痿足寒。"

【性状及选购】本品为不规则的长形块状，多分枝，呈结节状，长10～20厘米，直径2～4厘米。表面黑褐色或棕褐色，粗糙不平，有坚硬的细须根残留，上面有数个圆形空洞的茎基痕，洞内壁显网状沟纹；下面凹凸不平，具须根痕。

体轻，质坚硬，不易折断，断面不平坦，有裂隙，纤维性，黄绿色或淡黄白色。气微，味微苦而涩。

以根茎肥大、质坚、干燥、外皮黑褐色、断面黄绿色、无须根及泥土者为佳。

【贮存常识】晒干放箱内，置通风干燥处，防霉。

【性味功效】辛、微甘，微寒。发表透疹，清热解毒，升举阳气。

【有效成分】本品含升麻碱、水杨酸、咖啡酸、阿魏酸、鞣质等。

【药理作用】本品提取物具有解热、抗炎、解痉、镇痛、镇静、抗惊厥、抑制心脏、减慢心率、降压、缩短凝血时间、抑菌、抑制妊娠子宫、兴奋膀胱和未孕子宫等作用。

【临床应用】用于风热头痛，齿痛，口疮，咽喉肿痛，麻疹不透，阳毒发斑；脱肛，子宫脱垂。

（1）用于风热头痛，麻疹透发不畅。本品辛甘微寒，能升散发表，宣毒透疹。

（2）用于热毒所致多种病证。本品辛甘，微寒，可清热解毒，用治多种热毒证，尤善清阳明热毒。

（3）用于中气下陷所致的脱肛，子宫脱垂，崩漏不止。本品入脾胃经，善引清阳之气上升，而为升阳举陷之要药。治气虚下陷，久泻脱肛、胃、子宫下垂等症，常与柴胡、黄芪等同用；治气虚之崩漏下血，可与人参、黄芪等同用以补气摄血，如举元煎。

现代有用于胃下垂、子宫脱垂、带状疱疹、产后尿潴留等疾患。

【服法与用量】3～9克。升阳举陷固脱宜生用；发表透疹宜制用。

【应用注意】本品升散力较大，使用不可过量。上盛下虚，阴虚火旺及麻疹已透者忌服。过量会引起乏力、眩晕、震颤、头痛、虚脱。中毒量可致呼吸麻痹而死亡。

天门冬

本品为双子叶植物药百合科植物天门冬的干燥块根。秋、冬两季采挖，洗净，除去茎基和须根，置沸水中煮或蒸至透心，趁热除去外皮，洗净，干燥。切薄片，供药用。

天门冬，又名天冬、天棘、三百棒等。分布我国中部、西北、长江流域及南方各地。药材主产贵州、四川、广西。始载于《神农本草经》被列为上品，记载"久服轻身益气延年"。《列仙传》称"赤松子服天门冬，齿落更生，细发复出。"而在《神仙传》书中载"甘始者，太原人也，善行气不饮食，又服天门冬，在世百余岁，入王屋山仙去。"

【性状及选购】干燥的块根呈长圆纺锤形，中部肥满，两端渐细而钝，长6～20厘米，中部直径0.5～2厘米。表面黄白色或浅黄棕色，呈油润半透明状，有时有细纵纹或纵沟，偶有未除净的黄棕色外皮。干透者质坚硬而脆，未干透者质柔软，有黏性，断面蜡质样，黄白色，半透明，中间有不透明白心。微臭，味甘微苦。

以肥满、致密、黄白色、半透明者为佳。

【贮存常识】放石灰缸内盖紧，防潮、防霉。

【性味功能】性寒，味甘、苦。入肺、肾经。滋阴，润燥，清肺，降火。

【有效成分】主要含天门冬素、黏液质、天冬酰胺、瓜氨酸、薯蓣皂苷元、β-谷甾醇以及单糖等。

【药理作用】本品有抗肿瘤、镇咳祛痰、抗菌、杀灭蚊蝇幼虫、延长抗体存在时间等作用。此外还可增强机体非特异性免疫功能并能升高血细胞。

【临床应用】用于肺燥干咳、虚劳咳嗽、津伤口渴、心烦失眠、内热消渴、肠燥便秘、白喉。

（1）用于阴虚肺热的燥咳或劳嗽咯血。本品有养阴清肺，润燥，止咳之功效。治燥热咳嗽，单用熬膏服即效，如天门冬膏，亦常配麦冬、沙参、川贝母等同用；治劳嗽咯血，或干咳痰黏，痰中带血，常配麦冬同用，如二冬膏。

（2）用于肾阴不足，阴虚火旺的潮热盗汗、遗精，内热消渴，肠燥便秘等症。本品有滋肾阴，清降虚火，生津润燥之功。治肾虚火旺，潮热遗精等，常配熟地黄、知母、黄柏等同用；治内热消渴，或热病伤津口渴，常配人参、生地黄等同用，如三才汤、。

现代临床报道有用于扁平疣、恶性淋巴瘤、乳腺小叶增生、乳腺癌、功能性子宫出血等疾患。

【用法用量】内服 煎汤，6～15克；熬膏或入丸、散。

【应用注意】虚寒泄泻及外感风寒致嗽者，皆忌服。

❀天麻

本品为兰科多年生寄生草本植物天麻的块茎。天麻因其茎色赤，直立似箭，故名赤箭。主产于四川、云南、贵州等省；东北及华北各地亦产。冬、春季采挖块茎，除去地上苗茎，除去粗皮，用清水漂洗，蒸透心，晒干或烘干供药用。春季出芽时挖取者为"春麻"，质量较差；冬季茎枯时挖出者为"冬麻"，质量较好。善治多种原因之眩晕、头痛，为止眩晕之良药；在《神农本草经》中列为上品。天麻之名首见于宋代的《开宝本草》。《神农本草经》记载"久服益气力，长阴肥健，轻身增年。"《开宝本草》"主诸风湿痹，四肢拘挛，小儿风痫，惊气，利腰膝，强筋力。"

【性状及选购】 冬、春两季采挖，冬采者名"冬麻"，质量优良；春采者名"春麻"，质量不如冬麻好。干燥根茎为长椭圆形，略扁，皱缩而弯曲，一端有残留茎基，红色或棕红色，俗称"鹦哥嘴"，另一端有圆形的根痕，长 6～10 厘米，直径 2～5 厘米，厚 0.9～2 厘米。表面黄白色或淡黄棕色，半透明，常有浅色片状的外皮残留，多纵皱，并可见数行不甚明显的须根痕排列成环。冬麻皱纹细而少，春麻皱纹粗大。质坚硬，不易折断。断面略平坦，角质，黄白色或淡棕色，有光泽。嚼之发脆，有黏性。气特异，味甘。

以色黄白、半透明、肥大坚实者为佳。色灰褐、外皮未去净、体轻、断面中空者为次。

【贮存常识】 置通风干燥处，防霉蛀。

【性味功效】 甘，平。入肝、膀胱、脾、肾、肝、胆、心经。息风止痉，平抑肝阳，祛风通络。

【有效成分】 本品主要含香荚兰醛、香荚兰醇、天麻素等镇静活性成分。尚含对羟基苯甲醇等酚性成分、抗真菌蛋白、胡萝卜苷等。

【药理作用】 本品有镇静、抗惊厥、抗癫痫和促进胆汁分泌、镇痛、迅速降压作用。还能不同程度地增加小鼠和家兔脑血流量，降低脑血管、外周血管和冠状血管阻力。并可明显增强小鼠耐缺氧能力，抗辐射、兴奋肠管。

【临床应用】 用于头痛眩晕、肢体麻木、小儿惊风、癫痫抽搐、破伤风等症。

（1）用于肝风内动，惊痫抽搐。本品入肝，功能息风止痉，且甘润不烈，作用平和，治各种病因之肝风内动，惊痫抽搐，不论寒热虚实，皆可配伍应用。近年用天麻提取有效成分制得香荚兰醛片，治疗癫痫大、小发作有效。

（2）用于肝阳上亢，头痛眩晕。本品既息肝风又平肝阳，且药性平和，俗称"定风草"，故为止眩晕之良药。

（3）用于肢麻，痉挛抽搐，风湿痹痛。本品还有祛外风，通经络的作用。治风中经络手足不遂、肢体麻木、痉挛抽搐等症，常与川芎同用，共奏祛风止痛之效，即天麻丸。

现代临床报道有用于癫痫、高脂血症、血管神经性头痛、神经衰弱、脑外伤综合征、耳源性眩晕、坐骨神经痛、三叉神经痛等疾患。

【用法用量】 内服煎汤，3～9 克。

【应用注意】 服用天麻引起过敏的报道较多，症状有过敏性皮疹、脱发、过敏性休克。有人将 80 克天麻与母鸡炖汤，服后引起休克。大量服用天麻偶见有面红、灼热、乏力、头痛、头晕等症状。

❀ 太子参

本品为石竹科多年生草本植物异叶假繁缕（孩儿参）的块根。大暑时节前后，茎叶大部分枯萎时采挖，除去细小须根，入沸水中浸烫 3～5 分钟后取出晒干，或直接晒干生用。本品又名孩儿参、童参，分布华东、华中、华北、东北和西北等地。药材主产于江苏、山东。《本草从新》记载"太子参，虽甚细如参条，短紧结实，而有芦纹，其力不下大参。"

【性状及选购】本品呈细长纺锤形或细长条形，稍弯曲，长 3～10 厘米，直径 0.2～0.6 厘米。表面黄白色，较光滑，微有纵皱纹，凹陷处有须根痕。顶端有茎痕。质硬而脆，断面平坦，淡黄白色，角质样；或类白色，有粉性。气微，味微甘。

以肥润条匀、色黄白、无须根者为佳。

【性味功效】甘，微苦，微温。入心、脾、肺三经。补益脾肺，益气生津。

【有效成分】本品主要含太子参环肽 A、B 及脂肪酸、皂苷、淀粉、果糖、脂肪酸酯等。还含游离氨基酸，以精氨酸、谷氨酸、天冬氨酸含量最高。

【药理作用】本品对机体有"适应原"样作用，可增强机体对各种有害刺激的防御能力，并增强人体内的物质代谢。并有一定的抗缺氧、抗衰老作用。另对吸烟引起的损害具较强的保护作用。

【临床应用】治肺虚咳嗽，脾虚食少，心悸，怔忡，水肿，消渴，精神疲乏。

（1）用于脾气虚弱、胃阴不足的食少倦怠。本品甘平，入脾经，有益脾气，养胃阴之效，但药力较缓，为补气药中的一味清补之品。

（2）用于气虚津伤的肺虚燥咳及心悸不眠、虚热汗多。本品有益气生津、润燥之效。治气虚肺燥咳嗽，配北沙参、麦冬、贝母等，以益气生津、润肺止咳；治气阴两虚的心悸不眠、多汗，配酸枣仁、五味子等，以益气养心、敛阴止汗。

现代有用于治疗急慢性肝炎等。还可用来治疗充血性心力衰竭、原发性血小板减少性紫癜、苯中毒贫血、糖尿病等症。

【用法用量】内服 煎汤，10～30 克。

【应用注意】表实邪盛者不宜用。

❀ 玉竹

本品为百合科植物玉竹的干燥根茎。秋季采挖，除去须根，洗净，晒至柔软后，反复揉搓、晾晒至无硬心，晒干；或蒸透后，揉至半透明，晒干。主产湖南、河南、江苏、浙江；有栽培。又名葳蕤、萎蕤、葳参。《神农本草经》记载

"主中风暴热，不能动摇，跌筋结肉，诸不足。"《本草正义》记载"玉竹，味甘多脂，柔润之品。……今惟治肺胃燥热，津液枯涸，口渴嗌干等症，而胃火炽盛，燥渴消谷，多食易饥者，尤有甚效。"

【性状及选购】本品呈长圆柱形，略扁，少有分枝，长 4～18 厘米，直径 0.3～1.6 厘米。表面黄白色或淡黄棕色，半透明，具纵皱纹及微隆起的环节，有白色圆点状的须根痕和圆盘状茎痕。质硬而脆或稍软，易折断，断面角质样或显颗粒性。气微，味甘，嚼之发黏。以根茎粗长、肉厚光润、色黄白、无干姜皮、干燥、不泛油者为佳。

【贮存常识】置通风干燥处，防霉，防蛀。

【性味功效】味甘，性平。归肺、胃经。滋阴润肺，养胃生津。

【有效成分】根茎含铃兰苦苷、铃兰苷以及山奈酚苷、槲皮醇苷和维生素 A，尚含淀粉及黏液质。还含有 4 种玉竹果聚糖。

【药理作用】本品可增强免疫、扩张血管、抗急性心肌缺血、降压、抗衰老、抗菌、降血脂、抗动脉粥样硬化、抗肿瘤、通便、降血糖等。

【临床应用】主治燥咳，劳嗽，热病阴液耗伤之咽干口渴，内热消渴，阴虚外感，头昏眩晕，筋脉挛痛。

（1）用于阴虚肺燥的干咳少痰。能养阴润肺而治燥咳。常与沙参、麦东、川贝母等同用。

（2）用于热病伤津，烦热口渴及消渴等。能益胃生津，并治内热消渴。治热并伤津的烦热口渴，常配生地、麦东等同用，如益胃汤；治消渴，可与生地黄、天花粉等同用。

现代临床报道有用于心力衰竭、高血压、冠心病等疾患。

【用法用量】煎服，10～15 克。内服 煎汤，2～3 钱；熬膏或入丸、散。清热养阴宜生用，滋补养阴宜制用。

【应用注意】胃有痰湿气滞者忌服。脾胃虚弱，痰多色白、便溏、胃口差、口淡不渴、脘腹痞闷、舌苔厚腻等痰湿之象者，服用玉竹会增湿生痰，对机体不利。

甘草

本品为豆科植物甘草、胀果甘草或光果甘草的干燥根及根茎。主产于内蒙古、山西、甘肃、新疆等地。《神农本草经》记载"主五脏六腑寒热邪气，坚筋骨，长肌肉，倍气力，金疮肿，解毒。"《本草正》记载"（甘草）得中和之性，有调补之功，故毒药得之解其毒，刚药得之和其性，表药得之助其外，下药得之缓其速。……随气药入气，随血药入血，无往不可，故称国老。惟中满者勿加，恐其作胀；速下者勿入，恐其缓功，不可不知也。"

【性状及选购】

甘草：根呈圆柱形，长 25～100 厘米，直径 0.6～3.5 厘米。表面红棕或灰棕色，具显著的纵皱纹、沟纹、皮孔及稀疏的细根痕。质坚实，断面略显纤维性，黄白色，粉性，形成层环明显，射线放射状，有的有裂隙。根茎表面有芽痕，断面中部有髓。气微，具特异的甘草甜味。

胀果甘草：根及根茎木质粗壮，有的有分枝，外皮粗糙，多灰棕或灰褐色。质坚硬，木纤维多，粉性小。根茎不定芽多而粗大。

光果甘草：根及根茎质地较坚实，有的有分枝，外皮不粗糙，多灰棕色，皮孔细而不明显。

均以皮细而紧、质坚体重、红棕色、粉性大、甜味浓、干燥无杂质者为佳。

【贮存常识】 置通风干燥处，防蛀。

【性味功效】 味甘，性平。归脾、胃、心、肺经。益气补中，缓急止痛，润肺止咳，泻火解毒，调和诸药。

【有效成分】 本品含三萜类化合物甘草甜素，主要为甘草酸的钾、钙盐，为甘草的甜味成分。甘草尚含黄酮类化合物、β-谷甾醇等。

【药理作用】 本品有盐皮激素和糖皮质激素样作用。能镇静，保肝，解毒，抗利尿，解热，抗炎，抗心律失常，降脂及抗动脉粥样硬化。甘草甜素能增强非特异免疫功能，抗艾滋病毒。甘草多糖、甘草酸、甘草次酸一起有抗单纯疱疹病、腺病毒等多种病毒，抗菌，抗原虫，抗肿瘤等作用。此外还有镇咳祛痰作用及解毒作用。

【临床应用】 主治倦怠食少，肌瘦面黄，心悸气短，腹痛便溏，四肢挛急疼痛，脏燥，咳嗽气喘，咽喉肿痛，痈疮肿毒，小儿胎毒，及药物、食物中毒。

（1）用于心气不足的心动悸，脉结代，与脾气虚弱的倦怠乏力，食少便溏。能补益心脾之气。治心气虚，常以之为主，配伍人参、阿胶、桂枝等同用，如炙甘草汤。治脾气虚，常与党参、白术等同用。

（2）用于痰多咳嗽。能祛痰止咳，并可随症作适宜配伍而应用广泛。如属风寒咳嗽，可配麻黄、杏仁；肺热咳嗽，可配石膏、麻黄、杏仁；寒痰咳嗽，配干姜、细辛；湿痰咳嗽，配半夏、茯苓。

（3）用于脘腹及四肢挛急作痛。能缓急止痛。如属阴血不足，筋失所养而挛急作痛者，常配白芍，即芍药甘草汤；如属脾胃虚寒，营血不能温养所致者，常配桂枝、白芍等，如小建中汤。

（4）用于药性峻猛的方剂中。能缓和烈性或减轻不良反应，又可调和脾胃。如调胃承气汤用甘草以缓和硝、黄之性，使泻下不致太猛，并避免其刺激大肠而产生腹痛；半夏泻心汤，甘草与半夏、干姜、黄芩、黄连同用，又能在其中协和寒热，平调升降，起到和的作用。

（5）用于热毒疮疡，咽喉肿痛及药物，食物中毒等。能清热解毒。治热毒疮疡，常与金银花、连翘等同用。治咽喉肿痛，常与桔梗同用。治药物、食物中毒，在无特殊解毒药物时，可以甘草治之，亦可与绿豆或大豆煎服。

现代临床报道有用于消化性溃疡、非特异性溃疡性肠炎、病毒性肝炎、支气管哮喘、急慢性咽炎、阿狄森病、原发性血小板减少性紫癜等疾患。

【用法用量】煎服，3～10克，清热解毒宜生用；补中缓急宜炙用。

【应用注意】湿盛胀满、浮肿者不宜用。反大戟、芫花、甘遂、海藻。久服较大剂量的生甘草，可引起浮肿等。长期或大剂量服用甘草制剂会引起假醛固酮增多症，出现高血压、低血钾以及因此而引起的头痛、浮肿、心肌损害、四肢无力等症状。有人每次服用甘草均引起气喘、胸闷，可能属甘草引起的过敏反应。

生地黄：本品为玄参科植物地黄的新鲜或干燥块根。秋季采挖，除去芦头、须根及泥沙，鲜用；或将地黄缓缓烘焙至约八成干。前者习称"鲜地黄"，后者习称"生地黄"。亦名芑（音起）、地髓。由于药效的差异，药材分为鲜地黄、干地黄及熟地黄；由于炮制方法的不同，分为加酒、不加酒蒸或炖制熟地黄、酒炒及炒炭等炮制品。

【性状及选购】鲜地黄：呈纺锤形或条状，长8～24厘米，直径2～9厘米。外皮薄，表面浅红黄色，具弯曲的纵皱纹、芽痕、横长皮孔及不规则疤痕。肉质，易断，断面皮部淡黄白色，可见橘红色油点，木部黄白色，导管呈放射状排列。气微，味微甜、微苦。

生地黄：多呈不规则的团块状或长圆形，中间膨大，两端稍细，有的细小，长条状，稍扁而扭曲，长6～12厘米，直径3～6厘米。表面棕黑色或棕灰色，极皱缩，具不规则的横曲纹。体重，质较软而韧，不易折断，断面棕黑色或乌黑色，有光泽，具黏性。无臭，味微甜。

熟地黄：本品为不规则的块片、碎块，大小、厚薄不一。表面乌黑色，有光泽，黏性大。质柔软而带韧性，不易折断，断面乌黑色，有光泽。无臭，味甜。

【贮存常识】鲜地黄埋于沙土中，贮藏备用；生地贮藏于阴凉通风干燥处，防潮、霉变、虫蛀。熟地黄置通风干燥处。

【性味功效】鲜地黄、生地黄、熟地黄三者均有滋阴生津功效，但各有侧重。鲜地黄甘、苦，寒。归心、肝、肾经，清热生津，凉血，止血。用于热病伤阴，舌绛烦渴，发斑发疹，吐血，衄血，咽喉肿痛；生地黄甘，寒。归心、肝、肾经，清热凉血，养阴，生津。用于热病舌绛烦渴，阴虚内热，骨蒸劳热，内热消渴，吐血，衄血，发斑发疹。熟地黄甘，微温。归肝、肾经。滋阴补血，益精填髓。用于肝肾阴虚，腰膝酸软，骨蒸潮热，盗汗遗精，内热消渴，血虚萎黄，心悸怔忡，月经不调，崩漏下血，眩晕，耳鸣，须发早白。

【有效成分】地黄含有环烯醚萜及其苷类，其他糖、苷类，20余种氨基酸，多种无机离子及微量元素，以及系列脂肪酸、α-谷甾醇、棕榈酸、丁二酸、十二烷酸、十五烷酸、十七烷酸等。

【药理作用】生地有抗炎、降血糖及一定强心、降压、止血、保肝、利尿、抗放射、抗真菌等作用。

熟地黄具有调节免疫功能，影响心血管系统、造血系统、内分泌系统，中枢神经系统等各方面活性，并具有抗肿瘤、抗衰老及降血糖等多方面功效。

【临床应用】生地用于

（1）适用于血热证：血分热盛，高热谵语，舌绛而干；血热动血，吐衄，尿血，崩漏；热病后期，津伤发热，及阴虚内热者。

（2）适用于津液亏损证：热病伤阴，口干口渴，舌红无苔；内热消渴，烦渴多饮，配伍养阴药；热伤阴液，肠燥便秘。

现代用于治疗疱疹性口炎，治疗红斑狼疮性肢痛，治疗便秘，治疗功能性子宫出血等。

❀ 熟地

（1）主治血虚诸证及妇女月经不调：血虚萎黄，头晕目眩，心悸失眠；妇女血虚，月经不调，崩漏失血。

（2）适于肝肾阴虚，肝肾阴虚：证见腰酸腿软，头目眩晕，失眠健忘，遗精盗汗；阴虚火旺，骨蒸劳热，配清泄相火药；内热消渴，烦热饮多。

（3）用于腰酸腿软，头昏眼花，耳鸣耳聋，须发早白等一切经血亏虚之证。

现代用于治疗退行性脊椎炎，治疗电光性眼炎等。

【用法用量】鲜地黄，12~30克；生地黄，9~15克；熟地黄，9~15克。

【使用注意】生地脾虚泄泻、胃虚食少、胸膈多痰者慎服。本品性寒而滞，脾虚湿滞者不宜使用。该药使用安全，极少数患者服用生地后出现腹痛、腹泻、疲乏、心悸等反应，数日后可自行消失。生地性寒多液而腻滞，易伤脾阳而困脾气，凡脾虚有湿、大便溏稀以及阳气虚弱者不宜服用。

❀ 白术

本品为菊科植物白术的干燥根茎。冬季下部叶枯黄、上部叶变脆时采挖，除去泥沙，烘干或晒干，再除去须根供药用。本品又名于术、于白术、于潜术等。在《神农本草经》中就有收载，并将其列为上品。白术因产于浙、赣、湘、鄂等地，被美名其为南方人参。明邵宝《以蜜术饷南沙》七绝云"医家白术重天台，郡守曾将蜜浸来。嚼罢不知香满室，桃花流水梦瑶台。"

【性状及选购】本品为不规则的肥厚团块，长3～13厘米，直径1.5～7厘米。表面灰黄色或灰棕色，有瘤状突起及断续的纵皱和沟纹，并有须根痕，顶端有残留茎基和芽痕。质坚硬不易折断，断面不平坦，黄白色至淡棕色，有棕黄色的点状油室散在；烘干者断面角质样，色较深或有裂隙。气清香，味甘、微辛，嚼之略带黏性。

以个大、表面灰黄色、断面黄白色、有云头、质坚实、无空心者为佳。

【贮存常识】置阴凉干燥处，防蛀。

【性味功效】苦、甘，温。归脾、胃经。健脾益气，燥湿利水，止汗，安胎。

【有效成分】主要含挥发油、内酯类化合物及多糖。挥发油主要成分为苍术酮、苍术醇等。

【药理作用】本品有抗衰老、免疫调节、抑制子宫平滑肌、抗肿瘤、促进胃肠运动、促进胃及小肠排空等作用。

【临床应用】用于脾虚食少，腹胀泄泻，痰饮眩悸，水肿，自汗，胎动不安。

（1）用于脾胃虚弱所致的泄泻或呕吐、食少乏力。

（2）用于表气虚自汗，常配黄芪、防风同用，如玉屏风散。

（3）用于脾气虚弱、运化失职、水湿内停所致的肢体肿满、小便不利、痰多、肠鸣、腹泻、恶心、呕吐。

现代有应用于治疗小儿流涎症，防治美尼尔综合征，治疗便秘，治疗小儿腹泻，慢性腹泻，耳源性眩晕，胎动不安。

【用法用量】6～12克。

【使用注意】胃胀腹胀，气滞饱闷之人忌食。阴虚内热及津液亏耗者忌用。

◈ 白 芍

本品为毛茛科芍药的干燥根。夏、秋二季采挖，洗净，除去头尾及细根，置沸水中煮后除去外皮或去皮后再煮，晒干。主产于浙江（杭白芍）、安徽（亳白芍），均为栽培品。杭白芍质量最佳，是浙江八大名药材之一。芍药始载于《神农本草经》，列为中品。

【品种和选购常识】呈圆柱形，粗细较均匀，两端平截。长5～18厘米，直径1～3厘米。表面类白色至浅红棕色，光滑，有细纵皱及细根痕，隐约可见横长皮孔，偶有未去干净的残存棕褐色外皮。质坚实，不易折断，断面类白色或微带棕红色，略角质样，木部可见放射纹理。气微香（微带酸），味微苦，微酸。

以根粗、坚实、无白心或裂隙者为佳。

【贮存常识】置干燥处，防蛀。

【性味功效】苦、酸，微寒。归肝、脾经。养血调经，平抑肝阳，缓急止痛，敛阴止汗。

【有效成分】本品主含芍药苷（3.3%～5.7%），另含羟基芍药苷、芍药内酯苷、苯甲酰芍药苷、牡丹酚原苷、牡丹酚苷，尚含苯甲酸约1.1%，数种没食子鞣质、胡萝卜苷、挥发油、蔗糖等。

【药理作用】本品有解痉、镇痛、抗惊厥、扩张冠状动脉、降血压、抗炎、抗病毒、抗菌、降低血清丙氨酸氨基转移酶及护肝作用。

【临床应用】用于头痛眩晕，胁肋脘腹痛，四肢挛痛，血虚萎黄，月经不调，自汗，盗汗。

（1）用于月经不调、经行腹痛、崩漏、自汗、盗汗。本品能养血调经，常用于妇科疾病。如调经的基本方四物汤，即白芍配伍当归、川芎、熟地。

（2）用于肝气不和，胁肋脘腹疼痛，或四肢拘挛作痛。如逍遥散以本品配伍当归、白术、柴胡等治血虚肝郁，胁肋疼痛；芍药甘草汤以本品与甘草同用，治肝脾失和脘腹挛急作痛和血虚引起的四肢拘挛作痛。

（3）用于肝阳上亢，头痛、眩晕之症。多配伍生地、牛膝、代赭石等。

现代临床有用于病毒性肝炎、胃及十二指肠溃疡、糖尿病、类风湿性关节炎等。

【服法与用量】6～15克，大剂量15～30克。用以平肝、敛阴多生用；养血调经多炒用或酒炒用。

【注意】阳衰虚寒之证不宜单独应用，不宜与藜芦同用。

❋ 石斛

本品为兰科植物金钗石斛、马鞭石斛、铁皮石斛、环草石斛、黄草石斛及其同属多种植物的茎。全年均可采收，鲜用者除去根及泥沙；干用者采收后，除去杂质，用开水略烫或烘软，再边搓边烘晒，全叶鞘搓净，干燥供药用。铁皮石斛剪去部分须根后，边炒边扔扭成螺旋形或弹簧状，烘干，习称"耳环石斛"。以上各种石斛主产于广西、贵州、四川、广东、云南、等地。石斛始载于《神农本草经》，列为上品。本品为治胃阴不足之佳品，尤以治胃阴不足的虚热证最为适宜，鲜品作用较强。

【性状及选购】

鲜金石斛：茎扁圆柱形，长约30厘米，直径0.4～1.3厘米。表面黄绿色，光滑或有纵棱，节明显，色较深，节上有膜质叶鞘。肉质，多汁，易折断。气微，味微苦而回甜，嚼之带黏性。

金钗石斛：呈扁圆柱形，长 20～40 厘米，直径 4～6 毫米，节间长 2.5～3 厘米。表面金黄或黄中带绿色，有深纵沟。节膨大，棕色，节上有互生花序柄及残存的膜质叶鞘。质硬而脆，断面较平坦，灰白色，有短纤维外露。气微，味苦。

马鞭石斛（大石斛）：呈长圆柱形，较直，长 40～120 厘米，直径 5～8 毫米，节间长 3～4.5 厘米。表面黄色至暗黄色，有深纵槽，节上有灰黄色叶鞘残留。质疏松，断面呈纤维性，灰白色或灰褐色。味微苦。

环草石斛（小石斛）：呈细长圆柱形，常弯曲或盘绕成团，长 15～35 厘米，直径 1～3 毫米，节间长 1～2 厘米。表面金黄色，有光泽，具细纵纹。常残留棕色叶鞘，松抱于茎，易脱落。质柔韧而实，断面较平坦，灰白色。无臭，味淡。

黄草石斛（小石斛）：长 30～80 厘米，直径 3～5 毫米，节间长 2～3.5 厘米。表面金黄色至淡黄褐色，具纵沟，节上有椭圆形花序柄痕及残存叶鞘。体轻，质实，易折断，断面略呈纤维性，灰绿色。嚼之有黏性。

铁皮石斛（耳环石斛）：呈螺旋形或弹簧状，一般为 2～4 个旋纹，一端可见茎基部留下的短须根，茎拉直后长 3.5～8 厘米，直径 2～3 毫米。表面黄绿色，有细纵皱纹，节上有花序柄痕及残存的叶鞘。质坚实，易折断，断面平坦，嚼之有黏性。

【贮存常识】 干品置通风干燥处，防潮；鲜品置阴凉潮湿处，防冻。

【性味功效】 甘，微寒。归胃，肾经。益胃生津，滋阴除热。

【有效成分】 主含石斛碱、石斛次碱、石斛酮碱等生物碱，尚含黏液汁、豆甾醇及石斛多糖。

【药理作用】 本品可促进消化液分泌，并有解热、镇痛、抑菌、提高免疫、降低心率、血压、减慢呼吸等作用。

【临床应用】 用于阴伤津亏。症见口干烦渴，食少干呕，病后虚热，目暗不明。

（1）用于热病伤津或胃阴不足，舌干口渴。治热病伤津，可用鲜石斛配伍生地、麦冬等；，治胃阴不足津亏口渴，常与沙参、麦冬、玉竹等同用。

（2）用于阴虚津亏，虚热不退，可配伍生白薇，麦冬等药以滋肾阴、清虚热。

（3）用于视力减退及腰膝软弱。本品有明目及强腰膝作用。治视力减退，常配伍菊花，菟丝子、枸杞子、熟地等药，如石斛夜光丸。

【服法与用量】 煎服，干品 6～12 克，鲜品 15～30 克。入复方宜先煎，单用可久煎。

【应用注意】 温热病初起及大便溏泄者不宜；湿热尚未化燥者忌服。

❀ 当归

本品为伞形科植物当归的干燥根。秋末采挖，除去须根及泥沙，待水分稍蒸发后，捆成小把，上棚，用烟火慢慢熏干。主产甘肃、陕西、四川、云南等地。本品始载于《神农本草经》，列为中品。《本草纲目》谓"治头痛、心腹诸痛，润胃肠筋骨皮肤。治痈疽，排脓止痛，和血补血。"

【性状及选购】根略呈圆柱形，根头称"归头"，主根称"归身"，支根称"归尾"，全体称"全归"。全长 15～25 厘米，表面黄棕色至深褐色，有纵皱纹及横长皮孔；根头膨大，具环纹，直径 1.5～4 厘米，上端钝圆，有残留的茎基及叶鞘痕；主根粗短，长 1～3 厘米，直径 1.5～3 厘米，表面凹凸不平；支根 3～5 条或更多，上粗下细，多扭曲，有少数须根痕。质柔韧，断面黄白色或淡黄棕色，皮部厚，有细小裂隙及棕色油点，形成层环浅黄棕色，木质部色较淡。有浓郁香气，味甘、辛、微苦。

以主根粗长、油润、外皮色黄棕、断面色黄白、气味浓郁者为佳。柴性大、干枯无油或断面呈绿褐色者不可供药用。

【贮存常识】置阴凉干燥处，防潮，防蛀。

【性味功效】甘、辛，温。归肝、心、脾经。补血活血，调经止痛，润肠通便。

【有效成分】主含挥发油，油中其为藁本内酯、正丁烯酰内酯、当归酮等。尚含阿魏酸、丁二酸、腺嘌呤、当归多糖、氨基酸、维生素 A、维生素 B_{12} 等。

【药理作用】本品有促进骨髓造血、扩张冠状动脉、抗心肌缺血、抗心律失常、抗血小板聚集、抗血栓形成、抗炎、镇痛、免疫增强、降血压、抗氧化、抗肿瘤、降血脂、护肝、抗菌等作用。

【临床应用】用于血虚萎黄，眩晕心悸，月经不调，经闭痛经，虚寒腹痛，肠燥便秘，风湿痹痛，跌扑损伤，痈疽疮疡。酒当归活血通经，用于经闭痛经，风湿痹痛，跌打损伤。

（1）用于血虚诸证。本品为补血要药。适用于血虚引起的各种证候。常配熟地、川芎、白芍等同用，即四物汤。若气血两虚者，常与黄芪、人参等同用。

（2）用于月经不调，痛经，经闭等症。本品既补血活血，又调经止痛，为妇科要药。凡血虚、血滞、气血不和、冲任失调之月经不调、痛经、闭经等症，皆可应用。

（3）用于血虚或血滞之寒凝，及跌打损伤、风湿痹阻的疼痛证。本品既善补血活血止痛，又能散寒。如血滞兼寒的头痛，常配川芎、白芷等；气血瘀滞的胸痛、胁痛，常配郁金、香附等；虚寒腹痛，常配桂枝、白芍等；治跌打损伤，常配乳香、没药等；治风湿痹痛、肢体麻木，常配羌活、桂枝、秦艽等。

（4）用于痈疽疮疡。本品补血活血、消肿止痛，又排脓生肌，亦为外科所常用。

（5）用于血虚肠燥便秘。本品能养血润肠通便。多配火麻仁、肉苁蓉等同用。

现代临床用于胃、十二指肠溃疡、突发性耳聋、局限性硬皮病、脑血栓、慢性支气管炎、慢性盆腔炎、冠心病心绞痛、血栓闭塞性脉管炎等。

【用法用量】6～12克。补血用当归身，破血用当归尾，和血用全归，止血用炭，增强活血则酒制用。

【应用注意】湿阻中满及大便溏泄者忌服。

百合

本品为百合科植物卷丹、百合或细叶百合的干燥肉质鳞叶。秋季采挖，洗净，剥取鳞叶，置沸水中略烫，干燥供药用。产于安徽宣城一带者品质最优，为地道产品。《神农本草经》记载"主邪气腹胀，心痛。利大小便，补中益气。"

【性状及选购】本品呈长椭圆形，长2～5厘米，宽1～2厘米，中部厚1.3～4毫米。表面类白色、淡棕黄色或微带紫色，有数条纵直平行的白色维管束。顶端稍尖，基部较宽，边缘薄，微波状，略向内弯曲。质硬而脆，断面较平坦，角质样。无臭，味微苦。

以瓣匀肉厚、色黄白、质坚、筋少者为佳。

【贮存常识】置通风干燥处。

【性味功效】味甘、微苦，微寒。归心、肺经。养阴润肺，清心安神。

【有效成分】本品主要含秋水仙碱等多种生物碱。尚含淀粉、蛋白质、脂肪、氨基酸、糖、钙、磷、铁等。

【药理作用】本品水提液具有强壮、耐缺氧、镇静和抗过敏作用。所含秋水仙碱具雌激素样作用，可以抑制癌细胞有丝分裂，阻止癌细胞的增殖。此外还有镇咳、平喘、祛痰、抗应激性损伤作用等。

【临床应用】主治阴虚久咳，痰中带血，热病后期，余热未清，或情志不遂所致的虚烦惊悸、失眠多梦，精神恍惚，痈肿、湿疮。

（1）用于肺阴虚的燥热咳嗽及劳嗽久咳，痰中带血等。能养阴清肺润燥止咳。治燥热咳嗽、痰中带血，常与款冬花配伍。

（2）用于热病余热未清，虚烦惊悸，失眠多梦等。能清心安神。常配知母、生地黄同用，如百合知母汤、百合地黄汤。

现代有用于治疗萎缩性胃炎等。

【用法用量】煎服，10～30克。清心宜生用，润肺蜜炙用。外用捣敷。

【注意事项】风寒痰嗽，中寒便滑者忌服。百合含秋水碱等成分。秋水仙碱在体内经氧化转变为氧化二秋水仙碱，有毒。另有服食百合可引起心烦心悸、面色潮红、坐卧不安、全身有蚁行感，以头部为甚的过敏反应的报道，大量服食时宜慎。

◈西洋参（花旗参）

本品为五加科植物西洋参的干燥根。均系栽培品，秋季采挖，洗净，晒干或低温干燥。

【性状】呈圆柱形或纺锤形，根茎（芦头）及支根均已除去，表面黄白色或黄褐色，上部有环纹，全体有细皱纹及横向皮孔。体重，质坚而结实，不易折断与弯曲。断面淡黄白色略呈角质状，形成层环淡棕色（旧货色深且扩散），皮部散有黄棕色点状树脂道，无裂隙或放大镜下有时可见细微裂隙，木质部略具放射纹，中央偶见一短线状裂缝。气微而特异，味微苦，回甜。

以条匀，质硬，体轻，表面横纹紧密，气清香，味浓者为佳。仿野生山林环境种植品，形体粗短，称"泡粒"，质较优。园田种植品，形体长而细，称"长枝"，质较差。

【贮存常识】置阴凉干燥处，密闭，防蛀。

【性味功效】苦、微甘，凉。归心、肺、胃经。补气益阴，清热生津。

【有效成分】主含人参皂苷 Rb1 等多种皂苷及多糖，并含挥发油、有机酸、甾醇、氨基酸、蛋白质等。

【药理作用】本品有增强免疫力、强心、抗心律失常、抗心肌缺血、抗休克、镇静、抗惊厥、抗疲劳、提高记忆力、护肝、抗应激、降血脂等作用。

【临床应用】用于气虚阴亏，内热，嗽喘痰血，消渴，咽干口燥，虚热烦倦。

（1）用于阴虚火旺、肺失清肃之喘咳痰血证。本品善益肺气，养肺阴，清肺火。可单用研末用，或与麦冬、知母、川贝母、阿胶等养阴清肺、化痰药配伍。

（2）用于热病气阴两伤，烦倦、口干舌燥。本品有良好的补气养阴生津之功。单用煎服即效，或常与麦冬、知母、生地等养阴清热生津药同用。

（3）用于肠热便血，有清肠止血之效，可与龙眼肉蒸服。

现代临床用于急性心肌梗死、肿瘤放疗反应等。

【用法用量】3～6克。

【应用注意】中阳衰微，胃有寒湿者忌服，反藜芦。忌用铁器火炒。

何首乌（制何首乌）

本品为蓼科植物何首乌的干燥块根。秋、冬二季叶枯萎时采挖，削去两端，洗净，个大的切成块，干燥供药用。产于全国各地，主产于河南、湖北、贵州、四川、江苏等地。何首乌是蓼科的一种藤本植物，地上的藤子称为"夜交藤"，能养心安神，祛风通络，适用于疗失眠、贫血、周身酸痛。地下的根称为"何首乌"，因制法不同，用途也不同。生首乌以黑豆煮汁拌蒸，晒干后变为黑色，即为制首乌；晒干的叫生首乌，功效和制首乌大相径庭，不用于补虚，而是主要用于润肠通便及消痈肿等，适用于老年人或体质虚弱者的便秘及疮疖等；新鲜的叫鲜首乌，与生首乌相似，但润肠、消肿效果更佳。

【性状及选购】本品呈团块状或不规则纺锤形，长 6～15 厘米，直径 4～12 厘米。表面红棕色或红褐色，皱缩不平，有浅沟，并有横长皮孔及细根痕。体重，质坚实，不易折断，断面浅黄棕色或浅红棕色，显粉性，皮部有 4～11 个类圆形异型维管束环列，形成云锦状花纹，中央木部较大，有的呈木心。气微，味微苦而甘涩。

以质坚体重、粉性足者为佳。

【贮存常识】置干燥处，防蛀。

【性味功效】苦、甘、涩，温。归肝、心、肾经。解毒，消痈，润肠通便。

【有效成分】何首乌块根约含淀粉，卵磷脂，粗脂肪，羟基蒽醌类衍生物。

【药理作用】主要有抗肿瘤、促进血细胞新生、泻下、降低血清胆固醇、强心、抑菌、抗衰老作用等。

【临床应用】用于瘰疬疮痈，风疹瘙痒，肠燥便秘，高血脂。

（1）用于阴虚血少、头发早白、头晕耳鸣，四肢酸软。

（2）用于遗精、带下。

（3）用于瘰疬痈疮，大便秘结。

现代用于治疗遗精早泄，治疗精神分裂症，治疗高脂血症，治疗桡神经挫伤，治疗白发等。

【用法用量】6～12 克。补益精血宜制用；解毒，截疟，润肠宜生用；鲜何首乌润肠之功较生首乌更佳。

【使用注意】首乌忌铁器，煎汤煮粥时需用砂锅或搪瓷锅。大便溏泄及湿痰较重者不宜服用。首乌久服或过量服用会出现不良反应，尤其是生首乌。可出现腹泻、腹痛、肠鸣、恶心、呕吐，重者可见痉挛、抽搐、躁动、呼吸麻痹。临床使用首乌应注意勿过量过久，常规用量下短期服用本品是安全的。过敏反应少数人服后皮肤出现药物性皮疹、发热。

❀ 刺五加

本品为五加科植物刺五加的干燥、根及根茎或茎。春、秋二季采收，洗净，干燥。刺五加与人参同属五加科，主要分布在我国的东北和华北，韩国和日本也有少量分布。因为它周身密生针刺，五叶交加，所以称为刺五加；由于它的药效和人参十分相似，故又有"五加参"之别名。《神农本草经》最早提及刺五加，列为上品。古人对其有"宁得一把五加，不用金玉满车"，以金买药，不言其贵"的盛誉。《桂香室杂记》也有"白发童颜叟，山前逐骝骅，问翁何所得，常服五加茶"的记载。刺五加还是迄今为止惟一到过月球的中国药材。

【性状及选购】本品根茎呈结节状不规则圆柱形，直径 1.4～4.2 厘米。根呈圆柱形，多扭曲，长 3.5～12 厘米，直径 0.3～1.5 厘米。表面灰褐色或黑褐色，粗糙，有细纵沟及皱纹，皮较薄，有的剥落，剥落处呈灰黄色。质硬，断面黄白色，纤维性。有特异香气，味微辛，稍苦、涩。

【贮存常识】置通风干燥处，防潮。

【性味功效】辛、微苦，温。归脾、肾、心经。益气健脾，补肾安神。

【有效成分】本品含刺五加苷 A，刺五加苷 B，刺五加苷 B，刺五加苷，刺五加苷 D 和 E 等。尚含多糖。

【药理作用】本品有镇静、抗疲劳、改进脑血流供应、降血压、抗炎、抗肿瘤、升白细胞等作用。还能增加机体对有害刺激的非特异性抵抗力，亦属于适应原性药物。

【临床应用】用于脾肾阳虚，体虚乏力，食欲不振，腰膝酸痛，失眠多梦。

【用法用量】9～27 克。

【应用注意】燥热型体质者不宜服。

❀ 泽泻

本品为泽泻科植物泽泻的干燥块茎。冬季茎叶开始枯萎时采挖，洗净，干燥，除去须根及粗皮供药用。生长于沼泽地，而功善泻，故名。药材主产福建、四川、江西，此外贵州、云南等地亦产。泽泻出自《神农本草经》。被列为上品。

【性状及选购】本品呈类球形、椭圆形或卵圆形，长 2～7 厘米，直径 2～6 厘米。表面黄白色或淡黄棕色，有不规则的横向环状浅沟纹及多数细小突起的须根痕，底部有的有瘤状芽痕。质坚实，断面黄白色，粉性，有多数细孔。气微，味微苦。

以个大质坚、色黄白、粉性足者为佳。

【贮存常识】置干燥处，防蛀。置通风干燥处，防潮、防蛀。梅雨季节及时用硫磺熏蒸。

【性味功效】甘，寒。归肾、膀胱经。利小便，清湿热。

【有效成分】本品含泽泻醇 A、泽泻醇 B、乙酸泽泻醇 A 酯、乙酸泽泻醇 B 酯和表泽泻醇 A；另含挥发油、小生物碱、天门冬素等；还含树脂、蛋白质和多量淀粉（23%）。

【药理作用】本品有利尿、抑制肝内三酰甘油合成、降血脂、抗动脉粥样硬化、保肝、降血糖、抗炎及轻度降压作用，并能降低细胞免疫功能。

【临床应用】用于小便不利，水肿胀满，泄泻尿少，痰饮眩晕，热淋涩痛；高血脂。

（1）用于水湿内停所致的小便不利、泄泻、水肿等。常与茯苓等同用。

（2）用于肾火亢盛的头晕、耳鸣、心烦等症状。

（3）用于妇女白带过多及湿热淋痛，水走大肠等证。此外，配补阴药适用于阴虚火旺所致诸症。

现代有用于治疗内耳眩晕病、美尼尔综合征等。

【用法用量】6～9克。

【应用注意】无湿热及肾虚精滑者忌服。临床上大剂量服用会出现恶心、呕吐、腹痛、大便次数增多、肝功异常。口服泽泻煎剂亦有过敏的报道，出现皮疹、瘙痒。外敷可导致发泡性皮炎。长期服用会导致水电解质紊乱，并且对肝肾造成损害。

高良姜

本品为姜科植物高良姜的干燥根茎。夏末秋初采挖，除去须根及残留的鳞片，洗净，切段，晒干供药用。分布广东的海南及雷州半岛、广西、云南、台湾等地。

【性状及选购】本品呈圆柱形，多弯曲，有分枝，长 5～9 厘米，直径 1～1.5 厘米。表面棕红色至暗褐色，有细密的纵皱纹及灰棕色的波状环节，节间长 0.2～1 厘米，一面有圆形的根痕。质坚韧，不易折断，断面灰棕色或红棕色，纤维性，中柱约占1/3。气香，味辛辣。

以根茎粗壮坚实、色棕红、分枝少、香辣味浓者为佳。

【贮存常识】置阴凉干燥处。

【性味功效】辛，热。归脾、胃经。温胃散寒，消食止痛。

【有效成分】根茎含挥发油 0.5%～1.5%，尚含黄酮类高良姜素、山奈素、山奈酚、槲皮素、异鼠李素等。

【药理作用】本品对炭疽杆菌、溶血性链球菌、白喉及类白喉杆菌、肺炎球菌、葡萄球菌（金黄色、柠檬色、白色）、枯草杆菌等皆有不同程度的抗菌作用。还有抗溃疡、利胆、抑制胃肠运动和止泻作用。对心绞痛发作可快速止痛，并可改善微循环，提高动物耐缺氧和耐寒能力。

【临床应用】用于脘腹冷痛，胃寒呕吐，嗳气吞酸。

【用法用量】3~6克。

【应用注意】阴虚有热者忌服。

❀黄芪

本品为豆科植物蒙古黄芪或膜荚黄芪的干燥根。春、秋二季采挖，除去须根及根头，晒干供药用。分布黑龙江、吉林、辽宁、河北、山东、山西、陕西、甘肃、内蒙古、青海、四川、西藏等地。黄芪为常用中药，素有"补药之长"之称。

【性状及选购】本品呈圆柱形，有的有分枝，上端较粗，长30~90厘米，直径1~3.5厘米。表面淡棕黄色或淡棕褐色，有不整齐的纵皱纹或纵沟。质硬而韧，不易折断，断面纤维性强，并显粉性，皮部黄白色，木部淡黄色，有放射状纹理及裂隙，老根中心偶有枯朽状，黑褐色或呈空洞。气微，味微甜，嚼之微有豆腥味。

均以根条粗长、皱纹少、粉性足、坚实绵韧、味甘、无空心及黑心者为佳。

【贮存常识】置通风干燥处，防潮，防蛀。

【性味功效】甘，温。归肺、脾经。补气固表，利尿消肿，托疮生肌。

【有效成分】本品含蔗糖、葡萄糖醛酸、黏液质、数种氨基酸、苦味素、胆碱、甜菜碱、叶酸等。

【药理作用】本品可兴奋中枢神经，增强机体免疫功能，提高抗病能力，并可增强心肌收缩力，扩张血管，降低血压，改善血液循环，促进机体代谢；此外，尚有利尿、消除蛋白质、保护肝脏之作用。

【临床应用】用于气虚乏力，食少便溏，中气下陷，久泻脱肛，便血崩漏，表虚自汗，气虚水肿，痈疽难溃，久溃不敛，血虚痿黄，内热消渴；慢性肾炎蛋白尿，糖尿病。

（1）用于脾肺气虚或中气下陷之证。黄芪能补脾肺之气，为补气要药且有升举阳气的作用，故可用于上述诸证，须随不同的气虚表现而做相应的配伍。

（2）用于卫气虚所致表虚自汗。本品能益卫气，故有固表止法作用。本品也可用治阴虚引起的盗汗，但须与生地、黄柏等滋阴降火药同用，如当归六黄汤。

（3）用于气血不足所致痈疽不溃或溃久不敛。本品补气而有良好的托毒生肌功效。

（4）用于浮肿尿少。本品行补气利尿退肿功效，故适用于气虚失运、水湿停聚引起的肢体面目浮肿、小便不利之证。

现代临床上还用于治疗前列腺肥大症、尿潴留、外科溃疡、白细胞减少症、白细胞减少症、慢性气管炎等。

【用法用量】9～30克。

【应用注意】凡有感冒发热、胸腹满闷等症者，不宜服用黄芪；如患有肺结核病的人，有发热、口干唇燥、咯血等症状者，不宜单独服用黄芪；痈疽初起或溃后热毒尚盛等证，均不宜服用黄芪。黄芪可使染色体畸变率和细胞微核率明显增高，故孕妇不宜长期大量应用。表实邪盛，气滞湿阻，食积内停，阴虚阳亢，热毒疮肿等均不宜使用。

◈ 黄精

本品为百合科植物滇黄精、黄精或多花黄精的干燥根茎。按形状不同，习称"大黄精"、"鸡头黄精""姜形黄精"。春、秋二季采挖，除去须根，洗净，置沸水中略烫或蒸至透心，干燥供药用。本品甘平，长于平补上中下三焦气阴，为肺脾肾气阴亏虚所常用，且作用和缓，适于久服滋补。

【性状及选购】大黄精 呈肥厚肉质的结节块状，结节长可达10厘米以上，宽3～6厘米，厚2～3厘米。表面淡黄色至黄棕色，具环节，有皱纹及须根痕，结节上侧茎痕呈圆盘状，圆周凹入，中部突出。质硬而韧，不易折断，断面角质，淡黄色至黄棕色。气微，味甜，嚼之有黏性。

鸡头黄精：呈结节状弯柱形，长3～10厘米，直径0.5～1.5厘米。结节长2～4厘米，略呈圆锥形，常有分枝；表面黄白色或灰黄色，半透明，有纵皱纹，茎痕圆形，直径5～8毫米。

姜形黄精：呈长条结节块状，长短不等，常数个块状结节相连。表面灰黄色或黄褐色，粗糙，结节上侧有突出的圆盘状茎痕，直径0.8～1.5厘米。

均以块大肥润、色黄、断面呈角质透明者为佳。味苦者不可药用。

【贮存常识】置通风干燥处，防霉，防蛀。

【性味功效】甘，平。归脾、肺、肾经。补气养阴，健脾，润肺，益肾。

【有效成分】本品含有黄精多糖、黄精低聚糖、黏液质、氨基酸和锌、铜、铁等多种人体必需的微量元素。

【药理作用】本品有增加冠脉流量、降压、降血脂、减轻冠状动脉粥样硬化、降血糖、提高机体免疫功能、促进DNA、RNA及蛋白蛋的合成、促淋巴细胞转化、降低血浆CAMP和CGMP含量、抑制肾上腺皮质功能、抗衰老、抗菌等作用。

【临床应用】用于脾胃虚弱，体倦乏力，口干食少，肺虚燥咳，精血不足，内热消渴。

（1）用于治肺阴不足，肺虚燥咳。

（2）用于脾胃虚弱，食少纳呆。也可用于脾胃阴虚。口干纳少，舌红便秘，每配养胃生津药。

（3）用于肾虚精亏，腰酸，头晕，足软无力者。

此外，还可用于消渴属气阴两虚者。

现代有用于治疗足癣、低血压症、近视眼、冠心病心绞痛、百日咳等。

【用法用量】9 ~ 15 克。

【应用注意】中寒泄泻，痰湿痞满气滞者忌服。

葛根

本品为豆科植物野葛的干燥根。秋、冬二季采挖，野葛多趁鲜切成厚片或小块；干燥。主产于河南、安徽、江苏。本品出自《神农本草经》；陶弘景谓"葛根，人皆蒸食之，当取入土深大者，破而日干之。"其花称葛花，亦可药用。

【性状及选购】呈纵切的长方形厚片或小方块，长 5 ~ 35 厘米，厚 0.5 ~ 1 厘米。外皮淡棕色，有纵皱纹，粗糙。切面黄白色，纹理不明显。质韧，纤维性强。无臭，味微甜。

以块大、色白、质坚、粉性足、纤维少者为佳。

【贮存常识】置通风干燥处，防蛀。

【性味功效】甘、辛，凉。归脾、胃经。解肌退热，生津，透疹，升阳止泻。用于外感发热头痛、项背强痛，口渴，消渴，麻疹不透，热痢，泄泻；高血压颈项强痛。

【有效成分】葛根含异黄酮成分葛根素、葛根素木糖苷、大豆黄酮、大豆黄酮苷及 β - 谷甾醇、花生酸，又含多量淀粉等。尚含尿囊素、β - 谷甾醇、胡萝卜苷。

【药理作用】本品具有扩张冠状动脉、降低血压阻力、促进心脑血管、视网膜血流的作用；还有降血压、降血糖、降血脂、舒张平滑肌解除痉挛、抗促癌及诱导癌细胞分化、抗氧化、降低血醇浓度、解酒、解热和提高学习记忆功能及增强机体免疫力的作用。

【临床应用】

（1）用于风热感冒，配以桑叶，菊花等。亦可配麻黄、桂枝，用于风寒感冒有项颈强硬者。

（2）用于治疗热病烦渴，阴虚消渴。本品甘凉，于清热之中又能鼓舞胃气上升。

（3）用于麻疹、风疹初起。表邪外束，疹出不畅，常与升麻、芍药、甘草等同用，如升麻葛根汤。

（4）用于热泄热痢，脾虚泄泻。本品既能清透邪热，又能升发清阳，鼓舞脾胃清阳之气上升而奏止泻止痢之效，故可用治表证未解，邪热入里之热泻热痢证。

现代有用于治疗高血压、心绞痛、耳聋、冠心病、伤寒及副伤寒等。

【用法用量】9~15克。

苦丁茶

主要为冬青科植物大叶冬青的叶。主产于江苏、浙江、福建、江西等地。全年可采收叶，除去杂质，晒干。生用。又名苦登茶、富丁茶、万承茶等。苦丁茶滋味清醇独特，风味别致，清凉甘爽，又被誉为"长寿茶"、"美容茶"。

【性状及选购】正宗的大叶冬青苦丁茶为阔叶乔木，叶大如掌，叶面有光泽，叶柄粗短，背有8~10对叶脉，叶缘有一锯齿，其味先苦后甘，略带涩味，新鲜的苦丁茶叶若以烟头烫之，其背旋即出现明显黑圈，与其他植物明显不同。加工得好的特级苦丁茶，其条索紧凑，色泽油黑发亮，以开水冲泡，则汤色翠绿，味道先苦后甘，十分清醇可口。

以叶嫩，色黄绿或灰绿，有光泽、洁净者为佳。

【贮存常识】存于干燥处，防虫蛀。

【性味功效】苦、甘，寒。疏散风热，清利头目，除烦止渴，消食化痰，止痢。

【有效成分】大叶冬青叶中含有熊果酸、β－香树脂醇、蛇麻脂醇、熊果醇和β－谷甾醇。分离到糖脂类、有机酸等成分，其中有苦丁茶糖。

【药理作用】本品具有降血压作用，同时可降低血过氧化脂质，抗动脉粥样硬化、降低红细胞比积从而改善血液流变学状态。此外还有抗氧化、降血脂作用、降血糖作用、增强免疫功能、抗应激、抗疲劳作用、抗菌作用、拮抗支气管平滑肌的收缩作用、抗生育作用。

【临床应用】

（1）用于外感风热或温病初起，发热、头痛及目赤肿痛等证。

（2）用于肝火上攻之头痛、目赤肿痛，耳鸣、耳聋等。

（3）用于热病烦渴。

（4）用于泻痢及食滞有痰者。

【用法用量】适量即可。

【使用注意】《本草纲目拾遗》记载，苦丁茶能活血、绝孕。《中国医学大辞典》亦说苦丁茶"妇人服之，能终身不孕，为断产妙药。"故妇女用此方应注意。

◈ 金银花

本品为忍冬科植物忍冬、红腺忍冬、山银花或毛花柱忍冬的干燥花蕾或带初开的花。夏初花开放前采收，干燥供药用。因其"一蒂两花，新旧相参，黄白相映"而得名。我国大部地区均产，而以山东产量最大。产河南者称"南银花"，产山东者称"东银花"。《本草拾遗》记载"主热毒，血痢，水痢。脓煎服之。"《本草通玄》谓"金银花，主胀满下痢、消痈散毒，补虚疗风，世人但知其消毒之功，昧其胀利风虚之用，余于诸症中用之，屡屡见效"。有"中药之中的青霉素"之称。在非典预防的中药处方中，金银花、甘草出现频率最多

【性状及选购】忍冬呈棒状，上粗下细，略弯曲，长 2～3 厘米，上部直径约 3 毫米，下部直径约 1.5 毫米。表面黄白色或绿白色（贮久色渐深），密被短柔毛。偶见叶状苞片。花萼绿色，先端 5 裂，裂片有毛，长约 2 毫米。开放者花冠筒状，先端二唇形；雄蕊 5 个，附于筒壁，黄色；雌蕊 1 个，子房无毛。气清香，味淡、微苦。

红腺忍冬：长 2.5～4.5 厘米，直径 0.8～2 毫米。表面黄白至黄棕色，无毛或疏被毛。萼筒无毛，先端 5 裂，裂片长三角形，被毛。开放者花冠下唇反转。花柱无毛。

山银花：长 1.6～3.5 厘米，直径 0.5～2 毫米。萼筒和花冠密被灰白色毛，子房有毛。

毛花柱忍冬：长 2.5～4 厘米，直径 1～2.5 毫米。表面淡黄色微带紫色，无毛。花萼裂片短三角形。开放者花冠上唇常不整齐，花柱下部多密被长柔毛。

均以花蕾初开，完整，色黄白，气香浓，无杂质者为佳。

【贮存常识】置阴凉干燥处，防潮，防蛀。

【性味功效】甘，寒。归肺、心、胃经。清热解毒，凉散风热。

【有效成分】本品含氯原酸、异氯原酸、木犀草素、忍冬苷。尚含挥发油、皂苷等。挥发油中主要成分为双花醇与芳樟醇

【药理作用】本品有广谱抗菌作用，如对金黄色葡萄球菌、溶血性链球菌、肺炎双球菌、百日咳杆菌、志贺痢疾杆菌、伤寒杆菌、副伤寒杆菌、霍乱弧菌、铜绿假单胞菌、大肠埃希菌、人型结核杆菌、脑膜炎双球菌，以及钩端螺旋体、皮肤真菌、流感病毒等，均有不同程度的抑制作用，抑菌的主要有效成分为绿原

酸及异绿原酸。此外还有抗癌、抗炎、降低血清胆固醇、利胆、抗早孕等作用。

【临床应用】用于痈肿疔疮、喉痹、丹毒、热毒血痢、风热感冒、温病发热。

（1）用于疮痈疔肿。本品有清热解毒、消散痈肿作用。治疮痈初起，红肿热痛，常配天花粉、白芷、防风等同用，如仙方活命饮；若疔疮疮形如粟，坚硬根深，常与紫花地丁、野菊花、蒲公英等配伍；治脱疽热毒内蕴，溃烂脓水淋漓，常配玄参、当归、甘草同用。

（2）用于外感风热，温病初起。本品药性甘寒，既善清肺经之邪以疏风透热，又泄心胃之热以清解热毒。治外感风热或温病初起，常配连翘、薄荷、牛蒡子等同用散。

（3）用于热毒血痢。本品有清热解毒、凉血止痢之效。治热毒血痢，大便脓血者，可单用或配伍白头翁、秦皮等同用。

此外，本品经蒸馏制成金银花露，有清解暑热作用，可用于暑热烦渴，以及小儿热疖、痱子等证。

现代临床报道有用于高脂血症、肿瘤放化疗口干症、癌症、预防上呼吸道感染、急性腹泻、慢性肠炎等疾患。

【用法用量】6～15克。外用 研末调敷。凉血止痢宜炒炭用。

【应用注意】脾胃虚寒及气虚疮疡脓清者忌服。

桑叶

本品为桑科植物桑的干燥叶。初霜后采收，除去杂质，晒干供药用。以江苏、浙江一带为多。本品出自《神农本草经》。

【性状及选购】本品多皱缩、破碎。完整者有柄，叶片展平后呈卵形或宽卵形，长8～15厘米，宽7～13厘米；先端渐尖，基部对形、圆形或心形，边缘有锯齿或钝锯齿，有的不规则分裂。上表面黄绿色或浅黄棕色，有的有小疣状突起；下表面颜色稍浅，叶脉突出，小脉网状，脉上被疏毛，脉基具簇毛。质脆。气微，味淡、微苦涩。

以叶大而肥、色黄橙者为佳。

【贮存常识】置干燥处。入容器内，置干燥处，防霉、防尘。

【性味功效】甘、苦，寒。归肺、肝经。疏散风热，清肺润燥，清肝明目。

【有效成分】叶含芸香苷、槲皮素、异槲皮苷、挥发油、延胡索酸、酒石酸、柠檬酸、维生素C、谷胱甘肽、叶酸、维生素B_1、维生素B_2、腺嘌呤、胆碱、胡芦巴碱等。

【药理作用】有解痉、抗病原微生物、抗炎、降血糖、降低血压作用，对动物动情子宫有兴奋作用，对鼠肠肌有抑制作用。桑叶还有降血脂、利尿作用。

【临床应用】用于风热感冒，肺热燥咳，头晕头痛，目赤昏花。

（1）用于风热感冒，以发热、咳嗽为主要症状。桑叶甘凉轻清，善清肺热及在表之风热。

（2）用于风热犯肺的肺热咳嗽，亦可配以润肺药治疗燥邪伤肺的咳嗽。

（3）用于风热引起的目赤涩痛，常配菊花、蝉蜕同用。亦可与黑芝麻制成丸，治疗肝阴不足，眼目昏花。

此外，本品甘寒，尚能凉血止血，还可用治血热妄行吐血、衄血之证，可单用，或配其他止血药同用。

【用法用量】5~9克。外用煎水洗眼。桑叶蜜炙能增强润肺止咳的作用，故肺燥咳嗽多用蜜炙桑叶。

【应用注意】叶性寒，不宜用于寒证。

◈ 荷叶

本品为睡莲科植物莲的干燥叶。夏、秋二季采收，晒至七、八成干时，除去叶柄，折成半圆形或折扇形，干燥供药用。

荷叶自古就是减肥的佳品，早在明代就有医书记载"荷叶减肥，令人瘦劣，"它以天然植物无副作用，见效快而颇负盛名。广东顺德人对荷香美食情有独钟，利用荷叶圆阔、稍厚而软、遍布网络的特点，用它包裹制作"糯米鸡"和"荷叶饭"，取得"饭包荷叶比花香"的效果。"荷叶米沙肉"、"荷香蒸鸡"、"荔荷炖大鸭"等都是顺德传统的夏令佳肴。

鲜嫩碧绿的荷叶，用开水略烫，再用凉水漂凉，用来包鸡、包肉，蒸后食之，其形态特殊，风味别致，是上等佳肴。采用上等大米，再加以虾肉、叉烧肉、鸭肉、鸡蛋、香菇等共同蒸煮，可制成荷叶饭。其味清香可口，能增进食欲。盛夏之时用鲜荷叶煮粥或煮茶食之，还能防止中暑。

【性状及选购】本品呈半圆形式或折扇形，展开后呈类圆形，直径20~50厘米，全缘或稍呈波状。上表面深绿色或黄绿色，较粗糙，下表面淡灰棕色，较光滑，有粗脉21~22条，自中心向四周射出；中心有突起的叶柄残基。质脆，易破碎。稍有清香气，味微苦。

【贮存常识】置通风干燥处，防蛀。

【性味功效】苦，平。归肝、脾、胃经。清热解暑，升发清阳，凉血止血。

【有效成分】本品含荷叶碱、去甲基荷叶碱、亚罂粟碱、番茄枝碱、莲苷、苹果酸、酒石酸、草酸、葡萄糖酸及琥珀酸、鞣酸等。

【药理作用】荷叶具有利尿通便、通肠毒、降脂除油、清暑解热等作用，能明显降低血清中甘油三醇和胆固醇含量。

【临床应用】用于暑热烦渴，暑湿泄泻，脾虚泄泻，血热吐衄，便血崩漏。荷叶炭收涩化瘀止血。用于多种出血症及产后血晕。

【用法用量】3～9克；鲜品15～30克；荷叶炭3～6克。

❀ 淡竹叶

本品为禾本科植物淡竹叶的干燥茎叶。夏季未抽花穗前采割，晒干。产于长江流域各省。鲜叶随时可采。本品始载于《本草纲目》。

【性状及选购】本品长25～75厘米。茎呈圆柱形，有节，表面淡黄绿色，断面中空。叶鞘开裂。叶片披针形，有的皱缩卷曲，长5～20厘米，宽1～3.5厘米；表面浅绿色或黄绿色。叶脉平行，具横行小脉，形成长方形的网格状，下表面尤为明显。体轻，质柔韧。气微，味淡。

以叶片大、质柔软、色青绿、不带根和花穗者为佳。

【贮存常识】置干燥处。

【性味功效】甘、淡，寒。归心、胃、小肠经。清热除烦，利尿。

【有效成分】本品含芦竹素、白茅素、β－谷甾醇、豆甾醇、菜油甾醇、蒲公英萜醇及氨基酸等。

【药理作用】本品有解热、利尿、抑菌等作用。

【临床应用】用于热病烦渴，小便赤涩淋痛，口舌生疮。

（1）用于口舌生疮、小便不利、灼热涩痛等证。本品长于清心与小肠经热，而利尿通淋，常与灯芯草、白茅根、海金沙等同用。

（2）用于热病心烦口渴之证。本品能清心泄热，除烦止渴。可与麦冬、芦根、天花粉等同用。

现代常用于治疗病毒性心肌炎、痤疮、漆疮等等。

【用法用量】6～9克。

【应用注意】孕妇勿服。

❀ 菊花

本品为菊科植物菊的干燥头状花序。9～11月花盛开时分批采收，阴干或焙干，或熏、蒸后晒干供药用。药材按产地和加工方法不同，分为"亳菊"、"滁菊"、"贡菊"、"杭菊"等。菊花原产于我国，栽培历史悠久《礼记》中有"季秋之月，鞠有黄华"的记载。晋人傅玄，亦曾作赋称菊花"服之者长寿，食之者通神。"宋代大文豪苏东坡，甚至一年四季都在食菊，他春食苗，夏食叶，秋食花，冬食根。

【性状及选购】亳菊 呈倒圆锥形或圆筒形，有时稍压扁呈扇形，直径1.5～3

厘米，离散。总苞碟状；总苞片3~4层，卵形或椭圆形，草质，黄绿色或褐绿色，外面被柔毛，边缘膜质。花托半球形，无托片或托毛。舌状花数层，雌性，位于外围，类白色，劲直，上举，纵向折缩，散生金黄色腺点；管状花多数，两性，位于中央，为舌状花所隐藏，黄色，顶端5齿裂。瘦果不发育，无冠毛。体轻，质柔润，干时松脆。气清香，味甘、微苦。

滁菊：呈不规则球形或扁球形，直径1.5~2.5厘米。舌状花尖白色，不规则扭曲，内卷，边缘皱缩，有时可见淡褐色腺点；管状花大多隐藏。

贡菊：呈扁球形或不规则球形，直径1.5~2.5厘米。舌状花白色或类白色，斜升，上部反折，边缘稍内卷而皱缩，通常无腺点；管状花少，外露。

杭菊：呈碟形或扁球形，直径2.5~4厘米，常数个相连成片。舌状花类白色或黄色，平展或微折叠，彼此粘连，通常无腺点；管状花多数，外露。

均以花序完整、干燥、不散瓣、无梗叶、香气浓郁者为佳。

【贮存常识】置阴凉干燥处，密闭保存，防霉，防蛀。本品易霉蛀，30℃以下保存，夏秋要勤检查，如有霉蛀，宜烘房内烘干，不宜烈日下暴晒，以防散瓣变色。

【性味功效】甘、苦，微寒。归肺、肝经。散风清热，平肝明目。

【有效成分】花和茎含挥发油，并有腺嘌呤、胆碱、水苏碱等。花又含菊苷、氨基酸、黄酮类及微量维生素B_1。挥发油主要含龙脑、樟脑、菊油环酮等。

【药理作用】本品扩张冠脉，增加冠脉流量，降低血压，抑制局部毛细血管通透性。此外还有解热、抑菌等。

【临床应用】用于风热感冒，头痛眩晕，目赤肿痛，眼目昏花。

（1）用于风热感冒，发热头痛。本品体轻达表，气清上浮，微寒清热，长于疏散风热，故常用治风热感冒，或温病初起，温邪犯肺，发热、头痛、咳嗽等症，每与桑叶、连翘、薄荷、桔梗等同用，如桑菊饮。

（2）用于目赤昏花。本品功善疏风清热，清肝泻火，兼能益阴明目，故可用治肝经风热，或肝火上攻所致目赤肿痛，多与桑叶、决明子、龙胆草、夏枯草等同用，共奏疏风清肝明目之效。

（3）用于眩晕惊风。本品性寒入肝经，能清热平肝，故与石决明、珍珠母、牛膝等同用，可用治肝阳上亢，头痛眩晕；配羚羊角、钩藤、白芍等同用，可用治痉厥抽搐实肝风证，如羚角钩藤汤。

（4）用于疔疮肿毒。本品甘寒益阴，清热解毒，尤善解疔毒，故可用治疔疮肿毒，常配金银花、生甘草同用，如甘菊汤。

现代有用于治疗高血压、动脉硬化、冠心病等。

【用法用量】5~9克。内服 煎汤，泡茶或入丸、散。

【应用注意】凡阳虚或头痛而恶寒者均忌用。痰湿型、血瘀型高血压患者不宜用菊花。

◆ 槐花

本品为豆科植物槐的干燥花及花蕾。夏季花开放或花蕾形成时采收，及时干燥，除去枝、梗及杂质。前者习称"槐花"，后者习称"槐米"。我国大部地区有分布。我国大部分地区多有生产。而以河北、山东、河南、江苏、广东、广西、辽宁等地为主产区。

【性状及选购】槐花　本品皱缩而卷曲，花瓣多散落。完整者花萼钟状，黄绿色，先端5浅裂；花瓣5，黄色或黄白色，1片较大，近圆形，先端微凹，其余4片长圆形。雄蕊10，其中9个基部连合，花丝细长。雌蕊圆柱形，弯曲。体轻。无臭，味微苦。

以花初开、干燥、色浅黄、无破碎、无梗叶杂质者为佳。

槐米　呈卵形或椭圆形，长2~6毫米，直径约2毫米。花萼下部有数条纵纹。萼的上方为黄白色未开放的花瓣。花梗细小。体轻，手捻即碎。无臭，味微苦涩。

以花蕾幼小如米、色黄绿、干燥、无杂质者为佳。

【贮存常识】置干燥处，防潮，防蛀。炒制时注意火候，不宜过急。

【性味功效】苦，微寒。归肝、大肠经。凉血止血，清肝泻火。

【有效成分】槐花含有丰富的蛋白质、脂肪、多种维生素和矿物质。另从花蕾中得槐花米甲素、乙素和丙素。

【药理作用】本品有止血、兴奋心脏、改善心肌循环、降压、抗炎、预防动脉硬化等作用。

【临床应用】用于便血，痔血，血痢，崩漏，吐血，衄血，肝热目赤，头痛眩晕。

（1）用于痔血、便血、血痢。

（2）用于肝热目赤头昏，可配夏枯草、野菊花。

现代有用于治高血压，证属肝阳上亢者。并用于预防脑卒中。

【用法用量】5~9克。外用　煎水熏洗或研末撒。

【应用注意】脾胃虚寒者慎服。槐花可引起过敏反应，曾报道1例小儿口含槐花后出现发热，颜面、颈及四肢皮肤潮红，有散在皮疹及水泡。另外，临床上有少数患者服用常规用量的槐花后，可出现腹泻、恶心以及腹部不适。本品寒凉，凡脾胃虚寒的便血以及其他属寒证的出血不宜使用。

❂ 蒲黄

本品为香蒲科植物水浊香蒲、东方香蒲或同属植物的干燥花粉。夏季采收蒲棒上部的黄色雄花序，晒干后碾轧，筛取花粉。剪取雄花后，晒干，成为带有雄花的花粉，即为草蒲黄。全国大部分地区多有生产。本品始载于《神农本草经》，被列为上品。

【性状及选购】本品为黄色粉末。体轻，放水中则飘浮水面。手捻有滑腻感，易附着手指上。气微，味淡。

均以粉细、体轻、纯净、色鲜黄、滑腻感强者为佳。

【贮存常识】置通风干燥处，防潮，防蛀。

【性味功效】甘，平。归肝、心包经。止血，化瘀，通淋。

【有效成分】本品含异鼠李素苷、廿五烷、挥发油及脂肪油等。此外尚含棕榈酸、硬脂酸及油酸的甘油醇。

【药理作用】本品具有镇痛、抗凝促凝（促进血液循环、降低血脂、防止动脉硬化）、保护高脂血症所致的血管内皮损伤、兴奋收缩子宫、增强免疫力等作用，还有促进肠蠕动、抗炎、抗低压低氧、抗微生物等药理作用。

【临床应用】用于吐血，衄血，咯血，崩漏，外伤出血，经闭痛经，脘腹刺痛，跌扑肿痛，血淋涩痛。

（1）可用于咯血、吐血、尿血、便血、崩漏及外伤等多种出血证。

（2）用于血分瘀滞心腹诸痛及痛经、产后瘀阻腹痛等证。此外，生用还能利尿，用于血淋涩痛。

现代有用于治疗淋证、疟腮、痔疮肿痛、婴儿湿疹、肝炎等多种疾病。

【用法用量】5~9克，包煎。外用适量，敷患处。

【应用注意】孕妇慎用。凡劳伤发热，阴虚内热、无血瘀者不宜使用。

❂ 马齿苋

本品为马齿苋科植物马齿苋的干燥地上部分。夏、秋二季采收，除去残根及杂质，洗净，略蒸或烫后晒干供药用。我国大部分地区都有分布，全国各地均产。又名马踏菜、马齿菜、五行草、长命菜、长寿菜等。民间有"莫要小看马齿苋，防治泻痢真灵验"的说法。

【性状及选购】本品多皱缩卷曲，常结成团。茎圆柱形，长可达30厘米，直径0.1~0.2厘米，表面黄褐色，有明显纵沟纹。叶对生或互生，易破碎，完整叶片倒卵形，长1~2.5厘米，宽0.5~1.5厘米；绿褐色，先端钝平或微缺，全缘。花小，3~5朵生于枝端，花瓣5，黄色。蒴果圆锥形，长约5毫米，内含多数细小种子。气微，味微酸。

以肥壮、酸味浓、无杂质者为佳。

【贮存常识】置通风干燥处，防潮。

【性味功效】酸，寒。归肝、大肠经。清热解毒，凉血止血。

【有效成分】全草含大量去甲基肾上腺素和多量钾盐。此外，尚含二羟基苯乙胺、二羟基苯丙氨酸、苹果酸、柠檬酸、谷氨酸、天冬氨酸、丙氨酸及蔗糖、葡萄糖、果糖等。全草尚含生物碱、香豆精类、黄酮类、强心苷和蒽醌苷。地上部分还含维生素 E，叶中含黏液质。

【药理作用】本品有抗菌、抗肿瘤、兴奋动物的子宫平滑肌、强心、抗氧化、调血脂、抗动脉粥样硬化、降血糖等作用。

【临床应用】用于热毒血痢，痈肿疔疮，湿疹，丹毒，蛇虫咬伤，便血，痔血，崩漏下血。

（1）用于湿热下痢。本品性寒质滑，酸能收敛，入大肠经，具有清热解毒，凉血止痢之功，为治痢疾的常用药物。可单用水煎服，或用鲜品捣汁入蜜调服，亦可与黄芩，黄连同用。

（2）用于热毒疮疡。本品具有清热解毒，凉血消肿之功，故可用于痈肿疮毒，可单用本品煎汤内服、外洗，或以鲜品捣烂外敷，也可与其他清热解毒药配用。

（3）用于崩漏便血。本品微寒，入肝经，又有清热凉血止血之效。治血热妄行，崩漏下血，可单用捣汁或作针剂用，有明显的收缩子宫止血作用，用治大肠风热便血痔血，可单用，也可配伍地榆、槐角、凤尾草同用。

现代有用于治疗局限性皮肤瘙痒症、急性阑尾炎、淋病等。

【用法用量】9～15 克，鲜品 30～60 克；或捣汁饮，外用 捣敷、烧灰研末调敷或煎水洗。

【使用注意】脾胃虚寒，肠滑作泄者忌用。马齿苋味酸不宜久煮。

❀ 罗布麻

本品为夹竹桃科植物罗布麻的干燥叶。夏季采收，除去杂质，干燥。又名红麻，是生长在盐碱沙荒地区的野生植物。我国罗布麻的资源非常丰富，用罗布麻叶作茶饮及药用有悠久的历史。

【性状及选购】本品多皱缩卷曲，有的破碎，完整叶片展平后呈椭圆状披针形或卵圆状披针形，长2～5 厘米，宽0.5～2 厘米，淡绿色或灰绿色，先端钝，有小芒尖，基部钝圆或楔形，边缘具细齿，常反卷，两面无毛，叶脉于下表面突起；叶柄细，长约4 毫米。质脆。气微，味淡。

以质嫩、色绿、植株完整，干燥、无泥沙等杂质者为佳。

【贮存常识】置阴凉干燥处。

【性味功效】甘、苦，凉。归肝经。平肝安神，清热利水。

【有效成分】主含黄酮类化合物。尚含正二十九烷、正卅一烷、d－儿茶素、蒽醌、蔗糖、谷氨酸、丙氨酸、缬氨酸、氯化钾。

【药理作用】对心血管系统，罗布麻对明显的正性肌力作用，能使冠脉血流量增加。血压明显降低，此外，还有降血脂、镇静、镇痛作用，抗惊厥、利尿、抗衰老、抗辐射损伤、抗超氧阴离子自由基作用，抗突变、抗癌作用、祛痰平喘作用、增强免疫功能。

【临床应用】用于肝阳眩晕，心悸失眠，浮肿尿少；高血压，神经衰弱，肾炎浮肿。

（1）用于肝火亢盛，肝阳上亢所致的头痛眩晕，烦躁失眠。可单用本品煎服或用开水泡服，也可配伍其他平肝潜阳药。

（2）用于治湿热蕴结，水肿胀满，小便不利。

现代用于治心脏病，高血压，肝炎，腹胀，肾炎，水肿、心力衰竭、高脂血症，神经衰弱、脑震荡后遗症、心悸失眠、高血压等。

【用法用量】内服，煎汤，6～12克；或泡茶饮。

【使用注意】1～2周内用过洋地黄者不宜应用本品；心动过缓或传导阻滞时慎用。口服罗布麻煎剂、流浸膏可出现恶心、呕吐、腹泻、上腹部不适，亦可出现心动过缓和期前收缩。个别出现气喘或肝痛。吸罗布麻纸烟时可出现头晕、呛咳、恶心、失眠等不良反应。应用本品出现中毒症状严重者可见心律失常、患者极度虚弱、谵语、神志昏迷甚至死亡。

◈ 鱼腥草

本品为三白草科植物蕺菜的干燥地上部分。夏季茎叶茂盛花穗多时采割，除去杂质，晒干供药用。鱼腥草又名蕺菜、蕺儿根、摘儿根等，为三白草科多年生草本，因其茎叶搓碎后有鱼腥味，故名鱼腥草。其特异气味主要来源于鱼腥草挥发油中的一种有效成分——鱼腥草素（癸酰乙醛）。鱼腥草广泛分布在我国南方各省区，西北、华北部分地区及西藏也有分布，常生长在背阴山坡、村边田埂、河畔溪边及湿地草丛中。

【性状及选购】本品茎呈扁圆柱形，扭曲，长20～35厘米，直径0.2～0.3厘米；表面棕黄色，具纵棱数条，节明显，下部节上有残存须根；质脆，易折断。叶互生，叶片卷折皱缩，展平后呈心形，长3～5厘米，宽3～4.5厘米；先端渐尖，全缘；上表面暗黄绿色至暗棕色，下表面灰绿色或灰棕色；叶柄细长，基部与托叶合生成鞘状。穗状花序顶生，黄棕色。搓碎有鱼腥气，味微涩。

以叶多、色红、有花穗、鱼腥气浓者为佳。

【贮存常识】置干燥处。

【性味功效】辛，微寒。归肺经。清热解毒，消痈排脓，利尿通淋。

【有效成分】地上部分含挥发油，内含抗菌有效成分癸酰乙醛、月桂醛、α－派烯和芳樟醇，前两者都有特异臭气。

【药理作用】鱼腥草对卡他球菌、流感杆菌、肺炎球菌、金黄色葡萄球菌均有明显的抑制作用，能延缓小白鼠实验性结核病变的发展，延长小白鼠的寿命；能促使毛细血管扩张，增加血流量，增加尿液分泌，还有止痛止血，促进机体组织再生和抗辐射等作用。

【临床应用】用于肺痈吐脓，痰热喘咳，热痢，热淋，痈肿疮毒。

（1）用于肺痈，痰热壅滞，咳吐脓血，以及百日咳等病症。鱼腥草清热解毒的作用颇佳。

（2）用于各种实热性的痈毒肿痛等症。可单味煎汤内服，也可捣烂外敷。所以有化妆品采用为主要成分，算是有根有据，理应有效。

临床报道广泛用于治疗肺炎、咯血、上呼吸道感染、慢性支气管炎、百日咳、流感、肺脓肿、癌性胸腔积液、感冒发热、肺癌、宫颈糜烂、化脓性关节炎、习惯性便秘、急性细菌性痢疾、急性黄疸性肝炎、肾病综合征、单纯疱疹性角膜炎、鼻炎、化脓性中耳炎、流行性腮腺炎、丘疹状荨麻疹、慢性咽炎、肛肠病、前列腺炎、红斑狼疮、血管瘤、预防钩端螺旋体病等。

【用法用量】15～25克，不宜久煎；鲜品用量加倍，水煎或捣汁服。外用适量，捣敷或煎汤熏洗患处。

【应用注意】虚寒症忌服。

◆ 绞股蓝

本品为葫芦科植物绞股蓝的根状茎或全草。又名小苦药，公罗锅底，遍地生根。分布在长江流域以南各省及陕西南部，是工业原料药。在南方、陕西、山东、北京等也有种植。绞股蓝以全草供药食兼用，是我国医药宝库中的一枝奇葩，明清的医学典籍中均有过记载。绞股蓝之名始载于明代《救荒本草》中，当时不作药用，只作为救荒的野菜食物。我国民间应用绞股蓝益寿强身历史悠久，日本民间则有用之当茶饮的习俗，称之为"甘茶蔓"。有"南方人参"之称。

【性味功效】味苦，性寒，无毒。消炎解毒，止咳祛痰。

【有效成分】绞股蓝含皂苷成分，结构是达玛烷型结构，还含有黄酮类化合物及有机酸，含有14种氨基酸，其中6种为人体必需氨基酸；5种是人体必需微量元素铜、钙、锌、铁、铅等。茎、叶中含有果糖、葡萄糖、半乳糖和低聚糖。

【药理作用】绞股蓝具有降血脂、降血压、增加冠状动脉和脑血流量、抗衰老、增强免疫、护肝、镇静止痛、抗溃疡等作用。

【临床应用】适用于痰浊壅肺所致的咳嗽、气喘、胸闷；脾虚气滞所致的胃脘疼痛，嗳气吞酸；气虚血瘀和脉络瘀阻所致的胸闷心痛；气阴两虚所致的消渴、形瘦、乏力；肝郁湿阻所致的胁肋胀痛等症。现代临床常用于慢性气管炎，支气管扩张，结核性胸膜炎，冠心病心绞痛，心肌梗死，缺血性脑卒中，脑出血后遗症，心肌炎，胆囊炎和胆石症，慢性肝炎和血管性头痛等病症。对防治动脉硬化、高血压、冠心病、脑卒中、糖尿病、肥胖症、慢性肝炎、慢性萎缩性胃炎、慢性胆囊炎、溃疡病、支气管炎等多种疾病有较显著疗效。

【用法用量】内服：研末，每次 10～15 克。

◈ 紫苏

本品为唇形科植物紫苏的干燥叶（或带嫩枝）。夏季枝叶茂盛时采收，除去杂质，晒干供药用。因其叶正反两面呈紫色，故名紫苏。又因芳香异常，故又有香苏别称。《本草汇言》言"紫苏散寒气、清肺气、宽中气、安胎气、下结气、化痰气，乃治气之神药也。"李时珍在《本草纲目》中说"紫苏嫩时采叶，和蔬配之，或盐及梅卤作范食甚香，夏月作熟汤饮之"。

【性状及选购】本品叶片多皱缩卷曲、碎破，完整者展平后呈卵圆形，长4～11厘米，宽2.5～9厘米。先端长尖或急尖，基部圆形或宽楔形，边缘具圆锯齿。两面紫色或上表面绿色，下表面紫色，疏生灰白色毛，下表面有多数凹点状的腺鳞。叶柄长2～7厘米，紫色或紫绿色。质脆。带嫩枝者，枝的直径2～5毫米，紫绿色，断面中部有髓。气清香，味微辛。

以紫棕色、分枝少、香气浓者为佳。

【贮存常识】置阴凉干燥处。

【性味功效】辛，温。归肺、脾经。解表散寒，行气和胃。发表散寒，行气宽中，解鱼蟹毒。

【有效成分】紫苏全草含挥发油约0.5%，内含紫苏醛、L－柠檬烯、α－蒎烯等。还含精氨酸、矢车菊素，叶的挥发油中含异白苏烯酮等。紫苏中尚含铜、铬、锌、镍、铁等11种无机元素。

【药理作用】本品有抗菌、解热、止血等作用。

【临床应用】用于风寒感冒，咳嗽呕恶，妊娠呕吐，鱼蟹中毒。

（1）用于感冒风寒，发热恶寒头痛鼻塞，兼见咳嗽或胸闷不舒者。本品能发散表寒开宣肺气。

（2）用于脾胃气滞，胸闷，呕吐之症。本品具行气宽中，和胃止呕功效。用于妊娠呕吐，胸腹满闷，常与陈皮、砂仁配伍。

（3）用于进食鱼蟹而引起的腹痛、吐泻，单用或配生姜等。

现代有用于治疗寻常疣、子宫出血等。

【用法用量】 5~9克。

【应用注意】 气虚或汗多者少用之。

◈ 薄荷

本品为唇形科植物薄荷的干燥地上部分。夏、秋二季茎叶茂盛或花开至三轮时，选晴天，分次采割，晒干或阴干供药用。分布华北、华东、华南、化中及西南各地。

【性状及选购】 本品茎呈方柱形，有对生分枝，长15~40厘米，直径0.2~0.4厘米；表面紫棕色或淡绿色，棱角处具茸毛，节间长2~5厘米；质脆，断面白色，髓部中空。叶对生，有短柄；叶片皱缩卷曲，完整者展平后呈宽披针形、长椭圆形或卵形，长2~7厘米，宽1~3厘米；上表面深绿色，下表面灰绿色，稀被茸毛，有凹点状腺鳞。轮伞花序腋生，花萼钟状，先端5齿裂，花冠淡紫色。揉搓后有特殊清凉香气，味辛凉。

以叶多而肥、色绿、无根、干燥、香气浓者为佳。

【贮存常识】 放30℃以下阴凉干燥处，防止挥发性成分走失，防受潮发霉。

【性味功效】 辛，凉。归肺、肝经。宣散风热。清头目，透疹。

【有效成分】 薄荷鲜叶中约含挥发油0.8%~1.0%，其中主要成分为薄荷醇和薄荷酮，还有多种黄酮类化合物。

【药理作用】 本品有抗菌、抗病毒、驱蛔虫、解热、健胃、利胆、抗早孕等作用。外用能使黏膜血管收缩，感觉神经麻痹而产生清凉感及止痛、止痒作用。

【临床应用】 用于风热感冒，风温初起，头痛，目赤，喉痹，口疮，风疹，麻疹，胸胁胀闷。

（1）用于风热感冒，温病初起。本品辛以发散，凉以清热，清轻凉散，为疏散风热常用之品，故可用治风热感冒或温病初起，邪在卫分，头痛、发热、微恶风寒者，常配银花、连翘、牛蒡子、荆芥等同用，如银翘散。

（2）用于头痛目赤，咽喉肿痛。本品轻扬升浮、芳香通窍，功善疏散上焦风热，清头目、利咽喉。

（3）用于麻疹不透，风疹瘙痒。本品质轻宣散，有疏散风热，宣毒透疹之功。

（4）用于肝郁气滞，胸闷胁痛。本品兼入肝经，能疏肝解郁，常配合柴胡、白芍、当归等疏肝理气调经之品，治疗肝郁气滞，胸胁胀痛，月经不调，如逍遥散。

此外，本品芳香辟秽，还可用治夏令感受暑湿秽浊之气，所致痧胀腹痛吐泻等症，常配藿香、佩兰、白扁豆等同用。

现代还用于治疗慢性荨麻疹、急性乳腺炎、急性结膜炎等。

【用法用量】3～6克，入煎剂宜后下。外用：捣汁或煎汁涂。内服：浸酒或炙黄研末。

【应用注意】因含挥发油，故不宜久煎。其芳香辛散能耗气发汗，故气虚血燥、肝阳偏亢、表虚自汗均不宜用。阴虚血燥，肝阳偏亢，表虚汗多者忌服。薄荷含有薄荷醇，故服用过量可引起中毒反应。表现为头痛、恶心呕吐、大汗、腹痛腹泻、口渴、四肢麻木，甚则昏迷，心率缓慢、血压下降。按常规量服用薄荷，未见中毒报道。

◈ 牡丹皮

本品为毛茛科植物牡丹的干燥根皮。秋季采挖根部，除去细根，剥取根皮，晒干供药用。主产安徽、四川、甘肃、陕西、湖北等地。本品最早载于《神农本草经》，列为中品。本品清热凉血，又活血散瘀，有凉血而不留瘀之特点，并清中有透，能入阴分而清虚热，为无汗骨蒸之佳品。

【性状及选购】呈筒状或半圆筒状块片，有纵剖开的裂缝，向内卷曲或略外翻，长5～20厘米，直径0.5～1.4厘米，皮厚约1～4毫米。外表面灰褐色或黄褐色，有多数略凹陷的横长皮孔痕及细根痕，栓皮脱落处淡红棕色。内表面淡灰黄色或浅棕色，有细纵纹，常有发亮的结晶（光照或放大镜下明显）。质硬脆，折断面较平坦，粉性，灰白至粉红色。有特殊香气，味微苦而涩，有麻舌感。

以条粗长、皮厚、无木心、断面色白、粉性足、结晶多、香气浓者为佳。

【贮存常识】置阴凉干燥处。

【性味功效】苦、辛，微寒。归心、肝、肾经。清热凉血，活血化瘀。

【有效成分】主含丹皮酚、牡丹酚原苷、牡丹酚新苷等。尚含芍药苷、氧化芍药苷、没食子酸、挥发油及植物甾醇等。

【药理作用】本品具有抗菌、降压、降低心排血量、降低心肌耗氧量、抗血小板聚集、抗过敏、抗炎、镇痛、镇静、解热、利尿等作用。

【临床应用】用于温毒发斑，吐血、衄血，夜热早凉，无汗骨蒸，经闭痛经，痈肿疮毒，跌打伤痛等。

（1）用于温热病热入营血之身发斑疹，及血热妄行之吐血、衄血。本品能清热凉血，以去血分郁热而收斑、止血，常与生地黄、赤芍等药同用。

（2）用于温病伤阴，夜热早凉及阴虚内热、骨蒸潮热等证。常配生地、鳖甲等同用。

（3）用于经闭痛经，跌打损伤，癥瘕等症。本品味辛行血，能活血通经、散瘀止痛。治瘀滞经闭、痛经，常配丹参、当归等活血调经药。治于跌打损伤，常配乳香、没药等活血止痛药。治癥瘕积聚，常与桂枝、茯苓等配伍，如桂枝茯苓丸。

（4）用于疮痈及肠痈。本品善凉血消痈，治外痈，多与金银花、蒲公英等清热解毒药同用；治肠痈初起，常与大黄、桃仁等配伍。

现代临床用于过敏性鼻炎等。

【用法用量】6～12克。

【应用注意】血虚有寒，孕妇及月经过多者慎用。

鹿茸

本品为鹿科动物梅花鹿或马鹿的雄鹿未骨化密生茸毛的幼角。前者习称"花鹿茸"，后者习称"马鹿茸"。夏、秋二季锯取鹿茸，经加工后，阴干或烘干供药用。花鹿茸主产于吉林、辽宁、河北等地。东马鹿茸主产于黑龙江、吉林，西马鹿茸主产于内蒙古、新疆、青海等地。我国是最早将鹿茸作为药用的国家，至今已有两千年的使用历史。鹿茸之名始载于《神农本草经》，列为中品。

【性状及选购】

花鹿茸：呈圆柱状分枝，具一个分枝者习称"二杠"，主枝习称"大挺"，长17～20厘米，锯口直径4～5厘米，离锯口约1厘米处分出侧枝，习称"门庄"，长9～15厘米，直径较大挺略细。外皮红棕色或棕色，多光润，表面密生红黄色或棕黄色细茸毛，上端较密，下端较疏；分岔间具1条灰黑色筋脉，皮茸紧贴。锯口黄白色，外围无骨质，中部密布细孔。体轻。气微腥，味微咸。具二个分枝者，习称"三岔"，大挺长23～33厘米，直径较二杠细，略呈弓形，微扁，枝端略尖，下部多有纵棱筋及突起疙瘩；皮红黄色，茸毛较稀而粗。花鹿茸以粗壮、主枝圆、顶端丰满、质嫩、毛细、皮色红棕、有油润光泽者为佳。

二茬茸：与头茬茸相似，但挺长而不圆或下粗上细，下部有纵棱筋。皮灰黄色，茸毛较粗糙，锯口外转多已骨化。体较重。无腥气。

马鹿茸：较花鹿茸粗大，分枝较多，侧枝一个者习称"单门"，二个者习称"莲花"，三个者习称"三岔"，四个者习称"四岔"或更多。按产地分为"东马鹿茸"和"西马鹿茸"。

东马鹿茸："单门"大挺长25～27厘米，直径约3厘米。外皮灰黑色，茸毛灰褐色或灰黄色，锯口面外皮较厚，灰黑色，中部密布细孔，质嫩；"莲花"大挺长可达33厘米，下部有棱筋，锯口面蜂窝状小孔稍大；"三岔"皮色深，质较老；"四岔"茸毛粗而稀，大挺下部具棱筋及疙瘩，分枝顶端多无毛，习称"捻头"。

西马鹿茸：大挺多不圆，顶端圆扁不一，长 30～100 厘米。表面有棱，多抽缩干瘪，分枝较长且弯曲，茸毛粗长，灰色或黑灰色。锯口色较深，常见骨质。气腥臭，味咸。

马鹿茸以饱满、体轻、毛色灰褐、下部无棱线者为佳。

【贮存常识】 置阴凉干燥处，密闭，防蛀。

【性味功效】 甘、咸，温。归肾、肝经。壮肾阳，益精血，强筋骨，调冲任，托疮毒。

【有效成分】 本品主含氨基酸，含量达 50.13%，以甘氨酸、谷氨酸和脯氨酸的含量最高，尚含胆甾醇类、脂肪酸类、多胺类。尚含硫酸软骨素 A、脑素、雌酮、雌二醇等多种前列腺素及 26 种微量元素。

【药理作用】 本品有强壮及提高免疫功能作用，可提高机体工作能力，减缓疲劳，改善睡眠，促进病后恢复及年老体弱者的健康。此外还有镇静、益智、强心、改善体内微循环、抗脂质过氧化作用、促进溃疡和伤口愈合等作用。

【临床应用】 用于阳痿滑精，宫冷不孕，羸瘦，神疲，畏寒，眩晕耳鸣耳聋，腰脊冷痛，筋骨痿软，崩漏带下，阴疽不敛。

（1）用于肾阳不足，精血亏虚之畏寒肢冷、阳痿早泄、宫冷不孕、小便频数、腰膝酸病、头晕耳聋、精神疲乏等证。可以单用研末服，也可配伍人参、熟地、枸杞子等补气养血益精药同用，以增强疗效。

（2）用于精血不足，筋骨无力或小儿发育不良、骨软行迟、囟门不合等证。本品能补益肝肾精血，有强筋骨的功效。多配伍熟地、山药、山萸肉等同用，如加味地黄丸。

（3）用于妇女冲任虚寒，带脉不固，崩漏不止、带下过多。本品能调理冲任，固摄带脉，可用治崩漏带下属于虚寒者。

此外，还可用于疮疡久溃不敛、阴疽内陷不起等证，有温补内托的功效。

【用法用量】 1～2 克，研末冲服。

【应用注意】 患有高血压、肾炎、肝炎以及中医所说的阴虚火旺、肝阳上亢者，均不宜服用鹿茸或含鹿茸的制剂。

🌸 石决明

本品为鲍科动物杂色鲍、皱纹盘鲍、羊鲍、澳洲鲍、耳鲍或白鲍等的贝壳。夏秋季捕取，去肉后，洗净，除去杂质，晒干，打碎生用或煅用。分布我国东海和南海，主产于广东、福建、山东及海南等省沿海地区。始载于《名医别录》，《医学衷中参西录》记载"味微咸，性微凉，为凉肝镇肝之要药。肝开窍于目，是以其性善明目。"

【性状及选购】

(1) 杂色鲍：呈长卵圆形，内面观略呈耳形，长 7 ~ 9 厘米，宽 5 ~ 6 厘米，高约 2 厘米。表面暗红色，有多数不规则的螺肋和细密生长线，螺旋部小，体螺部大，从螺旋部顶处开始向右排列有 20 多个疣状突起，末端 6 ~ 9 个开孔，孔口与壳面平。内面光滑，具珍珠样彩色光泽。壳较厚，质坚硬，不易破碎。无臭，味微咸。

(2) 皱纹盘鲍：呈长椭圆形，长 8 ~ 12 厘米，宽 6 ~ 8 厘米，高 2 ~ 3 厘米。表面灰棕色，有多数粗糙而不规则的皱纹，生长线明显，常有苔藓类或石灰虫等附着物，末端 4 ~ 5 个开孔，孔口突出壳面，壳较薄。

(3) 羊鲍：近圆形，长 4 ~ 8 厘米，宽 2.5 ~ 6 厘米，高 0.8 ~ 2 厘米。壳顶位于近中部而高于壳面，螺旋部与体螺部各占 1/2，从螺旋部边缘有 2 行整齐的突起，尤以上部较为明显，末端 4 ~ 5 个开孔，呈管状。

(4) 澳洲鲍：呈扁平卵圆形，长 13 ~ 17 厘米，宽 11 ~ 14 厘米，高 3.5 ~ 6 厘米。表面砖红色，螺旋部约为壳面的 1/2，螺肋和生长线呈波状隆起，疣状突起 30 余个，末端 7 ~ 9 个开孔，孔口突出壳面。

(5) 耳鲍：狭长，略扭曲，呈耳状，长 5 ~ 8 厘米，宽 2.5 ~ 3.5 厘米，高约 1 厘米。表面光滑，具翠绿色、紫色及褐色等多种颜色形成的斑纹，螺旋部小，体螺部大，末端 5 ~ 7 个开孔，孔口与壳平，多为椭圆形，壳薄，质较脆。

(6) 白鲍：呈卵圆形，长 11 ~ 14 厘米，宽 8.5 ~ 11 厘米，高 3 ~ 6.5 厘米。表面砖红色，光滑，壳顶高于壳面，生长线颇为明显，螺旋部约为壳面的 1/3，疣状突起 30 余个，末端 9 个开孔，孔口与壳平。

【贮存常识】置干燥处。

【性味归经】咸，寒。归肝经。平肝潜阳，清肝明目。

【有效成分】主含碳酸钙（90% 以上）、胆素、壳角质及多种氨基酸。尚含少量镁、铁、硅酸盐、磷酸盐、氯化物和极微量的碘。煅烧后碳酸盐分解，产生氧化钙，氨基酸等有机质则破坏。

【药理作用】本品能中和胃酸，并有解热、镇静、解痉、消炎、止血、护肝、降血压、提高耐缺氧能力等作用。

【临床应用】用于头痛眩晕，目赤翳障，视物昏花，青盲雀目。

(1) 用于肝阳上亢，头晕目眩。本品专入肝经，具有平肝阳、清肝热之功，为凉肝、镇肝之要药。治肝肾阴虚，肝阳眩晕者，常配伍生地黄、白芍、牡蛎等养阴平肝药。

(2) 用于目赤翳障，视物昏花，青盲雀目。本品清肝火而明目退翳，为治目疾之常用药。治疗肝火上炎目赤肿痛，可与决明子、菊花等配伍；治疗风热目赤、翳膜遮睛，可与蝉蜕、菊花等同用。

现代临床报道有用于胃酸过多及高血压等。

【用法用量】15～30克。打碎先煎。

【应用注意】脾胃虚寒者慎用。

◈ 牡蛎

本品为牡蛎科动物长牡蛎、大连湾牡蛎或近江牡蛎的贝壳。全年均可采收，去肉，洗净，晒干供药用。宋人苏颂《本草图经》中曾描述"（牡蛎）今海旁皆有之，而南海闽中及通泰间尤多……初生海边才如拳石，四面见长有一二丈者，嶄岩如山，每一房内有蚝肉一块，肉之大小随房所生，大房如马蹄，小者如人指面，每潮来则诸房皆开，有小虫入，则合之以充饥。海人取之，皆凿房以烈火逼开之，挑取其肉。"

在国外，牡蛎被认为是"海族中的最高贵者"，古罗马人曾把它誉为"海上美味——圣鱼"，因其含有多种微量元素，又能增强儿童的智力发育，故又有"益智海鲜"的美称，有的地方甚至将其称为"海底牛奶"。此外，牡蛎在西方人眼中是惟一能够生吃的贝类。

【性状及选购】长牡蛎　呈长片状，背腹缘几平行，长10～50厘米，高4～15厘米。右壳较小，鲜片坚厚，层状或层纹状排列，壳外面平坦或具数个凹陷，淡紫色、灰白色或黄褐色，内面瓷白色，壳顶二侧无小齿。左壳凹下很深，鳞片较右壳粗大，壳顶附着面小。质硬，断面层状，洁白。无臭，味微咸。

大连湾牡蛎　呈类三角形，背腹缘呈八字形，右壳外面淡黄色，具疏松的同心鳞片，鳞片起伏成波浪状，内面白色。左壳同心鳞片坚厚，自壳顶部放射助数个，明显，内面凹下呈盒状，铰合面小。

近江牡蛎　呈圆形、卵圆形或三角形等。右壳外面稍不平，有灰、紫、棕、黄等色，环生同心鳞片，幼体者鳞片薄而脆，多年生长后鳞片层层相叠，内面白色，边缘有时淡紫色。

以个大、匀整、洁净、干燥者为佳。

【贮存常识】置干燥处。

【性味功效】味咸，性微寒。归肝、肾经。平肝潜阳，重镇安神，软坚散结，收敛固涩。

【有效成分】本品含碳酸钙90%以上，并含磷酸钙、硫酸钙。尚含少量镁、铁、硅酸盐、硫酸盐、磷酸盐和氯化物。煅烧后碳酸盐分解，产生氧化钙等，有机质则被破坏。另含多种氨基酸。

【药理作用】本品有增强免疫、镇静、局部麻醉、抗实验性胃溃疡等作用。

【临床应用】主治眩晕耳鸣，惊悸失眠，瘰疬瘿瘤，癥瘕痞块，自汗盗汗，遗精崩带。

（1）用于肝阳上亢，头晕目眩。本品咸寒质重，有类似石决明之平肝潜阳作用。多用治水不涵木，阴虚阳亢，眩晕耳鸣之证，常与龙骨、龟板、牛膝等同用，如镇肝息风汤；亦用治热病日久，虚风内动，四肢抽搐之证，每与龟板、鳖甲、生地黄等同用，如大定风珠。

（2）用于痰核等症。牡蛎味咸，软坚散结。用治痰火郁结之痰核，常与浙贝母、玄参等配伍。

（3）用于滑脱诸症。本品味涩，煅用有与煅龙骨相似的收敛固涩作用。常与煅龙骨相须为用，治疗遗精、滑精、遗尿、尿频、崩漏、带下、自汗、盗汗等多种正虚不固，滑脱之证，并配伍相应的补虚及收涩药物。

现代有用于治疗胃及十二指肠溃疡、高血压、头痛、头晕等。

【用法用量】9～30克，宜打碎先煎。除收敛固涩煅用外，余皆生用。外用研末干撒、调敷或作扑粉。

【应用注意】不宜用于阳虚寒盛、肾虚无火等寒象明显的病证。

❀龟甲

本品为龟科动物乌龟的背甲及腹甲。又名龟甲、龟壳、龟腹甲、龟下甲、拖泥板。龟主产于江苏、浙江、安徽、湖北、湖南等省江泽湖池中。上海及东北地区饲养初步成功，药用部位主要为腹甲，全年均产，于秋、冬两季捕捉为多。

龟甲有两种商品规格即血板与烫板。血板又名血龟板。将乌龟杀死，取腹甲剔除筋肉，洗净晒干所得之龟板药材。烫板又名汤板，将乌龟煮死所得之龟板药材。均以去净筋肉、干燥洁净者为佳。

【性状及选购】背甲　呈长椭圆形拱状，长7.5～22厘米，宽6～18厘米。外表面棕褐色或黑褐色，椎盾、肋盾上的偏心多角环形角质层纹及缘盾上的"＞"形角质层纹明显。脊棱3条；颈盾1块，前窄后宽；椎盾5块，第1椎盾长大于宽或近相等，第2～4椎盾宽大于长；肋盾两侧对称，各4块；缘盾每侧11块；臀盾2块。

腹甲：呈板片状，近长方椭圆形，长6.4～21厘米，宽5.5～17厘米。前端钝圆或平截，后端具三角形缺刻，两侧有呈翼状向后弯曲的甲桥。外表面黄棕色至棕黑色，盾片12块，每块有紫棕色的放射纹理，腹盾、胸盾和股盾中缝线最长，喉盾、肛盾次之，肱盾中缝最短；内表面黄白色至灰白色，"血板"不脱皮，有的略带血迹或残肉；"烫板"色稍深，有脱皮的痕迹，除净后可见骨板9块，呈锯齿状嵌合接。质坚硬。气微腥，味微咸。

以块大、质干、板有血迹、无腐肉的血板为佳。

【贮存常识】装木箱内，置干燥处，防灰尘。浸泡龟板时不要换水，不要露出水面，缸口可用盖子加湿泥封固。

【性味功效】咸、甘，微寒。归肝、肾、心经。滋阴潜阳，益肾健骨。

【有效成分】含胶质、钙盐、脂肪和角蛋白等。其中含有天冬氨酸、苏氨酸、蛋氨酸、苯丙氨酸、亮氨酸等多种氨基酸。另含碳酸钙约50%。

【药理作用】本品有抗放射、抗肿瘤作用。

【临床应用】用于阴虚潮热，骨蒸盗汗，头晕目眩，虚风内动，筋骨萎软，心虚健忘。

（1）用于阴虚阳亢、头晕目眩，配伍生地、石决明、菊花等药；治热病伤阴、虚风内动、头昏目眩、心烦作恶甚则痉厥，配伍阿胶、生地、牡蛎、鳖甲等。

（2）用于阴虚发热之骨蒸劳热，咳嗽咯血，盗汗遗精，如大补阴丸，即以本品与熟地、知母、黄柏同用。

（3）用于肾虚之骨软筋萎，腰膝酸软，小儿囟门不合，如虎潜丸，以本品配伍熟地、黄柏等药。

（4）用于心虚惊悸、失眠、健忘治疗，如孔圣枕中丹，即以本品与龙骨、菖蒲、远志同用。

（5）用于血热崩漏，月经过多，有止血功效。

现代有用于治疗肿瘤等。

【用法用量】10～30克。先煎。外用　烧灰研末敷。

【应用注意】脾肾虚寒忌服，孕妇慎用。阳虚及外感，未解者不宜使用。

珍珠

本品为珍珠贝科动物马氏珍珠贝、蚌科动物三角帆蚌或褶纹冠蚌等双壳类动物受刺激形成的珍珠。自动物体内取出，洗净，干燥供药用。马氏珍珠贝主产于海南岛、广东、广西沿海。三角帆蚌和褶纹冠蚌全国各地江河湖沼均产。本品为安神、定惊、明目、生肌之佳品。《日华子本草》："安心，明目，驻颜色。"《本草汇言》："镇心，定志，定魂，解结毒，化恶疮，收内溃破烂。"

【性状及选购】本品呈类球形、长圆形、卵圆形或棒形，直径1.5～8毫米。表面类白色、浅粉红色、浅黄绿色或浅蓝色，半透明，光滑或微有凹凸，具特有的彩色光泽。质坚硬，破碎面显层纹。无臭，无味。

以粒大，形圆，平滑细腻纯净，质坚，有彩光，断面有层纹者为佳。

【贮存常识】密闭。

【性味功效】甘、咸，寒。归心、肝经。安神定惊，明目消翳，解毒生肌。

【有效成分】化学成分本品含碳酸钙90%以上；尚含锰、铯、铜、铁、角壳蛋白、氨基酸、卟啉类化合物等。

【药理作用】本品有镇静、镇痛、抗惊厥、退热、抑制皮层电活动作用。能增强免疫，抗衰老、抗肿瘤。并有抗辐射作用。

【临床应用】用于惊悸失眠，惊风癫痫，目生云翳，疮疡不敛。

（1）用于心神不宁，心悸失眠。本品善入心经，质重镇怯，故有镇惊安神之效。用治心神不安、心悸征忡、失眠多梦等证，单用即效。本品又性寒清热，甘寒益阴，故更适宜心虚有热之心神不宁，虚烦不眠。

（2）用于惊风，癫痫。本品质重性寒，能清心、肝之热而定惊止痉，可用治急慢惊风、癫痫抽搐之患。

（3）用于目赤翳障，视物不清。本品性寒，入肝清热，有清肝明目退翳之效。治肝经风热或肝火上攻之目赤涩痛、目生翳膜等证，以本品与青葙子、菊花、石决明等配伍。

（4）用于口舌生疮，咽喉溃烂，疮疡久溃不愈。本品性寒清热解毒，并有良好的收敛生肌作用，可用治多种热毒疮疡溃烂，久不收口者。

现代临床报道有用于子宫颈糜烂、皮肤溃疡、胃溃疡、糜烂性胃炎、化疗后口腔糜烂、老年性白内障等疾患。

【用法用量】0.1~0.3克，多入丸散用。外用适量。

蛤蚧

本品为壁虎科动物蛤蚧的干燥体。全年均可捕捉，除去内脏，拭净，用竹片撑开，使全体扁平顺直，低温干燥。主产于广西。

【性状及选购】本品呈扁片状，头颈部及躯干部长9~18厘米，头颈部约占三分之一，腹背部宽6~11厘米，尾长6~12厘米。头略呈扁三角状，两眼多凹陷成窟窿，口内有细齿，生于颚的边缘，无异型大齿。吻部半圆形，吻鳞不切鼻孔，与鼻鳞相连，上鼻鳞左右各1片，上唇鳞12~14对，下唇鳞（包括颏鳞）21片。腹背部呈椭圆形，腹薄。背部呈灰黑色或银灰色，有黄白色或灰绿色斑点散在或密集成不显著的斑纹，脊椎骨及两侧肋骨突起。四足均具5趾；趾间仅具蹼迹，足趾底有吸盘。尾细而坚实，微现骨节，与背部颜色相同，有6~7个明显的银灰色环带。全身密被圆形或多角形微有光泽的细鳞，气腥，味微咸。

以体大、尾粗而长、无虫蛀、干燥者为佳。

【贮存常识】用木箱严密封装，常用花椒拌存，置阴凉干燥处，防蛀。

【性味功效】咸,平。归肺、肾经。补肺益肾,纳气定喘,助阳益精。

【有效成分】蛤蚧肉含肌肽、胆碱、肉毒碱、鸟嘌呤及蛋白质、脂肪等。另报道含有 14 种氨基酸和 18 种微量元素,以及胆甾醇、正交硫、硫酸钙等。

【药理作用】本品具有抗炎、平喘、增强免疫功能、抗应激、抗衰老、激素样作用、降血糖作用。

【临床应用】用于虚喘气促,劳嗽咯血,阳痿遗精。

(1) 用于肺肾两虚,纳气无力,久咳气喘,常与人参同用。

(2) 用于治肾阳大亏,精血虚损,男子阳痿。

现代用于阳痿、支气管哮喘、喘息型支气管炎等。

【用法用量】3~6 克,多入丸散或酒剂。浸酒服用 1~2 对。

【应用注意】风寒及痰饮喘咳不宜服用。

蜂蜜

蜂蜜本品为蜜蜂科昆虫中华蜜蜂或意大利蜂所酿的蜜。春至秋季采收,滤过后供药用。在印度的神话故事中将蜂蜜称为"使人愉快和保持青春的药物"。古希腊人则把蜂蜜比做"天赐的礼物"。当时常将它涂在果品上作为祭品供奉。而幽默的西方人则将蜂蜜誉之为"花朵的精灵"、"物质的微笑"。许多国家的语言中"蜜"字都有美好幸福的意思。有人曾在养蜂区调查,发现常服蜂蜜的养蜂老人有许多活到百岁以上。

【性状及选购】本品为半透明、带光泽、浓稠的液体,白色至淡黄色或橘黄色至黄褐色,放久或遇冷渐有白色颗粒状结晶析出。气芳香,味极甜。相对密度应在 1.349 以上。

以水分小、稠如凝脂、甜味纯正、不发酸、有香气、洁净者为佳。

【贮存常识】置阴凉处。蜂蜜保存时应使用非金属容器(如玻璃或塑料桶)。蜂蜜容易吸收空气中的水分而发酵变质,因而又必须注意密封,以防吸潮。

【性味功效】甘,平。归肺、脾、大肠经。补中,润燥,止痛,解毒。

【有效成分】本品主要成分是葡萄糖和果糖(75% 以上),及丰富的氨基酸、维生素、矿物质、有机酸、酶类、芳香物质等。

【药理作用】本品具有通便、增强体液免疫功能、促进体内糖元形成、抗肿瘤、抗转移肿瘤、抑菌、解毒保肝、增强蛋氨酸促进肝组织再生等作用。蜂蜜对各种延迟愈合的溃疡都有加速肉芽组织生长、促进创伤组织愈合作用。蜂蜜有雌激素样作用。

【临床应用】用于脘腹虚痛,肺燥干咳,肠燥便秘;外治疮疡不敛,水火烫伤。

（1）用于肺燥、肺阴虚以及虚劳日久引起的干咳少痰、口干咽燥，可单用本品温开水调服。

（2）用于年老、体弱、热病后伤津所致的肠燥便秘。

现代临床常用于治疗乌头中毒、急性肠梗阻等。

【用法用量】15～30克。

【应用注意】食用时，一般可用温开水冲服，亦可调入豆浆、牛奶、稀饭中，还可以涂抹食品。痰湿内蕴、中满痞胀及肠滑泄泻者忌服。

◆◆ 鳖甲

本品为鳖科动物鳖的背甲。鳖主产于湖北、安徽、江苏、河南等省，已有人工饲养。多于3～9月捕捉取甲。出自《神农本草经》。传说光绪皇帝青年时腰椎中间疼痛，俯仰皆痛，不能自己。服用鳖甲与知母、青蒿水煎服，连服一月，病情好转。

【性状及选购】呈椭圆形成卵圆形，背面隆起，长10～15厘米，宽9～14厘米。表面灰褐色或黑绿色，略有光泽，具细网状皱纹及灰黄色或灰白色斑点，中间有1条纵棱，两侧各有左右对称的横凹纹8条，外皮脱落后可见锯齿状嵌接缝。内表面类白色，中部有突起的脊椎骨，颈骨向内卷曲，两侧有对称的肋骨各8条伸出边缘。质坚硬。气微腥，味淡。

以个大、干燥、表面淡绿色内白色、无残肉、腥臭味、未经煮烫者为佳。

【贮存常识】放箱内，置通风干燥处，防尘。

【性味功效】咸，微寒。归肝、肾经。滋阴潜阳，软坚散结，退热除蒸。

【有效成分】本品含动物胶、角蛋白、碘质、维生素D等。背甲与腹甲均含钙、磷、钠、镁、钾、锌、铁、锰、钴、铜、砷等11种元素

【药理作用】本品能抑制结缔组织增生，并有增加血浆蛋白的作用，还能延长抗体存在时间。

【临床应用】用于阴虚发热，劳热骨蒸，虚风内动，经闭，癥瘕痞块。

（1）用于阴虚发热、盗汗。配青蒿治午后潮热。

（2）用于癥瘕肿块（如肝脾肿大），常配三棱、莪术。

（3）用于闭经，癥瘕积聚及久疟，疟母等证。

现代有用于肝硬化或腹部肿瘤的治疗。

【用法用量】常用量9～24克。滋阴潜阳宜生用，软坚散结宜醋炙用。外用研末撒或调敷。入汤剂先煎。

【应用注意】脾胃虚寒及孕妇忌用。鳖甲临床入药有引起过敏的报道，表现为胸闷、烦躁、皮疹、瘙痒。但大多数人服用安全，毒性极小。

第三章 常用药膳

高血压篇

高血压是一种临床常见的以体循环动脉血压升高为主的综合征，可引起血管、脑、心、肾等器官的病变。正常人的动脉血压在不同的生理情况下有一定的波动幅度，焦虑、紧张、应激、体力活动时都可升高；此外，收缩压又随年龄而增高，因此高血压与正常血压之间的界限常不易截然划分。世界卫生组织（1978年）建议使用的高血压诊断标准为：①正常成人血压，收缩压≤18.6千帕（140毫米汞柱），舒张压≤12千帕（90毫米汞柱）；②成人高血压，收缩压≥21.3千帕（160毫米汞柱），或舒张压≥12.6千帕（95毫米汞柱）；③临界高血压，指血压值在上述两者之间。在绝大多数患者中，高血压病因不明，称之为原发性高血压。在约5%患者中，血压升高是某些疾病的一种表现，称为继发性高血压，继发性高血压在原发病治愈后，血压即可恢复正常。

高血压除动脉血压增高的体征外，常有头晕、头痛、眼花、耳鸣、心悸、胸闷、失眠、乏力等症状，据此中医学将其归属于"眩晕"、"头痛"诸病证中。常见的类型有：肝阳上亢型、风痰上逆型、气虚湿阻型、肾阴亏损型、肝肾阴虚型、肾阳虚损型、阴阳两虚型等。

【病因病机】

1. 情志失调

中医学将情志归纳为七情，即喜、怒、忧、思、悲、恐、惊等七种情志变化。七情所感，脏气内伤，生涎结饮，随气上逆，可令人眩晕。长期而持久的情志刺激，可使人体代谢功能紊乱，脏腑阴阳平衡失调，从而导致高血压的发病。情志失调可直接伤及内脏，《内经》认为："怒伤肝"、"喜伤心"、"思伤脾"、"忧伤肺"、"恐伤肾"。情志刺激对脏腑功能的影响很大，从高血压的发病来说，以肝、心、脾功能失调最多见。如思虑劳神过度，导致心脾两虚，出现神志异常和脾失健运的症状；恼怒伤肝，肝失疏泄，血随气逆而引起头痛、眩晕，甚则脑卒中；肝郁日久化火，肝火可挟痰挟风上扰清窍，这些均可导致高血压的发病。

现代医学研究表明，交感神经活性亢进在高血压发病过程中有着重要的作用，长期的精神紧张、焦虑、烦躁等可导致反复出现应激状态以及对应激状态反应增强，使大脑皮质下神经中枢功能紊乱，故使交感神经和副交感神经之间平衡失调，交感神经兴奋增加，其末梢释放儿茶酚胺增多，引起小动脉和静脉收缩，心排血量增多，引起血压升高。

2. 饮食不节、劳逸过度

进食肥甘厚味，或过度饮酒，可损伤脾胃，引起脾胃气机升降失常，脾不运化，则聚湿生痰，蕴久化热，痰热上扰，痰浊犯于头则眩晕、昏冒；或嗜食咸味，过量食盐，可使血脉凝滞，耗伤肾阴，致肾阴亏虚，肝失所养，肝阳上亢，亦可导致眩晕；或饮食过饱，则食物摄入过量，超过脾胃消化、吸收和运化能力，久之则损伤脾胃，脾失健运，湿浊内蕴，导致血压升高，表现为头痛、眩晕等症。现代医学认为，高脂饮食导致血脂升高，临床检查血中可见三酰甘油、总胆固醇升高，高密度脂蛋白胆固醇降低，久之可导致血管硬化，形成高血压。

过度安逸缺乏运动和锻炼可使人体气血运行不畅，脾胃功能减弱，痰瘀湿浊内生，郁久化火，痰火上扰，可导致血压升高；劳动过度伤脾气，而聚湿生痰，上扰清窍，导致血压升高；劳神过度则暗耗阴血，房劳过度则耗伤肾阴，均可导致肝肾阴虚，肝阳上亢，引起血压增高。另外缺乏运动和锻炼，或过食肥甘厚味使人体重超重，研究表明，基线 BMI 每增加 1，高血压发生危险 5 年增加 9%，肥胖已成为高血压重要的危险因素之一。临床实践发现，肥胖者嘱其注意生活调整方式，适当运动，减轻体重，可提高治疗效果。

3. 禀赋不足与体质因素

人体禀赋来源于先天，"肾为先天之本"，"肾气"的强弱受之于父母，所以高血压的发生与先天禀赋有关，这与现代医学高血压发病机制中的遗传因素相似。"肾气"又分肾阴、肾阳，它们的相互协同、促进、制约，是维持人体健康、阴阳协调、和谐与平衡的根基。如禀赋偏于肾阴不足，则阴阳失衡，易产生阴虚阳亢的病理变化，表现为心肾不交，肝阳上亢或肝风上扰等证；若禀赋偏于阳虚阴盛则脾肾无以温化，导致阴寒水湿停滞的病机变化，表现为痰湿中阻、阳气虚衰等证。

高血压的发病又与体质因素有关。中医学认为，人的体质有阴阳偏盛、偏衰的区别。阳虚体质的人，一般以脾肾阳虚为多见。这一类型体质的人，机体阳气亏虚，脏腑机能减退，脾胃运化功能降低或失调，容易导致痰饮湿浊内生，故有"肥人多阳虚痰湿"之说。痰湿蕴久不化，则易生热化火，阻于脉络，蒙蔽清窍而导致血压升高。因此，身体偏肥胖伴阳虚体质的人易患高血压，这多与痰湿内热有关。阴虚体质的人，一般以肝肾阴虚为多见。这类型体质的人，体内阴液亏虚，精血津液等营养滋润物质不足，身体偏消瘦，易导致阴不制阳，阳热内生，故有"瘦人多阴虚火旺"之说。肝阳偏亢，日久则化热生火而上扰清窍，引起血压升高，故身体偏瘦的阴虚体质的人患高血压病，多与阴虚阳亢有关。

【治法】

1. 肝肾阴虚型

此类高血压患者临床表现主要是头晕目眩，耳鸣如蝉，久发不已，亦可见到健忘，两目干涩，视力减退，胁肋隐痛，腰膝酸软，咽干口燥，少寐多梦，舌质红，苔少或无苔。诸症皆是肝肾阴虚，脑髓失充，头目失养，或阴虚生内热所致。治疗时，当滋补肝肾，养阴填精为主，方以左归丸加减。头晕目眩严重者，可加入天麻、钩藤加强平肝潜阳，熄风；耳鸣、耳聋者可配合磁石补肾滋阴潜阳；阴虚内热表现五心烦热、舌红、脉细数者，可配用知柏地黄丸；肾水不足，心火亢盛者，失眠、多梦、健忘，可加用夜交藤、阿胶、鸡子黄、酸枣仁、柏子仁、茯神、远志等交通心肾，养血安神。若肝肾阴虚，水不涵木，出现肝阳上亢肝火上炎者，又当伍用菊花、桑叶、夏枯草、龙胆草、草决明、石决明、代赭石等清肝、泻肝、平肝、镇肝之品。此型亦可以选用六味地黄丸、杞菊地黄丸等中成药补肝肾之阴以培本。

2. 风阳上扰型

此类高血压患者眩晕比较严重，往往是头晕，耳鸣，头痛且胀，面红目赤，甚则面红如醉，脾气急躁易怒，或见腰膝酸软，后项及肩、背发强，四肢、面部麻木，筋跳肉瞤，手足震颤，甚则口眼歪斜，或见心悸健忘，失眠多梦，遇劳、恼怒症状加重，舌质红，苔白或黄厚，脉弦数或弦劲而大，甚则有上入鱼际之脉。此证是水不涵木，肝阳偏亢，风阳升动，风火相煽，气阴亏虚所表现的本虚标实证候，阴虚为心、肝、肾三脏阴虚。治疗时，当滋养心肝肾之阴，平肝潜阳熄风为主，方用天麻钩藤饮加减。若阴虚较甚，舌质红，少苔，脉弦细数较明显者，可选加生地、麦冬、玄参、制首乌、生白芍等滋补肝肾之阴；大便干结者，加用决明子清肝明目，润肠通便或配合当归龙荟丸通腑泻热；心悸健忘、失眠多梦较甚者，可重用茯神、夜交藤，加用炙远志、琥珀交通心肾，清心安神，炒枣仁、柏子仁益肝血，养心安神；眩晕欲仆，呕恶，手足麻木或震颤者，是肝阳化风之势，加用珍珠母、生龙骨、生牡蛎、羚羊角等重镇潜阳，平肝熄风之品，可用镇肝熄风汤、建瓴汤加减。

3. 气血亏虚型

此类高血压患者常眩晕、头痛不甚，隐痛缠绵不休，时发时止，动则加剧，遇劳则发，兼见神疲懒言，乏力自汗，面色无华，唇甲淡白，心悸少寐，舌质淡嫩或淡黯，苔薄白，脉多细弱。此证为气虚清阳不展，清窍失养，血虚不能上荣头面，脑脉失濡而致。治疗时，以补养气血，健运脾胃为主，方以归脾汤加减。若气虚明显，症见中气不足，清阳不升者，即《内经》所言"上气不足，脑为之不满，头为之苦倾，目为之眩"，据益气聪明汤、顺气和中汤或补中益气汤加减，以补中升阳，定眩止痛；若气虚卫阳不固，自汗时出者，重用黄芪，加浮小麦、麻黄根、糯稻根须等益气养心，收敛止汗；若气虚便溏泄泻者，可以加用泽泻、车前子以"利小便实大便"，炒扁豆、炒薏苡仁健脾渗湿止泻；若气虚及阳，兼见畏寒肢冷，腹中冷痛者可加用桂枝、干姜等；血虚甚者，可加熟地、阿胶、楮实子等，加强益精养血之品。此型亦可以选用养血清脑颗粒、八珍颗粒、天王补心丹、降压养血冲剂等中成药益气养血，清脑安神。

4. 痰浊中阻型

此类高血压患者眩晕较重，头重痛如裹，甚则如坐舟车，房塌墙倒，天旋地转，可兼见胸闷呕恶，呕吐痰涎，脘腹痞满，纳少神疲，舌体胖大，边有齿痕，苔白腻，脉弦或滑等。此证为脾失健运，聚湿为痰，痰浊中阻，清阳不升，浊阴不降，上蒙清窍所致。治疗时，以燥湿祛痰，健脾和胃为主，方以半夏白术天麻汤加减。正如前人所言"无风不作眩"，"无痰不作眩"，治疗此类高血压患者时，半夏、天麻二药必不可少。若素体阳虚，体型肥胖，痰湿较重者，可以以仲景泽泻汤合苓桂术甘汤加味温化痰饮，重用泽泻，加用天麻、川牛膝、夏枯草之类；若呕吐频繁者，加用代赭石，竹茹清热止呕，降逆和胃；脘闷、纳呆、腹胀者加用白蔻仁、砂仁、陈皮、炒麦芽等；肢重头沉，舌苔腻，口中黏者，可加用藿香、佩兰、石菖蒲等醒脾芳香化湿；若痰阻气机，郁而化热，痰火上犯清窍，症见口苦口干，喜凉饮，舌苔黄，脉滑数者，选用黄连温胆汤加减。此型亦可以选用血脂康胶囊、香砂六君子颗粒等中成药健脾化痰辅助治疗。

5. 瘀血阻窍型

此类高血压患者眩晕时作或头痛如刺，痛处固定，夜间尤甚，可兼见面色黧黑，口唇紫暗，肌肤甲错，心悸失眠，耳鸣耳聋，舌质紫暗，有瘀点或瘀斑，脉弦涩或细涩等。治疗时，以通窍活血，祛瘀通络为主，方以通窍活血汤加减。此类高血压患者多患病时间较长，久病入络，或兼有心脏疾患，且多夜寐不安。用药宜活血化瘀，舒肝通络，濡血润枯，常用桃仁、五灵脂、红花、丹参、郁金、当归、鸡血藤、柴胡、天花粉等。若瘀阻头痛者，可伍用炮穿山甲、白僵蚕、广地龙等虫类药通络止痛。但高血压为本虚标实之病，其瘀血形成主要由于气虚、阴虚或阳虚所引起，故治瘀必须顾正，用药不能选用攻破之品耗伤正气，临床可选用诸如丹参、三七之类化瘀血而不伤新血，活血又扶正的理血佳品。此型亦可以选用愈风宁心片、松龄血脉康、心脑康胶囊、活血通脉胶囊等中成药活血祛瘀，通络止痛防治变证。

对于高血压，除了降压药物治疗外，饮食疗法也是重要的防治措施之一。食盐与血管病的关系人们早就有了认识，钠盐在内分泌素的作用下，能使血管对各种提升血压物质的敏感性加强，引起细小动脉痉挛，使血压升高，并且还可促使肾脏细小动脉硬化过程加快。此外钠盐还有吸附水分的作用，体内钠盐积聚过多，水分就会大大增加，血液容量也相应增多，加重了心脏的负担。因此，高血压患者必须在饮食中控制食盐的用量，一般认为每天食盐摄取量最好控制在6克以下。钾可以保护心肌细胞，又可缓和钠的不良作用，故高血压病患者可选择含钾量高的食物，例如苋菜、油菜、菠菜、小白菜、西红柿、洋白菜、冬瓜、土豆、苦瓜、芋头、山药等。但高血压并发肾脏损害时，则不宜过食含钾多的食物，否则因小便不畅易使体内钾蓄积过多，造成危害。吸烟、过量饮酒和一些刺激性食物如辣椒、咖啡等能刺激血管收缩，促使血压上升，加重心脏负担，故应该注意避免。对于肥甘之物，如脂肪（猪油、肥肉、奶油等），含胆固醇高的食物（蛋黄、动物内脏等）与糖类，要注意控制摄入量。因为摄入过量的高热量食物，不但使人发胖，而且使血中胆固醇含量增加，损害脑血管，加重心脏负担，从而导致血压升高。高血压患者的饮食首先应以食用植物油为主，如豆油、菜籽油、玉米油等，因为这些植物油可以促进胆固醇氧化生成胆酸，增强粪胆固醇排出量，从而降低血中胆固醇，并有抑制血栓形成，增加微血管的弹性，对预防高血压病及脑血管的硬化或破裂有一定好处。另外，高血压患者应有适量的蛋白质供给，如蛋清、鱼类、猪瘦肉、牛肉、豆腐、豆浆等，但摄取量不宜过高，以避免肥胖。还应多吃绿色蔬菜、山楂、柑橘、大枣、苹果等富含维生素C的食物及多食含有胡萝卜素较多的食物，如西红柿、油菜、胡萝卜、柿子、杏仁等。此外，还应吃粗粮、牛奶、芝麻酱等含尼克酸较多的食物以及纤维素丰富的蔬菜，如芹菜、韭菜与硬果类，可以防止便秘，促使胆酸从粪便中排出。含碘较多的食物如海带、紫菜等，可使血脂及胆固醇降低，有利于防治高血压病。

（一）汤类

◆ 海蜇马蹄人参汤

【功效】补益气血，降压。适用于高血压气虚湿阻型等症。

【制法】①把海蜇洗净，切细丝；马蹄洗净，切两半；人参洗净，去芦头，切薄片；姜切丝，葱切段。

②把锅置武火上烧热，加入素油，烧六成热时加入姜、葱爆香，放入鸡汤、海蜇、人参、马蹄、盐，煮25分钟即成。

【食法】佐餐食用，每周3次，坚持食用3个月。注：服人参期间，不宜喝茶和吃白萝卜。感冒者禁服。

【来源】彭铭泉，高血压病四季药膳，郑州：中原农民出版社，2004：68.

配方

人参	10 克
马蹄	50 克
海蜇	50 克
姜	5 克
葱	10 克
盐	3 克
素油	50 克
鸡汤	800 毫升

◆ 三豆冬瓜汤

【功效】清热利湿。适于湿热内盛所致的口干口苦、头昏目眩、肢体沉重、小便热赤及高血压、高脂血症、脂肪肝等患者食用。

【制法】①将冬瓜去皮后洗净，并切成块。

②将绿豆、赤小豆、白扁豆一同置于锅中，加入适量清水煮沸。

③加入冬瓜块煮至豆熟汤浓。

④再加入适量食盐、鸡精等调味即可。

【食法】佐餐食用，每周3次，坚持食用2个月。

【来源】雷宇，健体汤．上海：上海科学技术文献出版社，2009：56。

配方

冬瓜	500 克
绿豆	50 克
赤小豆	50 克
白扁豆	50 克
盐	3 克

◆ 荠菜淡菜汤

【制法】①将荠菜去根，杂质，洗净。

②淡菜用清水浸发，并用开水拖过。

③把全部用料一齐放入锅内，加清水适量，武火煮沸后，文火煮一小时，调味即可。

【功效】滋阴清热明目。适用于高血压、高脂血

配方

荠菜	60 克
淡菜	30 克
盐	3 克

症属阴虚阳亢者，症见头痛眩晕，视力减退，目赤涩痛，手心烦热，小便不利等；脾胃虚寒者不宜饮用本汤。

【食法】佐餐食用，每周3次，坚持食用1个月。

【来源】秋实，家庭养生汤．赤峰：内蒙古科学技术出版社，2005：182。

山楂决明荷叶瘦肉汤

【配方】

猪肉（瘦）	250克
山楂	30克
决明子	30克
荷叶	30克
枣（干）	20克
盐	3克

【功效】清肝泄热。高血压属肝阳亢盛型者，症见头痛而眩、心烦易怒、睡眠不宁、面红口苦、大便干结、脉弦有力，亦可防治动脉硬化，高脂血症及肥胖病；脾肾阳虚者不宜饮用本汤。

【制法】①将山楂、决明子、红枣洗净，鲜荷叶洗净，切片，猪瘦肉洗净。

②把全部用料一齐放入锅内，加清水适量，武火煮沸后，文火煮一小时，调味即可。

【食法】佐餐食用，每周3次，坚持食用2个月。

【来源】朱成全，向仕平，中医治病养生煲汤．北京：化学工业出版社，2010：76。

养颜汤

【配方】

西洋参	10克
山楂	10克
乌鸡	1只
大蒜	10克
姜	5克
盐	10克
葱	10克

【功效】滋阴补血，降低血压。用于高血压风痰上逆型患者食用。

【制法】①把西洋参洗净、切片；山楂洗净、切片；乌鸡宰杀后，去毛、内脏及爪；大蒜去皮，一切两半，姜切片，葱切段。

②将乌鸡放入炖锅内，加入西洋参、山楂、大蒜、姜片、葱段，加入清水1500毫升。

③把炖锅置武火烧沸，打去浮沫，再用文火炖煮1小时即成。

【食法】每日1次，每次食鸡肉50克。

【来源】民间验方。

苦瓜荸荠瘦肉汤

【功效】清心解暑，清肝泄热。适用于高血压、高脂血症属肝阳上亢型者，症见心烦易怒、心悸失眠、口渴咽干、小便短少，或口舌生疮，或目赤肿痛，亦可用于糖尿病，急性眼结膜炎有上述表现者；肝肾阴亏之高血压病不宜饮用本汤。糖尿病患者若按照该食谱制法菜肴，请将调料中的白糖去掉。

【制法】①将猪瘦肉洗净，切片，用盐、糖、荸粉腌过。

②鲜苦瓜去瓤，洗净，切片。

③荸荠去杂质、根，洗净。

④把荸荠放入锅内，加清水适量，文火煮半小时，去渣再加入苦瓜煮熟，然后下猪肉片，煮五分钟至肉刚熟，调味即可，随时饮汤食菜、肉。

【食法】每日 1 次，每月为一个疗程。

【来源】何国樑，高血压病治疗调养．北京：化学工业出版社．2010：112。

配方

猪肉（瘦）	125 克
苦瓜	250 克
荸荠	60 克
荸粉	6 克
盐	4 克
鸡精	3 克
白砂糖	5 克

党参薏仁猪爪汤

【功效】补气血，除风湿。适用于高血压气虚湿阻型等症。

【制法】①把党参洗净、切片；薏苡仁去杂质洗净；猪爪除去毛，一切两半；姜切片，葱切段。

②把猪爪、党参、薏苡仁、葱、姜同放炖锅内，加清水 1000 毫升。

③把炖锅置武火上烧沸，再用文火煮 1 小时，加盐即成。

【食法】佐餐食用，每周 2 次，坚持食用 2 个月。

【来源】彭铭泉，大众养生汤水．广州：广东旅游出版社．2010：68。

配方

党参	15 克
薏苡仁	30 克
猪爪	2 只
姜	5 克
葱	10 克
盐	3 克

西洋参山楂汤

【功效】 滋阴补血，降低血压。用于高血压风痰上逆型患者食用。

【制法】 ①把西洋参洗净、切片；山楂洗净、切片；乌鸡宰杀后，去毛、内脏及爪；大蒜去皮，一切两半，姜切片，葱切段。

②将乌鸡放入炖锅内，加入西洋参、山楂、大蒜、姜片、葱段，加入清水1500毫升。

③把炖锅置武火烧沸，打去浮沫，再用文火炖煮1小时即成。

【食法】 每日1次，每次食鸡肉50克。

【来源】 民间验方。

配方

西洋参	10 克
乌鸡	1 只
山楂	5 克
大蒜	10 克
葱	10 克
盐	5 克
姜	5 克

淡菜黄瓜汤

【功效】 利水消肿，降压。适用于高血压肝肾阴虚型等症。

【制法】 ①把淡菜洗净，去泥沙；黄瓜洗净，去瓢，去皮切片；大蒜去皮切片，葱切花，姜切片。

②把炒锅放在武火上烧热，加入素油，烧六成热时加入姜、葱、大蒜爆香，加入清水1000毫升，烧沸，下入淡菜、黄瓜、盐，用文火煮25分钟即成。

【食法】 佐餐食用，每周2次，坚持食用3个月。

【来源】 民间验方。

配方

淡菜	50 克
黄瓜	200 克
葱	10 克
盐	3 克
姜	5 克
大蒜	10 克
素油	50 克

豆腐冬菇瘦肉汤

【功效】 补益脾气，滋阴润燥。高血压、动脉粥样硬化、冠心病患者。

【制法】 将冬菇用清水浸发，剪去菇脚，洗净；豆腐切块；红枣（去核）洗净；猪瘦肉洗净。把猪瘦肉、冬菇、红枣、生姜一起放入锅内，加清水适量，武火煮沸后，文火煮1小时，下豆腐再煮半小

配方

豆腐	200 克
猪瘦肉	250 克
冬菇	30 克
盐	5 克
姜	5 克
红枣	4 个

时，调味即可。

【用法】随量饮用。

【来源】朱成全，向仕平．中医治病养生煲汤．北京：化学工业出版社，2010：76。

葫芦瓜糖水

【功效】清热利尿，除烦止渴。用于治疗高血压、尿路结石、口疮、暑天烦热、口渴等症。

【制法】将葫芦瓜洗净连皮切块，加水适量煲汤，用冰糖调味。

【食法】饮汤吃瓜，每日2次。

【来源】吴家镜．中华药膳大宝典．广州：华南理工大学出版社，2000：356。

配方	
葫芦瓜	50 克
冰糖	10 克

草菇瘦肉汤

【功效】补脾益气，清热消暑。用于高血压及多种肿瘤。

【制法】将鲜草菇削净，洗净，用姜葱飞水后滤干；韭黄洗净；猪瘦肉洗净，切片，用适量盐、糖、豆粉拌匀，锅内加适量清水（或上汤），武火煮沸后，下鲜草菇，煮5分钟后，再下肉片，待肉刚熟，下韭黄、葱花，调味即可。

【用法】随量饮汤食肉。

【来源】梁嘉惠．纤体瘦身汤．广州：广东旅游出版社，2006：82。

配方	
鲜草菇	120 克
猪瘦肉	250 克
韭黄	10 克
盐	5 克
姜	5 克
葱花	5 克

丝瓜豆腐瘦肉汤

【功效】清热生津，补虚和中。用于高血压、冠心病。

【制法】将丝瓜去皮，洗净，切成厚片；豆腐切成块；猪瘦肉洗净，切成薄片，加精盐、糖、芡粉拌匀。锅内加清水2大碗，武火煮沸，先下豆腐、肉片煮沸后，放入丝瓜，煮几分钟，至丝瓜、肉片刚熟，加葱花，调味即可。

【用法】随量饮汤食菜、肉。

配方	
猪瘦肉	60 克
丝瓜	250 克
盐	5 克
嫩豆腐	100 克
葱花	5 克

【来源】《美食坊》编委会. 美食坊——高血压、高血脂、高血糖预防调养食谱158例. 上海：上海科学普及出版社，2009：68.

莲子发菜瘦肉汤

配方	
猪瘦肉	250 克
莲子	30 克
腐竹	100 克
发菜	15 克
红枣	4 枚

【功效】健脾和胃，清热化痰。用于肥胖症及高血压。

【制法】将莲子（去心）用开水烫去外衣；腐竹浸软切段；发菜浸软，用花生油擦洗干净；红枣（去核）洗净；猪瘦肉洗净切块。把全部用料一齐放入锅内，加清水适量。武火煮沸后，文火煮2~3小时，调味即可。

【用法】随量饮用。

【来源】朱成全，向仕平. 中医治病养生煲汤. 北京：化学工业出版社，2010：85.

枸杞芹菜鱼片汤

配方	
鲩鱼肉	60 克
枸杞叶	30 克
芹菜	120 克
生姜	5 克
盐	5 克

【功效】清热平肝明目。为高血压患者的家常佐膳之品。

【制法】将枸杞洗净，摘叶；芹菜去根、叶洗净，切段；鲩鱼肉洗净，切片，用适量盐、姜丝、芡粉；油搅匀。先将枸杞枝扎成一团，加适量清水，文火煮沸约10分钟，下鱼肉稍煮至刚熟，调味即成。

【食法】随量饮汤食肉、菜。

【来源】张春辉. 清肝明目汤谱. 广州：广州出版社，2000：48.

苦瓜荠菜瘦肉汤

配方	
猪瘦肉	125 克
鲜苦瓜	250 克
荠菜	60 克
芡粉	10 克
糖	10 克
鸡精	3 克
生姜	5 克
盐	5 克

【功效】清凉泄热。用于治疗高血压，对肾性高血压疗效尤佳。

【制法】将瘦猪肉洗净，切片，用盐、糖、芡粉腌过；鲜苦瓜去瓤，洗净，切片；荠菜去杂质、根，洗净。把荠菜放入锅内，加清水适量，文火煮半小时，去渣，再加入苦瓜煮熟，然后下猪肉片，煮五分钟至肉刚熟，调味即可。

【食法】随量饮汤食菜肉。

【来源】朱成全，向仕平．中医治病养生煲汤．北京：化学工业出版社，2010：78。

牡蛎夏枯草瘦肉汤

【功效】清肝泄火，平肝潜阳。用于高血压肝阳亢盛者。

【制法】将生牡蛎洗净，打碎，装入纱布袋内；夏枯草除杂质，洗净；红枣（去核），洗净；猪瘦肉洗净，切块。把全部用料一齐放入锅内，加清水适量，武火煮沸后，文火煮1~2小时，调味即可。

【食法】随量饮汤食肉。

【来源】何国樑．高血压病治疗调养全书．北京：化学工业出版社，2010：113．

配方	
猪瘦肉	250克
生牡蛎	30克
夏枯草	30克
红枣	4个
盐	5克

石决明鲍鱼汤

【功效】滋阴潜阳，平肝息风。用于高血压久病伤阴，阴不维阳，以致肝阳上亢之患者。

【制法】将鲍鱼用清水浸发，洗净，切丝，并用水加盐煮过；石决明洗净、打碎，用纱布包好；菊花、枸杞子洗净。先水煎石决明约半小时，去渣取汤，并把鲍鱼、菊花、枸杞子放入汤内，再文火煮1小时，调味即可。

【用法】随量饮汤食肉。

【来源】张春辉．清肝明目汤谱．广州：广州出版社，2000：65。

配方	
鲍鱼	30克
石决明	30克
枸杞子	30克
菊花	10克
盐	5克

首乌天麻龟肉汤

【功效】滋养肝肾，平抑肝阳，息风止晕。用于高血压病，属肝肾阴亏、阳亢风动而致，症见头晕眼胀，手足震颤。

【制法】将乌龟活剖，去肠杂，洗净，用开水拖去血水，去黑皮，斩件；首乌洗净，切片；枸杞子、制天麻洗净。把全部用料一齐放入锅内，加清水适量，武火煮沸后，文火煮2小时，调味即可。

【用法】随量饮用。

【来源】张春辉．清肝明目汤谱．广州：广州出版社，2000：92．

配方	
乌龟	1只（约500克）
何首乌	30克
制天麻	15克
枸杞子	30克
盐	5克
生姜	4片

配方

西洋参	10 克
马蹄	50 克
海蜇	50 克
姜	5 克
葱	10 克
盐	3 克
鸡汤	800 毫升
素油	30 克

◈ 洋参雪羹汤

【功效】滋阴祛痰，降压。适用于高血压气虚湿阻型等症。

【制法】①把西洋参润透切片；马蹄去皮，一切两半；海蜇洗净，切丝；姜切丝，葱切段。

②把炒锅置武火上烧热，加入素油，烧六成热时下入姜、葱爆香，加入鸡汤、海蜇、马蹄、西洋参片，煮25分钟加盐调味即成。

【食法】佐餐食用，每周2次，坚持食用2个月。

【来源】彭铭泉. 高血压病食疗食谱. 长春：吉林科学技术出版社，2003：76.

配方

鲜蘑菇（或香菇）	30 克
盐	5 克
蒜	5 克

◈ 蘑菇（或香菇）汤

【功效】助阳益阴。用于阴阳两虚型高血压。

【制法】将鲜蘑菇或香菇煮汤喝。

【用法】每天1次，日期不限。

【来源】许世卫. 蘑菇主张. 青岛：青岛出版社，2006：45.

配方

鲜马蹄	10 个
盐	5 克
蒜	5 克
玉米须	15 克
海带	15 克

◈ 马蹄海带玉米须汤

【功效】平肝潜阳。主治肝阳上亢型高血压。

【制法】将鲜马蹄、海带、玉米须煎汤。

【用法】每天2次服食，连用5天。

【来源】朱成全，向仕平. 中医治病养生煲汤. 北京：化学工业出版社，2010：78.

配方

鲜马蹄	30 克
海蜇皮	30 克

◈ 马蹄海蜇皮汤

【功效】平肝潜阳。主治肝阳上亢型高血压。

【制法】将鲜马蹄、海蜇皮（洗去盐分）煮汤。

【用法】服食，每天2次，连服5~7天。

【来源】深圳市金版文化发展有限公司. 中国饮食营养第一汤. 深圳：南海出版社，2008：102.

◈芹菜苦瓜汤

【功效】育阴潜阳。主治阴虚阳亢型高血压。

【制法】将芹菜、苦瓜同煮汤。

【食法】每天1次，连服5～6天。

【来源】张云辉．排毒食谱．长沙：湖南美术出版社，2008：89。

配方

芹菜	500 克
苦瓜	60 克
盐	3 克
鸡精	3 克

（二）菜肴类

◈海鲜面

【功效】软坚化痰，利水泄热，降压。适用于高血压等症。

【制法】①把海藻、干贝、海带洗净，发好，切成小颗粒，待用。

②把炒锅置武火上烧热，加入素油，烧六成热时下入葱爆锅，再加入海藻、干贝、海带炒匀，加入清水300毫升，用文火煮5分钟，加盐盛起待用。

③把面粉用清水和匀，揉成面团，擀成薄皮，切成面条，在锅内加清水100毫升置武火上烧沸，把面条下入煮熟，捞起放入碗内，加入海鲜盖在面上即成。

【食法】每日早晚均可食用，每次100克，坚持食用3个月。

【来源】民间验方。

配方

海藻	20 克
干贝	20 克
海带	20 克
素油	30 克
面粉	100 克
盐	2 克
葱	10 克

◈竹笋虾仁扒豆腐

【功效】补肝益肾，降压。适用于高血压肝肾阴虚型等症。

【制法】①把百合洗净，放入碗内，加清水50毫升上笼蒸熟待用。

②把竹笋洗净，发透，去杂质；虾仁洗净；豆腐切成3厘米见方的块；姜切片，葱切段。

③把炒锅置武火上烧热，加入素油，烧六成热时下入姜、葱爆香，加入虾仁、豆腐、百合、盐、竹笋，再加清水50毫升，煮10分钟即成。

配方

竹笋	50 克
百合	20 克
虾仁	100 克
豆腐	200 克
姜	5 克
葱	10 克
盐	3 克
素油	50 克

【食法】佐餐食用，每周 3 次，坚持食用 2 个月。禁忌：内寒痰咳、中寒便滑者忌服。

【来源】幸宝，董盛. 高血压饮食宜忌与中医调养. 北京：化学工业出版社，2011：182.

◈ 韭黄炒对虾

配方

韭黄	100 克
对虾	100 克
姜	5 克
葱	10 克
盐	3 克
素油	50 克

【功效】补肾阳，益气血。适用于高血压病肾阳虚损型等症。

【制法】①把韭黄洗净，切成 4 厘米长的段；对虾去头尾及壳、沙腺，切成 3 厘米长的段。

②把炒锅置武火上烧热，放入素油，烧六成热时加入葱、姜爆香，下入虾段翻炒 2 分钟，加盐，随即下入韭黄，炒至断生即成。

【食法】佐餐食用，每周 3 次，坚持食用 3 个月。

【来源】高杰. 精选家常小炒 588 例. 北京：化学工业出版社，2009：102.

◈ 菟丝白果煮甲鱼

配方

菟丝子	12 克
甲鱼	500 克
白果	30 克
姜	5 克
葱	10 克
盐	5 克
鸡汤	1500 毫升

【功效】补肾益精，滋补气血。适用于高血压兼腰膝酸软、阳痿遗精等症。

【制法】①把菟丝子洗净，装入纱布袋内；白果去心、皮，洗净；甲鱼宰杀后，去头、尾、内脏及爪；姜切片，葱切段。

②把装菟丝子的纱布袋放入炖锅内，放入甲鱼、白果、姜葱、盐，加入鸡汤置武火上烧沸，再用文火炖煮 45 分钟即成。

【食法】佐餐食用，每周 2 次，坚持食用 2 个月。

【来源】彭铭泉. 高血压病药膳 180 种. 南京：江苏科技出版社，2002：110.

❖百合桑葚炒鳝丝

【功效】滋阴补肾，降脂降压。适用于高血压阴阳两虚型等症。

【制法】①把百合洗净，润透，蒸熟待用；桑葚洗净，去杂质；鳝鱼去骨、内脏、头和尾，切细丝；姜切丝，葱切段；芹菜切成4厘米长的段。

②把炒锅置武火上烧热，加入素油，烧六成热时下入姜、葱爆香，加入鳝丝炒匀，放入盐、百合、芹菜、桑葚，炒熟即成。

【食法】佐餐食用，每周3次，坚持食用3个月。

【来源】彭铭泉．高血压病药膳180种．南京：江苏科技出版社，2002：130。

配方	
百合	15 克
桑葚	10 克
芹菜	100 克
鳝鱼	100 克
姜	5 克
葱	10 克
盐	3 克
素油	60 克

❖枸杞山楂煲海螺

【功效】滋阴补血，降压。适用于高血压风痰上逆型等症。

【制法】①把山药洗净，发透切片；枸杞子去杂质洗净；山楂洗净，切片；苦瓜洗净，切成4厘米见方的块；海螺洗净，切片；姜切片，葱切段，大蒜去皮切两半，待用。

②把锅置武火上烧热，加入素油，烧六成热时加入大蒜、姜、葱爆香，下入海螺、苦瓜、山楂、山药、枸杞子、盐、鸡汤，用武火烧沸后再用文火煲30分钟即成。

【食法】佐餐食用，每周3次，坚持食用2个月。

【来源】刘彦．补血食谱（经典）/健康补出来．广州：广东旅游出版社，2006：89．

配方	
山药	15 克
枸杞子	15 克
山楂	10 克
海螺	50 克
苦瓜	100 克
姜	5 克
葱	10 克
大蒜	10 克
盐	3 克
鸡汤	600 毫升
素油	30 克

❖ 牛膝香菇煲瘦肉

【功效】补气血，降血压，强筋骨。高血压风痰上逆型患者食用。

【制法】①牛膝洗净，切4厘米长的段，香菇发透去蒂，一切两半；西芹洗净切4厘米长的段；猪瘦肉洗净，切4厘米长的块，姜切片，葱切段，蒜去皮，切片。

②把锅置武火上烧热，加入素油，烧至六成熟时，加入姜、葱、蒜爆香，加入猪瘦肉、西芹、香菇、牛膝，加入盐，上汤，用文火煲35分钟即成。

【食法】每日1次，佐餐食用。

【来源】晔子.自助食疗DIY.北京：化学工业出版社，2008：142.

配方

牛膝	10克
香菇	30克
西芹	100克
猪瘦肉	200克
姜	5克
蒜	10克
葱	10克
盐	5克
素油	50克

❖ 天麻蒸猪脑

【功效】平肝熄风，降低血压。高血压风痰上逆型患者食用。

【制法】①把天麻打成细粉，猪脑去红腺及膜洗净，姜、蒜洗净，切片，葱切花。

②把猪脑放在蒸盆内，加入天麻粉、盐、姜、葱、蒜和鸡汤。

③把盛有猪脑的蒸盆置蒸笼内，用武火大气蒸35分钟即成。

【食法】每日1次，每次食猪脑1只。

【来源】王守国.食疗蒸菜.郑州：河南科学技术出版社，2004：51.

配方

天麻	10克
猪脑	2只
姜	5克
大蒜	10克
葱	5克
绍酒	5克
鸡汤	200毫升

❖ 银耳炒菠菜

【功效】滋阴止咳，降低血压。高血压风痰上逆型患者食用。

【制法】①银耳发透，去蒂，撕成瓣状；菠菜洗净，切成5厘米长的段，用沸水焯透捞起，沥干水份，姜、蒜切片，葱切花。

②炒锅置武火上烧热，加入素油，六成熟时，下入葱、姜、蒜爆香，加入银耳、菠菜、盐炒熟即成。

配方

银耳	20克
菠菜	200克
姜	5克
葱	10克
素油	30克
盐	5克
大蒜	10克

【食法】每日 2 次，佐餐食用。

【来源】民间验方。

◈◈ 金菊猪脑羹

【功效】疏风清热，平肝明目，补脑降压。风痰上逆型高血压患者食用。

【制法】①把菊花洗净；猪脑去红腺筋膜洗净；姜切丝，葱切段，大蒜去皮切片。

②把炒锅置武火上加入素油，烧六成熟时，加入姜、葱、蒜爆香，加入鸡汤，把菊花加入，烧沸，再加入猪脑，放入盐即成。

【食法】每三日 1 次，每次吃猪脑 1 只，佐餐食用。

【来源】成海艳 . 高血压家庭保健与食疗 . 哈尔滨：哈尔滨出版社，2009：192.

配方	
菊花	10 克
猪脑	2 只
绍酒	10 克
葱	5 克
姜	5 克
鸡汤	250 毫升
大蒜	10 克
盐	5 克
素油	30 克

◈◈ 人参炖鲍鱼

【功效】补气，益肝，降压。高血压风痰上逆型患者食用。

【制法】①鲜人参洗净，整条待用；何首乌洗净切片；原只鲍鱼洗净，一切两半；大蒜去皮，切片，姜拍松，葱切段。

②把何首乌、人参、鲍鱼、大蒜、姜、葱、盐同放炖锅内，加入鸡汤用武火烧沸，用文火炖煮 50 分钟即成。

【食法】每日 1 次，吃鲍鱼 1 只及人参、何首乌，喝汤。

【来源】洪尚纲，郭威均，纪戊霖 . 对症药膳养生事典 . 北京：中国纺织出版社，2007：169.

配方	
鲜人参	30 克
何首乌	30 克
原只鲍鱼	10 只
葱	10 克
姜	5 克
鸡汤	350 毫升
大蒜	10 克
盐	5 克

山楂雪蛤炖鲍鱼

配方

山楂	15克
雪蛤	15克
鲍鱼	3只
葱	10克
姜	5克
大蒜	10克
盐	5克

【功效】补气血，降血压。风痰上逆型高血压患者食用。

【制法】①把山楂洗净，切片；雪蛤发透去黑仔及筋膜；鲍鱼洗净，切片；蒜去皮切片，葱切段，姜切片。

②把炒锅置武火上烧热，加入素油，烧至六成熟时，加入姜、蒜、葱爆香，加入鲍鱼炒匀，加入鸡汤400毫升，放入山楂、雪蛤，文火煮35分钟即成。

【食法】每日1次，每次吃鲍鱼50克。

【来源】彭泉铭. 高血压病药膳食疗. 广东：广东旅游出版社，2005：16。

蛇粉双耳羹

配方

白花蛇	20克
银耳	20克
黑木耳	20克
大蒜	10克
姜	5克
葱	10克
盐	5克
素油	50克

【功效】滋阴润肺，降低血压。高血压风痰上逆型患者食用。

【制法】①把蛇烘干，打成细粉；银耳、黑木耳发透，去蒂根，撕成瓣；大蒜去皮切片，姜切片，葱切花。

②把炒锅置武火上烧热，加入素油，烧至六成熟时，下入蒜、姜、葱爆香，加入鸡汤800毫升，放入木耳及蛇粉。

③把炒锅烧沸，再用文火煮30分钟即成。

④食用时，加入胡椒粉调味。

【食法】每日1次，佐餐食用。

【来源】吴杰. 图说高血压病食疗菜谱. 北京：金盾出版社，2007：18.

❖ 首乌瑶柱三鲜羹

【功效】滋阴补肺，益气补血。高血压风痰上逆型患者食用。

【制法】①把何首乌烘干，打成细粉；瑶柱洗净，切成小颗粒；花枝、鱿鱼洗净，也剁成小颗粒，待用。

②把炒锅置武火上烧热，加入素油，烧六成熟时，下入大蒜爆香，加入鸡汤300毫升，烧沸，下入瑶柱、花枝、鲍鱼、何首乌粉，用文火煮35分钟即成。

③食时加入胡椒粉3克。

【食法】每日1次，每次吃羹50克。

【来源】民间验方。

配方	
何首乌	10 克
鲜瑶柱	50 克
鲜花枝	50 克
鲜鲍鱼	50 克
大蒜	20 克
盐	5 克
素油	50 克

❖ 白蛇戏菊花

【功效】祛风，除湿，降压。风痰上逆型高血压患者食用。

【制法】①白花蛇宰杀后去头、尾及内脏；菊花洗净，鸡肉洗净，切成4厘米见方的块；大蒜去皮，姜拍松，葱切段。

②把蛇置炖锅内，加入菊花、鸡肉、大蒜、姜、葱、盐、鸡汤。

③把炖锅置武火烧沸，用文火炖1小时即成。

【食法】每周食用1次，每次吃蛇肉50克，喝汤。

【来源】辛宝、董盛. 高血压饮食宜忌与中医调养. 北京：化学工业出版社，2011：170.

配方	
白花蛇	1 条
菊花	10 克
鸡肉	200 克
姜	5 克
大蒜	20 克
盐	10 克
鸡汤	1000 毫升
葱	10 克

配方

菠菜	300 克
海蜇	100 克
醋	10 克
姜	5 克
大蒜	20 克
盐	10 克
芝麻油	6 克
葱	10 克

◈◈ 大蒜菠菜拌海蜇

【功效】养血，降压，化痰。高血压风痰上逆型患者食用（便溏及腹泻者忌用）。

【制法】①把大蒜去皮切片，菠菜洗净，切 5 厘米长的段，用沸水焯透；海蜇发透洗净煮熟晾凉；姜切丝，葱切花。

②把菠菜放入盆里，加入大蒜、海蜇、醋、盐、姜、葱、芝麻油，拌匀即成。

【食法】每日 1 次，佐餐食用。

【来源】范姝岑，王晓丽. 好食好孕. 北京：航空工业出版社，2008：98.

配方

菠菜	300 克
鲜墨鱼	300 克
酱油	10 克
葱	10 克
大蒜	20 克
盐	5 克
素油	30 克
花枝	100 克

◈◈ 大蒜菠菜炒花枝

【功效】滋阴养血，降低血压。高血压风痰上逆型患者食用。

【制法】①把大蒜去皮，洗净，切片；菠菜洗净，切 5 厘米长的段；鲜墨鱼洗净，切 4 厘米长的段；葱切花。

②把炒锅置武火上烧热，再加入素油，烧六成熟时，加入蒜、葱爆香，随即加入花枝片炒匀，加入菠菜、盐、酱油，炒熟即成。

【食法】每日 1 次，佐餐食用。

【来源】彭铭泉. 高血压药膳食疗. 广州：广东旅游出版社，2006：142.

配方

菠菜	300 克
生姜	10 克
芝麻油	10 克
葱	10 克
大蒜	15 克
盐	5 克
酱油	10 克

◈◈ 大蒜姜汁拌菠菜

【功效】滋阴润肺，养血止血，降低血压。用于高血压，风痰上逆型患者食用。

【制法】①把大蒜去皮洗净，捣成蒜泥；姜洗净绞成姜汁；葱切花，菠菜洗净，用沸水焯熟，捞起，挤干水分，待用。

②菠菜放入大碗内，加入蒜泥、姜汁、葱花、酱油、盐、芝麻油拌匀即成。

【食法】每日食用 2 次，佐餐食用。

【来源】色尘．养生菜分步详解 168 例．济南：山东省地图出版社，2009：133.

茯苓杏仁炸全蝎

【功效】通经络，降血压，祛瘀血。高血压风痰上逆型患者食用。

【制法】①把茯苓打成细粉，杏仁打成粉，全蝎洗净，除去盐分，沥干水分，待用。

②把全蝎放入盆内，加入茯苓粉、面粉、杏仁粉、生粉、盐，打入鸡蛋拌匀挂浆，加少许水。

③把锅置武火上烧热，加入素油烧八成熟时，锅离开火口，把全蝎逐个炸黄，熟透即成。

【食法】佐餐食用，每次食全蝎 3 只。

【来源】彭铭泉．中国药膳制作经典．北京：人民军医出版社，2008：80.

配方

茯苓	30 克
杏仁	15 克
面粉	50 克
生粉	50 克
全蝎	30 只
盐	10 克
鸡蛋	1 个
素油	1000 克
	（实耗 50 克）

花胶大蒜炖鲍翅

【功效】滋阴补血，降低血压。高血压风痰上逆型患者食用。

【制法】①把花胶、鲍鱼、鱼翅发透，洗净，切成 4 厘米见方的块状；大蒜去皮切片；菜胆洗净，切 4 厘米长的段。

②把花胶、鲍鱼、鱼翅、大蒜、盐、鸡汤放入炖杯内，置武火烧沸，再用文火焖 30 分钟即成。菜胆另用水煮熟。

③上桌前加入煮熟之菜胆即可。

【食法】每日 1 次，佐餐或单食。

【来源】彭铭泉．中华养生实用药膳．西宁：青海人民出版社．2010：105.

配方

花胶	30 克
鸡汤	250 毫升
鲍鱼	30 克
鱼翅	30 克
大蒜	30 克
盐	6 克
菜胆	50 克

淮杞山楂煲海螺

【功效】 滋阴补血，降低血压。高血压风痰上逆型患者食用。

【制法】 ①把淮山洗净，发透切片；枸杞子去杂质洗净；山楂洗净，切片；苦瓜洗净，切4厘米见方的块；海螺洗净，切片；姜切片，葱切段，蒜去皮切两半，待用。

②把锅置武火上烧热，加入素油，烧至六成熟时，加入蒜、姜、葱爆香，下入海螺、山楂、淮山、枸杞子、盐，加鸡汤600毫升，用武火烧沸后再文火煲30分钟即成。

【食法】 每日1次，每次食海螺30~50克。

【来源】 彭铭泉. 高血压病药膳食疗. 广州：广东旅游出版社，2006：128.

配方

淮山	15克
枸杞子	15克
山楂	10克
海螺	50克
鸡汤	600毫升
盐	5克
姜	5克
葱	10克
蒜	10克

首乌炒肝腰

【功效】 滋补肝肾，降压。适用于高血压肾阴亏损型等症。大便溏泄者及有湿痰者忌服。

【制法】 ①把制首乌烘干，研成细粉；猪肝洗净，切薄片；猪腰一切两半，除去白色臊腺，切花，再切成4厘米长的段。

②把猪肝、猪腰放在碗内，加入荠粉，打入鸡蛋，放入盐，水调匀挂浆，待用。

③把炒锅置武火上烧热，加入素油，烧至六成热时下入姜、葱爆香，随即下入猪肝、猪腰和制首乌粉，烹入料酒，炒匀断生即成。

【食法】 佐餐食用，每周3次，坚持食用3个月。

【来源】 彭铭泉. 心脑血管病精品药膳60种. 河南：郑州大学出版社，2011：95.

配方

制首乌	12克
猪肝	100克
猪腰	2只
料酒	10克
盐	3克
姜	5克
葱	10克
荠粉	20克
鸡蛋	1个
素油	50克

❀ 山楂大枣蒸斑鱼

【功效】补气血，化湿浊，降压。适用于高血压气虚湿阻型等症。

【制法】①把山楂洗净、切片；大枣洗净、去核；红斑鱼去鳞、鳃及内脏；姜切片，葱切段。

②把红斑鱼放在蒸盆内，抹上酱油、料酒、盐，放上姜、葱，并加入鸡汤，在鱼身上放大枣及山楂片。

③把蒸盆置蒸笼内武火大汽蒸 30 分钟即成。

【食法】佐餐食用，每周 1 次，坚持食用 2 个月。

【来源】王莹. 更年期综合征药膳治疗. 北京：人民军医出版社，2007：83.

配方

山楂	15 克
大枣	12 枚
红斑鱼	1 尾
	（1000 克）
料酒	10 克
盐	3 克
姜	5 克
葱	10 克
酱油	10 克
鸡汤	300 毫升

❀ 石决明牡蛎肉炖豆腐

【功效】平肝潜阳，降压止痛。适用于高血压肝阳上亢型等症。

【制法】①把牡蛎肉洗净，切成薄片；豆腐切成 2 厘米宽、4 厘米长的块；姜切片，葱切段；小白菜洗净，切成 4 厘米长的段。

②把牡蛎肉、石决明粉、豆腐、姜、葱、料酒同放炖锅内，加清水 1200 毫升，置武火上烧沸，再用文火炖煮 30 分钟，加入小白菜、盐、鸡精、胡椒粉、鸡油，烧沸即成。

【食法】佐餐食用，每周 3 次，坚持食用 2 个月。

【来源】田建华. 高血压调养食谱与生活护理. 北京：中医古籍出版社，2006：71.

配方

石决明粉	10 克
牡蛎肉	300 克
豆腐	300 克
小白菜	50 克
盐	3 克
姜	4 克
葱	8 克
料酒	10 克
鸡油	25 克
胡椒粉	2 克
鸡精	2 克

◈◈牛膝香菇煲瘦肉

配方	
牛膝	10 克
香菇	30 克
西芹	100 克
猪瘦肉	200 克
姜	5 克
蒜	10 克
葱	10 克
盐	5 克
素油	50 克

【功效】补气血，降血压，强筋骨。高血压风痰上逆型患者食用。

【制法】①牛膝洗净，切4厘米长的段，香菇发透去蒂，一切两半；西芹洗净切4厘米长的段；猪瘦肉洗净，切4厘米长的块，姜切片，葱切段，蒜去皮，切片。

②把锅置武火上烧热，加入素油，烧至六成熟时，加入姜、葱、蒜爆香，加入猪瘦肉、西芹、香菇、牛膝，加入盐，上汤，用文火煲35分钟即成。

【食法】每日1次，佐餐食用。

【来源】晔子. 自助食疗 DIY. 北京：化学工业出版社，2008：102.

◈◈银耳炒菠菜

配方	
银耳	20 克
大蒜	10 克
葱	10 克
盐	5 克
姜	5 克
菠菜	200 克
素油	30 克

【功效】滋阴止咳，降低血压。高血压风痰上逆型患者食用。

【制法】①银耳发透，去蒂，撕成瓣状；菠菜洗净，切成5厘米长的段，用沸水焯透捞起，沥干水份，姜、蒜切片，葱切花。

②炒锅置武火上烧热，加入素油，六成熟时，下入葱、姜、蒜爆香，加入银耳、菠菜、盐炒熟即成。

【食法】每日2次，佐餐食用。

【来源】秋实. 养生保健食谱. 北京：朝华出版社，2005：101.

◈◈黑木耳炒芹菜

配方	
杜仲	10 克
黑木耳	30 克
芹菜	200 克
葱	10 克
姜	5 克
大蒜	10 克
盐	3 克
素油	50 克

【功效】补肝肾，降压。适用于高血压阴阳两虚型等症。

【制法】①把杜仲烘干研成细粉；黑木耳发透去蒂根；芹菜洗净切段；姜切片，葱切段，大蒜去皮，切片。

②把炒锅置武火上烧热，加入素油，烧六成热时，下入姜葱、大蒜爆香，随即下入芹菜、黑木耳、盐、杜仲粉，炒至芹菜断生即成。

【食法】佐餐食用，每周3次，坚持食用2个月。

【来源】张奔腾.精选大众家常菜 1888 例.北京：化学工业出版社，2011：151.

🔷 杜仲煮海参

【功效】补肝肾，降压。适用于高血压等症。

【制法】①把杜仲烘干研成细粉；水发海参去肠杂，顺切薄片；姜拍松，葱切段。

②把水发海参放入炖锅内，加入杜仲粉、鸡汤、姜、葱、盐。

③把锅置武火上烧沸，再用文火煮 40 分钟即成。

【食法】佐餐食用，每周 3 次，坚持食用 3 个月。

【来源】何席英.高血压药膳.北京：世界图书出版社，2004：39.

配方	
杜仲	30 克
水发海参	200 克
姜	5 克
葱	10 克
盐	3 克
鸡汤	600 毫升

🔷 芭蕉煮鹌蛋

【功效】补气血，降压，通便秘。适用于高血压肝肾阴虚型等症。

【制法】①把芭蕉去皮，切成 4 厘米的段，待用。

②把锅内加入清水 400 毫升，置武火上烧沸，下入芭蕉煮 10 分钟，再把鹌鹑蛋一个一个地打入沸水锅内，煮熟加入少许白糖拌匀即成。

【食法】早餐食用，每周 3 次，坚持食用 3 个月。

【来源】幸宝，董盛.高血压饮食宜忌与中医调养.北京：化学工业出版社，2011：185.

配方	
芭蕉	200 克
鹌鹑蛋	10 个
白糖	10 克

🔷 海带炖猪肘

【功效】补虚损，降压。适用于高血压肝肾阴虚型等症。

【制法】①把海带洗净，切成细丝；猪肘洗净，切成 3 厘米见方的块；姜拍松，葱切段。

②把海带、猪肘、姜、葱放入炖锅内，加入清水 1500 毫升，用武火烧沸，打去浮沫，文火煮 1 小

配方	
海带	150 克
猪肘	300 克
盐	3 克
姜	5 克
葱	10 克

时，加盐即成。

【食法】佐餐食用，每周2次，坚持食用2个月。

【来源】民间验方。

◈◈山楂莲子雪蛤膏

配方

山楂	15 克
莲子	20 克
雪蛤	15 克
冰糖	15 克

【功效】滋阴补肾，降压。适用于高血压肝肾阴虚型等症。

【制法】①把山楂洗净，去核，切片；莲子洗净；雪蛤发透，去黑子、筋膜；冰糖打碎成屑。

②把莲子、山楂放入炖杯内，加入清水350毫升，用武火烧沸，再用文火炖煮35分钟后，加入雪蛤、冰糖屑烧沸，再用文火煮15分钟即成。

【食法】可作饮料用，每周2次，坚持饮用2个月。

【来源】幸宝，董盛.高血压饮食宜忌与中医调养.北京：化学工业出版社，2011：187.

◈◈杜仲爆腰花

配方

杜仲	9 克
猪肾	200 克
绍酒	10 毫升

【功效】补益肝肾，强筋健骨。用于肾精不足偏于肝肾亏虚，气化不利而下肢水肿，尿量减少或反增多的高血压病患者。

【制法】炒杜仲加清水煎成浓汁。猪肾剥开，剔去臊腺，切块加花刀，放碗内，用糖、杜仲汁、绍酒、酱油、盐拌匀。用猪油起锅，烧至油红热时，放入葱、姜、花椒、蒜爆香，放入腰花快炒，再加入酱油、醋、糖略加翻炒即可。

【食法】随意食用。

【来源】彭铭泉.中国药膳学.北京：人民卫生出版社，2000：76.

黄芪当归蒸鸡

【**功效**】补气益血，活血。用于高血压。

【**制法**】①将黄芪、当归洗净，共装入纱布药袋，口扎紧。母鸡宰杀后去毛，用刀从裆部切开，取出内脏肠杂。

②再将鸡放入沸水锅内氽透，捞出，再置凉水内冲洗干净，沥尽水分。

③随之将药袋由鸡裆部装入鸡腹，将鸡入蒸盆并加入葱、姜、盐、黄酒、陈皮、胡椒粉及适量清水，上笼入锅隔水蒸2小时左右，最后取弃药袋，加入鸡精即成。

【**用法**】佐餐食用，分3日完成。

【**来源**】戚文英.家庭实用小药膳全书.河南：河南科学技术出版社，1995：5.

配方

炙黄芪	100克
当归	20克
嫩母鸡	1只
黄酒	20毫升
陈皮粉	5克
胡椒粉	5克
盐	10克
葱花	5克
姜	10克
鸡精	3克

天麻炖甲鱼

【**功效**】活血化瘀、降压、清眩。高血压、冠心病。

【**制法**】将甲鱼宰杀（沸水稍烫后刮去泥膜，挖净体内黄油，用甲鱼胆在壳背上涂一周，覆盖，向上置器皿中。天麻片、葱、姜覆盖其上，加黄酒适量，加盖后隔水炖1.5～2小时。

【**用法**】佐餐食，食时蘸麻油或随喜好调制蒜泥等调味汁水。

【**来源**】李清亚，王晓慧.甲鱼乌鸡的保健功能与食疗方.北京：金盾出版社，2007：135.

配方

甲鱼	450克
天麻片	15克
葱	10克
姜	5克
黄酒	20毫升
蒜	10克
麻油	5毫升
盐	5克

配方

山楂	6 克
净子鸡	1500 克
柠檬	200 克
白酱油	50 克
盐	5 克
鸡精	5 克
葱	10 克
蜜糖	15 克
黄酒	20 毫升
湿淀粉	5 克
豆油	100 克
鸡汤	500 克

◆ 山楂鸡

【功效】活血散瘀，消食化积。适用于高血脂、高血压患者。

【制法】①将净鸡的脊背劈开，拍断大骨，用水洗净，放入开水锅内烫 5 分钟捞出，用温水洗净血沫，用洁布擦去水分，抹上蜂蜜。勺内放猪油，烧至 8 成热时，将鸡下入油内，炸至金黄色时捞出，放在盆内，加入鸡汤、酱油、葱段、姜片、鸡精、绍酒、山楂。

②再将柠檬切成片放在鸡上，上屉蒸 3 小时取出，除去姜、葱、山楂、柠檬片，把汤控出，将鸡骨剔出。

③将鸡肉切成长 6 厘米、宽 0.5 厘米的条，鸡皮向下，码在碗内，将鸡汤倒入碗内，以淹过鸡条为度，上屉蒸 15 分钟取出，把汤倒入勺内，鸡肉条扣在盘内。再将另一部分柠檬顶刀切成厚 2 分的圆片，摆在鸡肉条的周围。

【用法】食肉饮汤。

【来源】彭铭泉.中国药膳大全.长春：吉林科学技术出版社.2003：322.

配方

兔肉	120 克
制天麻	15 克
菊花	30 克
生姜	3 片
盐	5 克

◆ 天麻炖兔肉

【功效】清泄肝热，平肝息风。用于肝阳上亢型之高血压。

【制法】将天麻洗净，菊花除去杂质，洗净；兔肉洗净，切块，用开水拖去血水。把全部用料一齐放入炖锅内，加开水适量，炖锅加盖，文火隔开水炖 2 小时，调味即可。

【用法】随量饮汤食肉。

【来源】何国樑.高血压病治疗调养全书.北京：化学工业出版社，2010：109.

❀ 玉米须炖蚌肉

【功效】滋阴明目，利水通淋。用于阴虚阳亢型高血压并水肿患者。

【制法】将玉米须洗净，葱、姜拍破，蚌肉去杂洗净。将玉米须、蚌肉、葱、姜、花椒、料酒、盐同时投入锅内，武火烧开，文火炖至肉熟烂，拣去玉米须、葱、姜。

【用法】随量饮汤食肉。

【来源】杜慧真. 富贵病家庭药膳. 北京：金盾出版社，2008：39.

配方

玉米须	50克
蚌肉	200克
料酒	10克
生姜	5克
盐	5克
葱	5克
花椒	3克

❀ 大蒜腐竹焖水鱼

【功效】滋补肝肾、清热潜阳、软坚散结。用于阴亏阳亢之高血压及肝病。

【制法】将水鱼活剖，去肠杂，切块，用开水拖去血腥，捞起干水分；腐竹用清水浸软，切段；大蒜去根叶，洗净，切段。起油锅下姜、葱爆香，放入水鱼，大蒜炒至微黄，溅少许酒，下上汤（或水）适量，同放入瓦煲内焖至水鱼肉熟透，下湿芡粉、葱花调匀可。

【食法】随量食用。

【来源】陆才达. 男性壮阳滋补食谱. 昆明：云南美术出版社，2002：55.

配方

水鱼	500克
大蒜	90克
腐竹	60克
生姜	5片
葱花	3克
盐	5克
芡粉	10克

❀ 地龙炒蛋

【功效】滋阴润燥，养心安神熄内风。用于高血压阴虚阳化风动，肢麻肢颤，眩晕较甚的患者。

【制法】将活地龙5条放入盆内加清水适量浸泡3天，使其排出体内污物，剥开，洗净切碎，与鸡蛋2枚和匀，油煎至熟为饼。

【食法】顿服，隔日1次。

【来源】王民生. 心血管疾病中医食疗验方. 沈阳：辽宁科学技术出版社，1999：32.

配方

活地龙	5条
鸡蛋	2枚

❖❖ 天麻猪脑羹

配方

猪脑	1 个
盐	5 克
天麻	10 克

【功效】平肝息风,益精填髓。用于肾精不足、阴阳两虚的高血压患者。

【制法】将猪脑,天麻加水用文火共炖 1 小时,熬成稠厚羹汤,除去药渣,加入食盐调匀。

【食法】一日内分顿连脑带汤同食。

【来源】俞小平、黄志杰. 中国益寿食谱. 北京:科学文献出版社,1995:85.

❖❖ 菊花蜂蜜膏

配方

菊花	50 克
蜂蜜	200 克
枸杞子	30 克
桑葚	30 克

【功效】补肝肾,降压。适用于高血压肾阴虚型等症。

【制法】①把菊花、枸杞子、桑葚洗净去杂质,放入锅内,加清水 400 毫升,置武火上烧沸,再用文火煎煮 25 分钟,去渣,留汁液。

②把蜂蜜加入汁液内拌匀,用文火熬煮成膏状即成。

【食法】每日 2 次,每次 20 克,坚持食用 2 个月。

【来源】余菁. 果树养生 1008 例. 北京:中国旅游出版社,2011:54.

❖❖ 醋制黑豆

配方

黑豆	200 克
醋	30 克

【功效】补肝肾,降压。适用于高血压等症。

【制法】①把黑豆去杂质,洗净,烘干。

②把炒锅置武火上烧热,加入黑豆,用锅铲不停地翻炒,改用文火,听见轻微爆炸声,离开火口,待响声停止,重将锅置文火上,加入醋,炒干即成。

【食法】每日随时可食用,坚持食用 3 个月。

【来源】幸宝,董盛. 高血压饮食宜忌与中医调养. 北京:化学工业出版社,2011:188.

❖❖ 黑芝麻山药羹

配方

黑芝麻	50 克
山药	50 克
白糖	10 克

【功效】补肝肾,养心脾,降压。适用于高血压肝肾阴虚型等症。

【制法】①把黑芝麻去杂质炒香,研成细粉;

山药烘干研成细粉；将黑芝麻粉与山药粉混匀，待用。

②把锅内加入清水 300 毫升，置武火上烧沸，将黑芝麻粉和山药粉徐徐加入沸水锅内，同时放入白糖，不断搅拌，煮 3~5 分钟即成。

【食法】可随时食用，每周 3 次，坚持食用 3 个月。

【来源】辛宝，董盛．高血压饮食宜忌与中医调养．北京：化学工业出版社，2011：184.

❋ 鸭泥面包

【功效】平肝降压。高血压、冠心病、慢性肾炎、消化不良、营养不良者及老年人尤为适宜。

【制法】①先把鸭肉煮熟，剁成细泥；面包切成方丁，团粉用三倍的清水调成湿团粉。

②再把肉汤、鸭肉泥、料酒、鸡精、豌豆粒调匀，同倒入锅内，煮开之后，把调好的湿团粉徐徐倒入，再等烧开，洒上鸡油，即成鸭泥羹。

③把植物油熬到冒烟时，立即将切好的面包块丁放进锅里，炸到呈金黄色时捞出，放在大盘子里待用。接着把鸭羹倒在面包丁上面，立即食用。

【用法】每日 3 次，佐膳食用。

【来源】马立燕．清真菜谱．北京：金盾出版社，2008：46.

配方	
鸭肉	150 克
白面包	75 克
肉汤	250 克
鲜豌豆	50 克
鸡油	75 克
料酒	50 克
团粉	15 克
鸡精	3 克
食盐	5 克
植物油	500 克

❋ 决明烧茄子

【功效】清肝降逆，润肠通便。适应于高血压、冠心病患者。

配方	
草决明	30 克
茄子	500 克
豆油	250 克

【制法】将草决明捣碎加水适量，煎 30 分钟，去药渣后浓缩汁至两茶匙待用。再把茄子切成斜片。把豆油 250 克放入锅中烧热，把茄子炸至两面焦黄，捞出控油。另将铁锅内余油留下 3 克再放在火上，用蒜片爆锅后把炸好的茄片入锅，即可把葱姜作料和草决明药汁调匀的淀粉倒入锅内翻炒一会，点几滴明油，颠翻后即成。

【用法】每日 2 次，佐餐食。

【来源】马义杰，张绪华．冠心病食疗菜谱．青岛：青岛出版社，2003：32.

配方

天麻	50 克
川芎	10 克
茯苓	10 克
鲜鲤鱼	50 克
蜂蜜	200 克
枸杞子	30 克
桑葚	30 克
桑葚	1 尾
	(1500 克)
水豆粉	10 克
白糖	10 克
盐	5 克
鸡精	50 克
胡椒面	10 克
香油	30 克
葱	10 克
姜	50 克

◈ 天麻鱼头

【功效】平肝息风，定惊止痛，行气活血。适于高血压患者。

【制法】①将鲜鲤鱼整好洗净。将川芎、茯苓切成大片，用第二次米泔水泡，再将天麻放入泡过川芎、茯苓的米泔水中浸泡 4～6 小时，捞出天麻置米饭中蒸透，切成片待用。

②将天麻片放入鱼头和鱼腹内，置盆内，然后放入葱、生姜，加入适当清水后，上笼蒸约 30 分钟。将鱼蒸好后，拣去葱和生姜，另用水豆粉、清汤、白糖、食盐、鸡精、胡椒面、香油烧开勾芡，浇在天麻鱼上即成。

【用法】每日 2 次，佐餐食。

【来源】深圳市金版文化发展有限公司. 清热去火汤. 广州：广州出版社，2007：56.

◈ 菠菜麻油拌芹菜

【功效】芹菜能平肝降压，菠菜亦能平肝降压，麻油则具润肠通便之效。对高血压之头晕头痛，面赤便秘等症有一定疗效。

【制法】将芹菜去根、叶，洗净切段，入沸水中焯 3 分钟，捞出。菠菜洗净切开，入沸水中焯一下，捞出。共入盘中，加入调料拌匀即成。

【食法】佐膳食，每日 1 次，连用 5～7 日。

【来源】张燕立. 食到病除——大众饮食养生与自疗. 北京：清华大学出版社，2006：56.

配方

菠菜	250 克
嫩芹菜	30 克
麻油	20 克
食醋	10 克
盐	5 克
鸡精	50 克

◈ 花生枯草炖枣仁

【功效】夏枯草能清肝火，散瘀结。目为肝窍，肝火得清则阴血上荣而目明，故又能明目。酸枣仁甘酸收敛，治烦心不得眠。补血通脉的花生与之同

配方

花生仁	500 克
夏枯草	250 克
酸枣仁	50 克

用，有持久的降压宁心明目作用。适用于高血压之心烦失眠，目赤昏花等症。

【制法】将夏枯草、酸枣仁共入锅中，加水适量，煎汁去渣。另取锅 1 只，倒入药汁和花生米，小火慢炖，至药汁快干时离火，取出花生米烘干，装瓶备用。

【用法】每次 20～30 粒，每日 2 次，细嚼慢咽。

【来源】李浩．中华药膳防治心脏疾病．北京：科学技术文献出版社，2002：140.

◈ 花生米浸醋

【功效】花生米内含的卵磷脂和脑磷脂是神经系统不可缺少的重要物质，能延缓脑功能衰退。有抑制血小板黏聚，阻止血栓形成，保护血管壁的作用。高血压、高血脂患者。

配方	
连衣花生米	250 克
醋	500 克

【制法】连衣花生米 250 克，浸入醋中，1 周后服食。

【用法】每晚睡前食 3～5 粒，连食有效。

【来源】雷永乐．雷医生心血管病食疗方谱．广州：广东人民出版社，2006：47.

◈ 鳝鱼芹菜炒翠衣

【功效】西瓜翠衣性味甘，凉，内含葡萄糖、苯甲酸、枸杞碱、果糖、维生素 C 等成分。具有清热消暑，降压利尿的作用。芹菜则见长于平肝清热，降低血压。鳝鱼与之同用效果更佳。适用于高血压、动脉硬化兼体虚水肿者。

配方	
鳝鱼	1 条
	(约重 200 克)
西瓜翠衣	150 克
芹菜	150 克
姜丝	50 克
蒜片	5 克
葱段	5 克
盐	5 克
鸡精	50 克
醋	5 克
麻油	50 克

【制法】将鳝鱼活杀，去内脏，洗净切丝；西瓜翠衣洗净切条；芹菜去根、叶、切段，入热水中焯一下捞起，起麻油锅，待油热后倒入鳝鱼丝，炒半熟时将西瓜翠衣、芹菜及其他佐料翻炒至熟。

【用法】佐膳食。

【来源】李浩．中华药膳防治心脏疾病．北京：科学技术文献出版社，2002：148.

配方

绿豆	500 克
黑芝麻	500 克

◈绿豆黑芝麻粉

【功效】绿豆含有谷固醇,这是一种能抑制小肠吸收脂肪的成分,因此对老年人及高血压、高血脂病人是十分有益的。老年人高血压、高血脂。

【制法】将绿豆与黑芝麻一起炒熟研粉。

【食法】每次服 50 克,每日 2 次服。

【来源】经验方。

配方

母鸡	1 只
	(约1500 克)
天麻	15 克
清汤	500 克
葱	10 克
姜	10 克
盐	5 克

◈鸡肉焖天麻

【功效】天麻性味甘、平。能平肝息风,定惊定神。适用于高血压引起的肝阳头痛,神经性偏正头痛,肢体麻木等症。

【制法】将天麻洗净切薄片,上笼蒸 8 分钟备用。把鸡除去毛爪及肠杂,洗净切块,下油锅煸炒一下,随加葱、姜适量煸出香味,加入清汤,小火焖 1 小时,再加入天麻,小火焖 5 分钟即可。天麻不可早加,早加其有效成分会因加热过度而损失。

【用法】吃肉喝汤,分两天吃完,连吃 2 只鸡。

【来源】李秀才. 高血压自然疗法. 北京:人民军医出版社,2011:45.

配方

老鸭	1 只
天麻	45 克
黄酒	20 毫升
盐	5 克
酱油	50 克

◈老鸭蒸天麻

【功效】天麻能平肝息风,祛风定惊。鸭肉亦能滋阴清热,治头晕头痛。二味相合,效果更佳。对高血压之头晕头痛,烦热易怒等症食之甚宜,中风后遗,手足麻木者用之亦佳。

【制法】将老鸭去毛,开腹弃肠杂,洗净,淋上黄酒,酱油和食盐,上锅蒸 3～4 小时,离火前 15分钟将天麻切片放入鸭盆内蒸透即成。

【食法】吃肉饮汁。每日 2 次,每次 1 小碗,2～3 天吃完。

【来源】李浩. 中华药膳防治心脏疾病. 北京:科学技术文献出版社,2002:145.

◆◆鸭肉菊花荷叶芹菜

【功效】鸭肉能滋阴清热，利水消肿，益血养胃。芹菜具有降压疗效。菊花、荷叶及清热之品。适于高血压、冠心病。

【制法】先将菊花、荷叶、芹菜煎汁去渣，再同鸭肉、白糖共炖熟服食。

【用法】每日1剂，连用7日为一疗程。

【来源】李浩．中华药膳防治心脏疾病．北京：科学技术文献出版社，2002：147.

配方	
鸭肉	50 克
菊花	12 克
荷叶	1 张
芹菜	200 克
白糖	50 克

◆◆淡菜松花蛋

【功效】育阴潜阳。治疗阴虚阳亢型高血压。

【制法】将淡菜焙干研末．以松花蛋蘸淡菜末食用。

【用法】每晚服1次，连服7~8天。

【来源】雷永乐．雷医生心血管病食疗方谱．广州：广东人民出版社，2006：85.

配方	
淡菜	15 克
松花蛋	1 个

◆◆菊花炒鸡片

【功效】镇痛祛风，补肝明目。适用于冠心病、高血压。

【制法】①鸡肉切成薄片，菊瓣用水洗净，葱切成小片，鸡蛋去黄留清。鸡片用蛋清、盐、料酒、胡椒面、玉米粉调匀拌好。用盐、白糖、鸡精、胡椒面、麻油兑成汁。

②锅烧热，倒入猪油7000克，待油五成熟时，放入鸡片滑散滑透，捞出沥去油。再把锅烧热，放进30克热油，下入葱、姜稍煸炒，即倒入鸡片，烹入料酒炝锅，把兑好的汁搅匀倒入锅内翻炒几下，随着菊花瓣投入锅内翻炒均匀即可。

【用法】每日2次，佐餐食。

【来源】雷永乐．雷医生心血管病食疗方谱．广州：广东人民出版社，2006：154.

配方	
鸡肉	750 克
菊花瓣	50 克
鸡蛋	3 个

◆◆ 荷叶蒸饼

【功效】清热解暑，开发清阳，散瘀止血。用于老年人、高血压、高脂血症者。

【制法】①糯米淘洗沥净，下锅炒干水分，放八角、茴香合炒，当糯米呈谷黄色时即起锅、磨细。

②红糖溶化滤去杂质，调入磨细的糯米粉子内，加猪油、白糖一起揉好，分成小坨；猪肉洗净，切片，包入坨中搓成圆形。

③荷叶洗净碾干，裹上糯米团，依次入蒸笼内急蒸 40 分钟便成。

【用法】可作早餐或点心食用。

【来源】张奔腾．新编家常主食大全．北京：化学工业出版社，2010：81.

配方

糯米	1000 克
半肥瘦猪肉	50 克
红糖	75 克
白糖	50 克
八角	50 克
荷叶	3 张
茴香	1 克

◆◆ 肉丝香干炒芹菜

【功效】补益气血，降脂，利尿。用于老年人和营养不良、贫血、结核病、高脂血症、高血压、骨软化症、口角溃疡、舌炎、脂溢性皮炎、角膜炎、白内障、术后恢复期、阴囊炎、尿血、前列腺炎、糖尿病等。

【制法】把瘦猪肉及香干均切成丝，芹菜理好、洗净、切成寸段，用开水焯一下。油锅熬热后即煸肉丝，然后把芹菜、酱油等放入，炒熟。

【用法】佐餐食用。

【来源】林天东．健康美食系列——养颜减肥，海口：南海出版社，2009：87.

配方

瘦猪肉	50 克
香干	50 克
芹菜	150 克
花生油	50 克
酱油	10 克

❀ 肉片冬瓜

【功效】补益、利水。用于老年人和高血压、冠心病、肝炎、肾炎、脑血管病、前列腺炎、神经炎、脚气病、血尿、水肿、气管炎等病症及孕妇、乳母、儿童、青少年等。

【制法】先把冬瓜削去皮，切成 1 厘米厚的片，再把猪肉切成薄片，用酱油、团粉、料酒调汁拌好。油锅熬热后先熘葱、姜，继下肉片，急炒后出锅待用。另用热油锅熘炒冬瓜加盐，将要炒熟时放入炒过的肉片及酱油，炒匀，再将剩余的团粉用温水和好，放入后急炒和匀，烧熟即成。

【用法】佐餐食用。

【来源】丁通. 超级好汤. 北京：中国人口出版社，2007：35.

配方

冬瓜	50 克
瘦猪肉	50 克
盐	5 克
花生油	50 克
酱油	10 克
团粉	50 克
葱	10 克
姜	5 克

❀ 肉丝拌黄瓜海蜇

【功效】清热，化痰，消积，降压、降脂、止痢。用于老年人高血压、高脂血症、痢疾、肠炎、感冒或患癌症或癌症术后恢复期者。

【制法】①将瘦猪肉切成细丝，大蒜拍扁，切成末，香菜切成 1 厘米长的段。勺内放入少许豆油，烧热，放入肉丝熘炒，加入酱油，炒入味后倒出。

②把黄瓜洗净，切成细丝，放齐在盘中，再把肉丝放在黄瓜丝上。

③将海蜇泡发好，洗净，切成细丝，放在肉丝上。香菜段放在肉丝的一边，大蒜末放在肉丝的另一边。再把酱油、醋、鸡精、芝麻油、精盐放在碗内调好汁，浇在黄瓜丝上，现吃现拌。

【用法】佐餐食用。

【来源】段会良. 糖尿病调养食谱. 沈阳：沈阳出版社，2009：1.

配方

瘦猪肉	50 克
黄瓜	250 克
海蜇	50 克
豆油	50 克
酱油	10 克
芝麻油	50 克
葱	10 克
姜	5 克
醋	10 克
蒜	5 克
盐	5 克
香菜	5 克

配方

冬瓜	50 克
草鱼	250 克
芝麻油	50 克
葱	10 克
姜	5 克
醋	10 克
蒜	5 克
盐	5 克
黄酒	10 克
鸡精	3 克

冬瓜煨草鱼

【功效】平肝、祛风、除热。用于治疗肝阳上亢之头痛眼花，高血压等症。

【制法】①草鱼宰杀后去鳞、鳃、内脏，洗净。冬瓜洗净，去皮，切成长 3.5 厘米、厚 2.5 厘米的块。

②烧热锅，放植物油，油烧至九成热时，放鱼，用文火煎成金黄色，烹黄酒，加冬瓜、盐、葱、姜、醋、清水（适量），用武火烧沸后，转用文火炖至鱼熟，再加鸡精即成。

【用法】佐餐食用。

【来源】深圳市金版文化发展有限公司.百变冬瓜.西安：陕西旅游出版社，2004：35.

配方

猪肉	50 克
鲜嫩豌豆	150 克
花生油	10 克
盐	5 克
酱油	10 克
团粉	10 克

肉丝烩豌豆

【功效】补中益气，利尿通乳。用于老年人和高血压、冠心病、心脏损伤、肾炎、肝炎、结核病、糖尿病，神经炎、脚气病、浮肿、舌炎、皮炎、癞皮病等病症及孕妇、乳母、儿童等。

【制法】将猪肉切成细丝，用团粉、料酒、酱油调汁拌好。再将豌豆剥好洗净。油锅熬热后先煸肉丝，煸后起出。锅内放入豌豆，加水或肉汤，再加酱油和盐烧开，豆酥后下煸过的肉丝，将团粉用温水和匀，倒入锅内调和烧开。

【用法】佐餐食用。

【来源】张家伟.小家庭菜谱.上海：上海科学普及出版社，2007：67.

配方

猪肉	5 克
鲜嫩蚕豆	150 克
花生油	10 克
盐	5 克
酱油	10 克
葱	5 克
姜	5 克

肉末炒蚕豆

【功效】健脾燥湿，补益气血。用于老年人、孕妇、乳母、儿童和高血压、冠心病、脑血管病、慢性肾炎、结核病、营养不良、贫血、癞皮病、舌炎、皮炎、食欲不振、术后恢复期患者。

【制法】将肉洗净，剁成碎末。再把蚕豆洗净。

将油熬热后先煸葱、姜,继炒肉末,炒至半熟时,把酱油、盐等放入炒和,再将蚕豆放入一同煸炒,如太干可略加水或汤,炒透、炒熟即成。

【用法】佐餐食用。

【来源】民间验方。

◈ 芹菜炒猪肝

【功效】清热利湿,平肝凉血。用于肝血亏虚所致的头昏、眼花;肝热上扰所致的头痛眩晕,目赤目痛及小便淋痛、白浊、黄疸等病症。现尚用于高血压、冠心病、慢性肝病、肝功能轻度异常者。

【制法】①猪肝去筋膜,用快刀切成薄片,用水淀粉和精盐同猪肝片搅匀上劲(即上浆),待用。

②芹菜用筷子打去菜叶(取净茎300克),用清水洗净,切成3厘米长的段。

③将锅洗净,上旺火,烧热,用冷油滑一滑锅,倒去余油,重新换上冷猪油,烧至六成油温,投猪肝划油,将猪肝搅散,待变色后,倒入漏勺沥油。

④锅中留油少许,继续上旺火,投入芹菜煸炒,待成熟前,加上酱油、白糖、精盐,用湿淀粉勾芡,再倒入猪肝,翻几下身,在锅边淋上少许香醋,即可出锅装盘。

【用法】佐餐食用。

【来源】董国成. 百变家常盖饭. 北京:金盾出版社,2011:56.

配方	
猪肝	200 克
芹菜	300 克
猪油	50 克
盐	1 克
酱油	25 克
湿淀粉	30 克
黄酒	10 克

◈ 昆布海藻煲黄豆

【功效】清热降压、软坚散结、滋阴和脾。用于阴阳两虚之高血压病人。

【制法】小火炖汤,加白糖少许调味。

【食法】每天服2次。

【来源】杨卫,田均平. 四季家常美味汤粥400. 北京:中国时代经济出版社,2006:87.

配方	
昆布	30 克
海藻	30 克
黄豆	200 克
白糖	10 克

配方

茯苓	50 克
米粉	450 克
发酵粉	4 克
碱水	2 克

◈健脾茯苓糕

【功效】健脾渗湿、宁心安神。适合脾虚型高血压、高血脂症、冠心病、脑血管病患者食用。

【制法】茯苓烘干，打成粉；米粉加入清水揉成面团，加入发酵粉发酵，揉好后加入碱水，将茯苓粉揉入面团中，制成方糕。把方糕上笼用武火蒸7分钟后，取出后即可。

【食法】每日食用一次，一月为一疗程。

【来源】徐远．中医专家谈糖尿病饮食调养．沈阳：辽宁科学技术出版社，2010：35。

配方

党参	15 克
乳鸽	1 只
料酒	6 克
胡椒粉	3 克
精盐	3 克
鸡精	3 克
姜	3 克
葱	6 克

◈党参炖乳鸽

【功效】补气除湿、降低血压。适用于气虚湿阻型高血压患者食用，尤其在伏天梅雨季节。

【制法】将党参用水润透，切成2厘米长的段；乳鸽宰杀后，洗净，去内脏及爪，切块，放沸水中去除血水，姜、葱洗净，切片；将以上全部放入炖锅内，加入清水600克，置武火上烧沸，再改用文火炖80分钟即可。

【食法】每日空腹服食1次。

【来源】俞小平，黄志杰．中国益寿食谱．北京：科学技术文献出版社，1995：102.

配方

鲜山楂	30 克
白扁豆	30 克
红糖	50 克

◈山楂炖扁豆

【功效】适用于肝旺脾虚之高血压病患者食用。

【制法】山楂、扁豆同炖，加入红糖服食。

【食法】每日1次。

【来源】俞小平、黄志杰．中国益寿食谱．北京：科学技术文献出版社，1995：135.

（三）粥类

❀ 太子山楂粥

【功效】健脾化湿，降压。适用于高血压气虚湿阻型等症。

【制法】①把太子参洗净，去杂质；山楂洗净，去核，切片；粳米淘洗干净待用。

②把粳米放在电饭煲内，放入山楂片、太子参，加入清水800毫升，如常规煲粥，煲熟即成。

【食法】每日早餐食用，坚持食用2个月。

【来源】成海艳．高血压家庭保健与食疗．哈尔滨：哈尔滨出版社，2009：199．

配方	
太子参	10 克
山楂	10 克
粳米	100 克

❀ 芹菜山楂粥

【功效】生津止渴，降低血压。风痰上逆高血压患者食用。

【制法】①把大米淘洗干净，山楂洗净切片，芹菜洗净切颗粒。

②把大米放入锅内，加水1000毫升，置武火烧沸，再用文火煮30分钟，下入芹菜、山楂，再煮10分钟即成。

【食法】每日1次，当早餐食用。

【来源】张奔腾．新编家常汤羹粥．北京：化学工业出版社，2010：151．

配方	
芹菜	100 克
山楂	20 克
大米	100 克

❀ 山楂银耳粥

【功效】滋阴润肺，降低血压。风痰上逆型高血压者食用。

【制法】①把山楂洗净，切片；银耳发透去蒂根，撕成瓣状；大米淘洗干净。

②把大米、山楂、银耳放入电饭煲内，加水适量，如常规将其煲熟即成。

【食法】每日1次，当早餐食用。

【来源】民间验方。

配方	
山楂	10 克
银耳	10 克
大米	100 克

◆◆丹参枸杞粥

配方

丹参	15 克
枸杞子	20 克
粳米	150 克
白糖	20 克

【功效】补肝肾，明眼目，祛淤血，凉血消痈。适用于心脑血管硬化、高血脂、高血糖等症。

【制法】①丹参润透，切成薄片；枸杞子淘洗干净，去果柄、杂质；粳米淘洗干净。

②丹参、枸杞子、粳米同放入锅内，加水 800 毫升，置武火上烧沸，再用文火炖煮至米熟烂，出锅前加入白糖即成。（注：丹参用水润透，切片，便于烹饪，发挥疗效）

【食法】每日 1 次，坚持食用 1 个月。

【来源】彭铭泉．心脑血管病四季药膳．广州：广东旅游出版社，2004：26.

◆◆黑米党参山楂粥

配方

党参	15 克
山楂	10 克
黑米	100 克

【功效】补气血，降压。适用于高血压等症。实邪、气滞、怒火盛者忌服党参。脾胃虚弱者忌服山楂。

【制法】①把党参洗净、切片；山楂洗净，去核切片；黑米淘洗干净。

②把黑米放锅内，加入山楂、党参，加清水 800 毫升。

③把锅置武火上烧沸，文火煮 50 分钟即成。

【食法】早晚均可食用，每周 3 次，坚持食用 3 个月。

【来源】高音．药食两用这样吃．北京：人民军医出版社，2011：88.

◆◆黑木耳芹菜粥

配方

黑木耳	30 克
芹菜	100 克
粳米	100 克

【功效】生津止渴，降压。适用于高血压阴阳两虚型等症。

【制法】①把黑木耳用温水发透，去蒂根，撕成瓣；芹菜洗净，切碎；粳米洗净，去泥沙。

②把粳米放入锅内，加清水 1000 毫升，置武火上烧沸，再撇去浮沫，加入芹菜、黑木耳，用文火煮 45 分钟即成。

【食法】早晚均可食用，每周 3 次，坚持食用 3 个月。

【来源】甘志荣．家常营养保健粥．北京：中国轻工业出版社，2009：34.

杜仲粥

【功效】补肝肾，降压。适用于高血压病阴阳两虚型等症。

【制法】①把杜仲烘干研成细粉，待用。

②把粳米淘洗干净放在电饭煲内，加清水1000毫升，加入杜仲粉，如常规煲粥，煲熟即成。

【食法】早晚均可食用，每周3次，坚持食用3个月。

【来源】经验方。

配方

杜仲	30 克
粳米	100 克

荠菜粥

【功效】益气健脾，明目止血。用于老年体弱，水肿，乳糜尿，咯血、便血、呕血、尿血及眼底出血等症，对高血压、慢性肾炎均有治疗作用。

【制法】将荠菜、粳米洗净后共放入锅中，加适量水，如常法煮成稀稠粥。

【用法】每日早晚，温热食用。

【来源】民间验方。

配方

新鲜荠菜	250 克
粳米	100 克

葱白粥

【功效】发汗解表、散寒通阳。用治年老体弱的风寒感冒、畏寒、发热、头痛、鼻塞、腹痛、泻痢等；亦用于冠心病、胸闷痛等。

【制法】将葱白洗净切细。先以常法加水煮粥，熟后加入葱白及生姜，再煮片刻即可。

【食法】每日2次，趁热服食。

【来源】黄斌.粥全粥美——四季飘香的400道经典养生粥.北京：北京出版社，2000：128.

配方

连须葱白	10 根
粳米	50 克
生姜	3 片

淡菜粥

【制法】将淡菜温水浸泡半日，烧开后去心，再和粳米加水如常法煮稀粥。

【用法】每日早晚两次，温热服食。

配方

淡菜	50 克
粳米	100 克

【功效】滋阴调经，补肝肾，益精血。用于治疗腰膝酸软，小便余沥，妇女白带，小腹冷痛，月经不调，男子阳事不举，或举而不坚，高血压，动脉硬化等症。

【来源】经验方。

配方

甘菊幼苗	30 克
粳米	100 克
冰糖	10 克

菊苗粥

【功效】清肝明目，降压清暑。用治于肝火目赤，头晕目眩，烦躁失眠，口苦耳鸣，风火目翳等症，高血压等。

【制法】将甘菊新鲜嫩芽或幼苗洗净切细，再和粳米加水如常法煮粥，煮成粥稠，再加冰糖适量，调匀后即可食用。

【用法】每日早、晚，温热服之。

【来源】文信子．中国粥膳养疗速查手册．北京：军事医学科学出版社，2008：95．

配方

粳米	100 克
鸡蛋	1 只
盐	2 克

蛋花粥

【功效】补益五脏，滋阴润燥，养血安胎，填精补血。用于老年体弱、高血压、儿童发育不良、孕妇产后体虚等。

【制法】将米洗净，先加水如常法煮粥，待粥将熟时，把鸡蛋打匀后加入粥内，再煮片刻，放入细盐少许待服。

【食法】每日早晚，趁热食之。

【来源】高杰．精选家常营养粥588例．北京：化学工业出版社，2009：15．

配方

冬瓜	1 个
光鸭	1 只
大米	300 克
鲜荷叶	半张
冬菇	5 个
陈皮	3 克
葱	5 克
盐	5 克
麻油	5 克
姜	5 克

冬瓜鸭粥

【功效】清热消暑，利尿消肿，通淋止血，解闷止渴。用治水肿、暑天发热、尿血等症及高血压、高脂血症、冠心病、肥胖症。

【制法】将冬瓜留皮洗净切厚块，大米在水滚后放入，冬菇、冬瓜、鲜荷叶、陈皮等亦同时放入，光鸭于油锅内煎爆至香，铲起加入粥内同煲，鸭够烂时捞起切件，用葱花、姜茸、麻油调味。和粥食之。

【食法】每日早、晚，温热服之。

【来源】路新国．家常养生粥．北京：中国纺织工业出版社，2005：135．

◈葵子粥

【功效】平肝、降压、治痢、透脓。用治体虚便秘、血痢、麻疹不透、疮痈肿毒、耳鸣、高血压、头晕痛、蛲虫病等，尚用于治高脂血症。

【制法】将葵花子剥壳取仁，再与大米加适量水，如常法煮粥，煮至粥稠即可。

【用法】每日早、晚二餐，温热服食。

【来源】民间验方。

配方

葵花子	30 克
大米	50 克

◈荸荠粥

【功效】破积攻坚，止血，治痢，住崩，解毒，醒酒。治胸中实热口渴、食欲不振、宿食停滞等病症，尚可治高血压、黄疸湿热、小便不利等。

【制法】将荸荠洗净，去皮后捣碎或切片，再和粳米共入锅内，加水适量，如常法煮成稀粥即可。

【用法】每日早、晚二餐，温热服之。

【来源】民间验方。

配方

荸荠（去皮）	100 克
粳米	100 克

◈落花生粥

【功效】健脑、降脂。用治高脂血症、脑血栓等症。

【制法】先将花生连红衣捣碎，每次取 45 克，再和粳米 60 克，冰糖适量，同入砂锅内，加水 600 ~ 800 毫升，煮至米烂汤稠为度。

【用法】每日早晨空腹，温热食之。

【来源】俞小平、黄志杰．中国益寿食谱．北京：科学技术文献出版社，1995：86.

配方

花生	45 克
粳米	60 克

◈ 地骨皮粥

配方

地骨皮	30 克
粳米	50 克
冰糖	10 克

【功效】凉血退热，清泄滋阴。用治阴虚发热、骨蒸潮热、盗汗和血热妄行所致的吐血、衄血、尿血等病症，尚用于高血压、肺结核、糖尿病和原因不明的低热患者。

【制法】将地骨皮煎水取浓汁，去渣留药汁约100毫升，入粳米、冰糖，再加水400毫升，煮至米花汤稠待服。

【用法】每日2次，温热服食。

【来源】高溥超. 更年期病饮食疗法——饮食与女性病. 赤峰：内蒙古科学技术出版社，2001：82.

◈ 莲肉粥

配方

莲子粉	15 克
糯米	30 克
红糖	10 克

【功效】养心安神，益肾固精，健脾止泻止带。用治于脾虚泄泻，大便溏薄，肾虚不固，遗精，尿频及带下，心悸，虚烦失眠等症。尚可治高血压。

【制法】先将莲子磨为细末，每次取莲子粉15克，加入糯米30克，红糖适量，同入砂锅内煎煮，煮沸后即改用文火，煮至黏稠为度。

【用法】每日早晚，温热服食。

【来源】马汴梁. 中医补气血养生法. 北京：人民军医出版社，2010：98.

◈ 天麻菊花粥

配方

天麻	10 克
菊花	6 克
大米	100 克
白糖	15 克

【功效】此药膳平肝熄风、定惊潜阳。用于肝阳上亢型高血压患者夏季食用。

【制法】天麻用二泔水（第二次淘米水）适量，浸泡2昼夜。菊花去杂质、洗净，大米淘洗干净。将大米、菊花、天麻同放锅中，加清水800毫升，武火煮沸后转用文火煮50分钟左右，加入白糖搅匀即成。

【食法】每日早晚，温热服食。

【来源】杨卫，田均平. 四季家常美味汤粥400. 北京：中国时代经济出版社，2006：102.

◆◆ 荷叶绿豆粥

【功效】清热解暑，降脂。用于高脂血症、高血压者、动脉硬化、脑动脉硬化、慢性胆囊炎、胆石症者。

【制法】先以水将绿豆泡发，加水煎至豆开花。大米加水如常法煮稠粥，半熟时和入绿豆汤，再一起煮至熟。粥熟后，取鲜荷叶一张，盖粥锅上，15 分钟后取走，即可食用。

【用法】每日早、晚各服 1 次。

【来源】刘玉兰. 千家食疗妙方. 北京科学技术出版社，1992：43。

配方

绿豆	20 克
大米	50 克
鲜荷叶	一张

（四）茶类

◆◆ 菊槐绿茶饮

【功效】生津止渴，降低血压。用于风痰上逆型高血压患者饮用。

【制法】①把菊花、槐花洗净。

②将菊花、槐花、绿茶放入杯内，加沸水 250 毫升，盖严，5 分钟即成。

【食法】代茶饮用。

【来源】王文新. 家庭药膳手册. 天津：天津科学技术出版社，1989：182.

配方

菊花	6 克
槐花	6 克
绿茶	6 克

◆◆ 菊楂决明饮

【功效】疏风清热，解毒降压。风痰上逆型高血压者饮用。

【制法】①菊花洗净，山楂洗净切片，草决明打碎。

②把菊花、山楂、草决明放入碗杯内，加水 250 毫升。

③把碗杯置武火上烧沸，用文火煎 10 分钟即成。

【食法】每日数次，每次饮 20 克。

【来源】杜慧真. 富贵病家庭药膳. 北京：金盾出版社，2008：35.

配方

菊花	3 克
山楂	15 克
草决明	15 克

❖ 柿子决明茶

【配方】

鲜柿子	2 个
草决明	15 克

【功效】 清热止渴，降低血压。风痰上逆型高血压患者饮用。

【制法】 ①草决明打碎，用水煎煮 15 分钟，取汁液 100 毫升，待用。

②鲜柿子去皮，用纱布绞取汁液，将柿子液与草决明汁液混匀即成。

【食法】 每日 2 次，饮完。

【来源】 辛宝、董盛. 高血压饮食宜忌与中医调养. 北京：化学工业出版社，2011：172.

❖ 核桃三物饮

【配方】

核桃仁	15 克
山楂	15 克
杏仁	15 克
牛奶	250 毫升
冰糖	10 克

【功效】 补气血，降血压。风痰上逆型高血压患者食用。

【制法】 ①核桃仁磨成浆，山楂切片，杏仁打粉，冰糖打碎。

②把牛奶放入炖杯内，加入核桃仁浆、山楂片、杏仁粉、冰糖屑。

③把炖杯置中火烧沸，用文火炖煮 20 分钟即成。

【食法】 每日 1 次，当早餐食用。

【来源】 彭铭泉. 中华养生实用药膳. 西宁：青海人民出版社，2010：110.

❖ 杜仲叶茶

【配方】

杜仲叶	30 克
白糖	5 克
盐水	200 毫升
	（含盐 3 克）

【功效】 补肝肾，降压。适用于高血压等症。

【制法】 ①把杜仲叶洗净，用盐水炒焦，放入炖杯内，加入清水 200 毫升。

②把炖杯置武火上烧沸，再用文火煮 15 分钟加入白糖即成。

【食法】 可作饮料用，每周 3 次，坚持饮用 2 个月。

【来源】 罗庆芳. 中国药茶大全. 贵阳：贵州人民出版社，1992：326.

❀ 核桃山楂菊花茶

【功效】菊花性味甘、苦，微寒。能疏散风热，平肝明目，清热解毒。破气散瘀的山楂和补肺通便的核桃与之相合，共奏润肺益肾、平肝明目、滑肠润燥、通利血脉之功。对头晕目眩，头胀头痛，肺虚咳嗽；肾虚阳痿，腰膝酸痛；大便燥结；高血压、冠心病、高脂血症等均有疗效。

配方	
核桃仁	125 克
山楂	50 克
菊花	12 克
白糖	150 克

【制法】将核桃仁洗净后用石磨磨成浆汁，倒入瓷盆中，加清水稀释调匀待用。山楂、菊花洗净后，水煎 2 次，去渣合计 1000 毫升。将山楂菊花汁同核桃仁浆汁一块倒入锅中，加白糖搅匀，置火上烧至微沸即成。

【用法】代茶频饮。

【来源】蔡鸣．心脑血管病食疗本草．北京：化学工业出版社，2008：131.

❀ 菊花白糖饮

【功效】疏风清热、平肝明目。阳亢型高血压患者

配方	
杭白菊	9 克
白糖	20 克

【制法】菊花去杂质，洗净。将菊花放入杯中，加入白糖，冲入沸水浸泡 5 分钟，即成。

【食法】夏季代茶饮用。

【来源】彭铭泉．高血压药膳．北京：世界图书出版社，2006：83.

高脂血症篇

高脂血症（HLP）是代谢性疾病中一种常见而多发的重要病症，与心脑血管疾病、糖尿病等关系密切。当血浆脂质浓度超过正常范围时即称高脂血症。近年来随着生活水平的提高，饮食结构的改变，本病及相关疾病的发病率日渐升高，现将中医学对高脂血症的病因病机及治疗浅述如下。

【病因病机】

1. 饮食不节、过逸少劳、情志失调为其外因

肥甘厚味太过，首先伤脾胃因肥能生热，甘能壅中，肥性滞，甘性缓，肥甘

可滞碍胃肠，影响脾胃升降，壅滞中焦，使中阳不运而生湿，湿又生痰化热，形成湿热和瘀血之患。肥甘厚味可助阳生气生阴，生阴者，转化为脂液，浸淫脉道而血脉不利，堵塞气之运行，血失气煦，气结血瘀痰浊阻滞脉道，血中脂质增高，进而阻遏经气运行而致心脉不畅。现代医学认为摄食过多的脂肪、胆固醇及糖类是本病的主要致病因素，《医方类聚》云："酒有大热大毒……醉饮过度，盆倾斗量，毒气攻心，穿肠腐胁……"说明嗜酒无度则戕伐脾胃气阴而致脾胃气虚，运化失职。过逸少劳会使气血运行不畅，同样可致脾虚，继而引发高脂血症，过度安逸可使人体气血壅滞。忧思伤脾，脾虚运化失司，气机不畅导致气结，津液不得输布，聚而成痰。郁怒伤肝，肝郁气滞，郁久化火，灼津成痰；由于肝气通于心气，肝气滞则心气乏。情志过极可产生心和血方面的病变，而心神对精、气、血、津液起着主导作用，过激的情志影响了心神，也必然影响精、气、血、津液的正常化生和运行，导致营养物质代谢障碍，痰饮、瘀血等病理产物生成。

2. 肾精亏虚、脾失健运、肝失疏泄、心阳虚衰为其内因

肾为先天之本，禀赋不足，后天失养，久病耗损和年老体衰均可导致肾精亏虚，肾阳衰微。肾阳虚衰不能温煦脾阳，则津液内停，清阳不升，浊阴不降，清从浊化，津液内停为痰为饮，张景岳言："痰之化无不在脾，痰之本无不在肾。"肾阳不足则不能蒸化津液为水气，于是脂凝液积而体肥胖。部分高血脂病人体常发胖，即阳虚气化功能衰退之象。若房事不节，暗耗肾精，或热入下焦，津液被劫，或他脏阴伤，途穷归肾，皆可形成肾阴亏损，阴虚火旺，津液受灼而致血瘀。肝主疏泄，气行则津液行，气滞则水湿滞，肝失疏泄，气机的运行失常，脏腑功能受害，必然出现精、血、津液的一系列变化，精、血、津液的病理改变又使气机的运行更加难以恢复正常，气机不利，气滞则血瘀，则水停；津液与血液运行失常，留而为痰为瘀。肝失疏泄，横逆犯脾，肝脾失调导致阴阳气血失和，痰浊丛生，久则痰瘀互阻，阻滞血脉而发病。心阳痹阻是指气血津液痹阻胞络的病理改变，久病体虚，心气不足或心阳虚衰，不能温运血脉，即可以引起心脉不通，瘀血阻滞。七情所伤导致气机郁结，气滞血瘀，或因痰浊内阻脉络，皆可造成心脉痹阻。心主胞脉，若气化不足，既不能充分转化水谷精微为阴精、阳气，也不能充分化气行水，脂液积于脉管，管壁变厚，管腔变窄，妨碍精、血、津液的正常流通，即可产生疼痛。血脂为水谷精微所化，循行脉中，周游全身，属于营血的组成部分，高脂血症亦即营血异常性改变，这种营血异常，有其自身的特点：一是某些脂质成分绝对过剩，二是脂质成分比例失调，两者皆由脾气虚弱，运化失职，分清泌浊功能失常所致。

3. 湿浊、痰凝、瘀血为主要病理产物

高脂血症导致人体脏腑功能失调，致病因素并不是血脂本身，而是由异常血脂引发的病理产物——湿浊、痰凝、瘀血所为。湿浊、痰凝、瘀血皆为阴邪。湿浊为高脂血症的早期病理产物；痰凝为其中期的病理产物；瘀血为后期病理产物。由于湿浊、痰凝、瘀血三大病理产物是随着疾病的衍变而逐渐产生的，因此，后一时期的病理产物必然包含前一时期的病理产物。"由于脾阳不足，脾失健运，水谷精微化生异常，饮食中的糟粕、杂质混入营血，或某一成分严重过量，是谓"浊"；精微物质化生不足，津液相对过剩，是谓"湿"；湿与浊相合则谓之"湿浊"。《景岳全书·湿证论》载："饮食血气之病，湿由内而生者也。"更是对高脂血症早期"内湿"作为病理产物的精辟概括。高脂血症"湿浊"进入营血，循行经脉，流走全身，日久则可形成"痰凝"。"痰因湿而生者，病在脾。""湿浊"转化为"痰凝"，一为得阳煎熬成痰，一为脉道闭塞聚而成痰。高脂血症产生瘀血的根本原因，首先，是痰凝阻脉，气滞血瘀；其次，是久病后脏腑衰弱，功能失调，血行不畅，凝滞而成瘀，亦即叶天士"久病入络"之所指。瘀血一旦形成，病变进一步加重，胸痹心痛、脑卒中、偏枯等病症则难以避免。

【治法】

1. 健脾利湿，化痰降脂

高脂血症多见于形体肥胖之人。此类患者大都经济丰裕，营养过盛，因恣食肥甘，以酒为浆，而内酿湿热，湿热困脾，健运失职，津液代谢障碍，加之热邪煎熬，湿邪凝聚为痰。痰乃有形邪质，累积皮下则肥胖壅肿，渗润血中，则血液黏稠，痰性黏腻易遏气机，痰湿蕴结，阻碍气化，升降失常，故见身重乏力、胸闷短气、头晕、健忘诸症。

治法：健脾化痰，淡渗利湿。

方药：泽泻30克，白术10克，半夏9克，猪苓30克，橘红13克，山药10克，生首乌15克，生山楂10克，薏仁15克，车前草15克。

头晕明显者加天麻15克；视物昏糊者加菊花10克，枸杞15克；腻苔难化者加藿香9克，佩兰9克。

2. 温阳化气，补肾降脂

高脂血症以50岁以上之中、老年人患病率较高。此年龄段正值男子"七八"、女子七七"上下。男子"七八肝气衰"、"天癸竭"、肾脏衰；女子"七七经脉虚"、"天癸竭"、"地道不通"，这说明，高脂血症的形成与肾气亏虚有着密切关系，肾藏命火，主一身阳气，为气化之源，强壮之本，若肾气亏虚，气化无力，可致水液代谢失常，水津停蓄，日久而凝，变生痰浊或命火失温，健运失职，内生痰湿。痰浊（或痰湿）随血流窜，轻则壅塞经络，阻碍气血致肢体麻木，活动不灵；重则困遏脾阳，阻塞清窍，导致头晕、头昏、失眠、健忘、耳鸣、耳聋、纳呆、便溏等症。

治法：补肾温阳，化痰降浊。

方药：桂枝10克，茯苓30克，猪苓30克，泽泻30克，熟地15克，牡丹皮9克，山药15克，山萸肉15克，蒸首乌15克，枸杞15克，山楂15克，旱莲草15克。肢体麻木较重者酌加当归、秦艽、川牛膝、全蝎；性欲淡漠或伴阳痿者酌加巴戟天、仙灵脾、鹿角胶等；畏寒肢冷者加附子、肉桂。

3. 通腑导下，泻浊降脂

年青壮实之人，单纯患高脂血症者亦不少见，此类患者大都具有食欲旺盛，而大便秘结或数日不便之特点，由于摄入过多，超出正常消耗，又由于大便秘结，或排便不畅，体内浊气（代谢产物）不能及时排出体外，致使能量过度蓄积，浊气滞留体内，久而影响气化，出现乏力、神疲、口干、口臭、恶心、嗳腐等症。

治法：轻清导下，通腑泻浊。

方药：生首乌15克，生大黄8克，生山楂10克，泽泻15克，枳实9克，厚朴9克，当归15克，元参15克，生地10克，天门冬10克。

4. 疏通脉道，活瘀降脂

近年来越来越多的医家认识到，所谓高脂血症及血液的高凝状态与中医所说的"痰浊"密切相关。痰浊乃有形阴质，随血流窜，无处不到，其黏滞之性，既可滞着于脉管壁（形成粥样硬化斑块）阻塞管腔，又可使血液黏着凝滞，进而产生瘀血。瘀血痹阻胸阳，心气不宣可致胸闷、气短、心悸怔忡、心前区痛；瘀血痹阻清官，清阳不能升发荣脑，可致头痛、头晕；瘀血必兼气滞，气郁日久，气化不利，加之气郁化热，热邪内煎炼液为痰，痰瘀相兼，互为因果，形成恶性循环。因此，欲化其痰，必重活瘀，欲活其瘀，必先化痰。

治法：活血化瘀，利水降浊。

方药：丹参9克，牡丹皮9克，赤芍9克，川芎9克，三七3克（研末冲服），水蛭5克（研末冲服），猪苓30克，泽泻30克，生山楂13克。

（一）汤类

❀ 排骨山药汤

【功效】 健美减肥。山药的营养价值很高，含有多种微量元素，且含量较为丰富，具有滋补作用。山药可促使机体 T 淋巴细胞增殖，增强免疫功能，延缓细胞衰老。山药中的黏多糖物质与无机盐类相结合，可以形成骨质，使软骨具有一定弹性。山药含有丰富的维生素和矿物质，所含热量又相对较低，所以有很好的减肥健美的功用。

【制法】 ①排骨飞水捞出沥水备用。

②将飞水的排骨冷水下锅，锅内放葱、姜、蒜、花椒、盐，高压锅上气后 10 分钟。

③山药去皮切成块，为防止氧化变黑切块后泡进醋水里。然后放进锅里，同时放枸杞，高压锅上气后 15 分钟即可。

【食法】 每日一次，一月一疗程。

【来源】 张云辉. 四季老火靓汤. 长沙：湖南美术出版社，2008：68.

配方	
排骨	400 克
山药	100 克
枸杞	50 克
葱	5 克
姜	5 克
蒜	5 克
盐	5 克
花椒	3 克

❀ 甘笋酸梅汤

【功效】 清热解毒，生津止渴。甘笋酸梅汤的制法要诀：莴笋片后下锅；萝卜片、莴笋片切的厚度要大体一致，但后者可略厚一些。此汤酸甜可口、清热解毒、生津止渴、对夏日中暑、烦躁、喉干等有食疗作用。

【做法】 ①将红萝卜、莴笋去皮、去根、去蒂、洗净，切成片状待用。

②酸梅（乌梅）用清水洗干净，与红萝卜片一起入锅，加水烧沸。

③用中火，下莴笋片煮熟，加白糖调味，打去浮沫，即可饮用。

【食法】 每日一次，一月一疗程。

【来源】 朱成全，向仕平. 中医治病养生煲汤. 北京：化学工业出版社，2010：108.

配方	
红萝卜	250 克
莴笋	250 克
乌梅	80 克
白砂糖	50 克

紫菜豆腐肉片汤

【功效】润肠清热，去脂瘦身。此汤具有丰富碘质，能清肠胃热，治痔疮。

【制法】①紫菜浸洗去砂质，捞起。

②猪肉切片腌过，拖水，豆腐切片。

③待肉汤或水煲开，倒入紫菜，豆腐，肉片，再开时，加些生抽、醋、盐、麻油及葱粒即成。

【食法】一日一次，一月一疗程。

【来源】赵国梁. 跟名厨学做家常菜. 福州：福建科学技术出版社，2005：64.

配方

紫菜（干）	12 克
豆腐（北）	150 克
猪肉（瘦）	90 克
酱油	4 克
醋	3 克
盐	3 克
香油	5 克

冬菇腐竹马蹄汤

【功效】清热利尿，消积滞。

【制法】①冬菇用清水浸软，约需1时，抓于水去梗。

②腐竹油炸后用清水浸软，切短。

③各材料一并煮开后，改慢火煲5分钟，下冬菇再焖10分钟即成。

【食法】饮汤食肉。

【来源】黄远燕. 广东老火汤系列——滋补养生老火汤. 吉林：吉林科学技术出版社，2009：130.

配方

猪瘦肉	250 克
马蹄（生）	120 克
腐竹	120 克
香菇（干）	40 克
姜	6 克
盐	3 克

番茄马铃薯椰菜排骨汤

【功效】清肠消滞，降低血脂。本汤长期饮用可以减少高血压和冠心病的发生，能消除肠道积垢，清除多余脂肪，润泽皮肤，颜面清秀。如果饮食积滞，高脂血症，颜面发黑可用此汤佐膳作食疗。

【制法】①菜花洗净切碎；洋葱去衣洗净，切粒。

②红萝卜、马铃薯去皮洗净，切粒。

③把水烧开，放下番茄浸5分钟，取起撕去皮，切开边，去核后切粒。

④排骨洗净，抹干，加腌料捞匀，入开水中煮5分钟后，捞起冲净，滴干。

配方

番茄	240 克
土豆（黄皮）	240 克
红萝卜	50 克
猪肋排	400 克
菜花	200 克
洋葱	100 克
姜	5 克
淀粉	10 克
芡粉	5 克
盐	3 克

⑤烧热锅，下油放姜、番茄、洋葱炒香铲起。

⑥把水放入煲内煲开，放入排骨、番茄、洋葱、姜、马铃薯、红萝卜、椰菜（菜花）煲开，慢火煲 1.5 小时，下调味料即可。

【食法】饮汤食肉。

【来源】胡维勤. 煲炖蒸滚靓汤 1001 秘籍. 海口：南海出版公司，2008：47.

❀酸辣豆腐蛋花汤

【功效】健胃消滞，轻身强智。用于治疗高脂血症。

【做法】①鸡蛋拂匀。葱洗净后切成葱花，木耳浸发大后洗净切丝，姜切丝，只要半汤匙，嫩板豆腐用少许盐腌，洗净切丝。

②把适量水烧滚，放下豆腐焯片刻捞起，滴干，另把木耳煮开 5 分钟，捞起浸一浸后沥干。

③烧热锅，下油 1 汤匙，爆香姜丝，放少许酒，加上汤或水及木耳煮开，再煮片刻，下豆腐煮开，埋芡，放调味料，下鸡蛋拌匀，撒葱花，放下醋，盛汤碗内，淋下辣椒油即可。

【食法】每日餐前饮汤。

【来源】祁澜. 汤羹类菜肴制法 500 例. 北京：中国轻工业出版社，2000：45.

配方	
鸡蛋	150 克
豆腐（北）	200 克
木耳（干）	50 克
大葱	25 克
姜	5 克
辣椒油	10 克
胡椒粉	3 克
醋	5 克
香油	10 克
盐	3 克
酱油	3 克
小米面	5 克

❀耙子萝卜牛腩汤

【功效】健脾开胃，护肤养颜。萝卜可以减少高血压和冠心病的发生，能消除积垢，清除多余脂肪，润泽皮肤，颜面清秀。日常用此汤佐膳，可以令人肌肤细润白净。如果饮食积滞，痰热盛，皮肤干燥，却又体虚，面上起黑斑，可用此汤佐膳作食疗。

【制法】①牛腩放入滚水中煮 5 分钟，捞起，洗净。

②萝卜去皮，洗净，切厚件。

③加适量水，猛火煲至水滚。

④放入全部材料，用中火煲约 3 小时。

⑤加入细盐调味，即可饮用。

【食法】每日餐前饮汤。

【来源】民间验方。

配方	
萝卜	640 克
牛腩（腰窝）	640 克
姜	5 克
盐	5 克

❖ 西兰花素鸡马蹄冬菇汤

配方

素鸡	200 克
马蹄	240 克
西兰花	240 克
红萝卜	50 克
香菇（干）	50 克
白砂糖	3 克
姜	3 克
盐	3 克
胡椒粉	2 克
香油	10 克

【功效】健胃消食，清热生津，消脂降压。该汤可以减少高血压和冠心病的发生，能消除积垢，清除多余脂肪，同时可以令人肌肤细润白净，并可开胃消食。

【制法】①西兰花洗净，摘成小朵，焯片刻，捞起浸冷，沥干水。

②将西兰花用少许油略爆，去菜腥味。

③姜去皮切片。

④冬菇浸软，挤干水去脚，切碎。

⑤素鸡切厚片。

⑥红萝卜去皮，洗净切块。

⑦马蹄去皮，洗净。

⑧爆姜片，加水烧开。

⑨将素鸡、马蹄、西兰花、红萝卜、冬菇略煮开，再用中火煲至各料熟透，调味即成。

【食法】每日餐前饮汤。

【来源】夏长春.21 世纪食疗养生必读——消化健脾科学保健滋补食谱.呼和浩特：远方出版社，2010：68.

❖ 蘑菇木耳西兰花腐竹汤

配方

腐竹	100 克
西兰花	160 克
蘑菇（干）	50 克
木耳（干）	100 克
红萝卜	100 克
姜	3 克
盐	3 克
白砂糖	4 克

【功效】清热润燥，轻身耐饥，降压。该汤能清除体内燥热，消除积垢，并能降压，高血压、肥胖属于痰热体质可用此汤佐膳作食疗。

【制法】①红萝卜去皮，洗净切厚片，煲开 5 分钟捞起。

②姜去皮切片。

③蘑菇洗净抹干，每粒切开边。

④西兰花洗净，摘成小朵，滚煮片刻，捞起浸冷后取起滴干水。

⑤木耳浸 1 小时，洗净撕成小块并煲开 5 分钟，然后洗净滴干水。

⑥腐竹剪成小块。

⑦爆姜片及煲开水，将萝卜、蘑菇、木耳、西兰花先煲半小时。

⑧然后放入腐竹再煲，至各料熟透，调味即可。

【食法】每日餐前饮汤。

【来源】高杰．精选家常汤羹588例．北京：化学工业出版社，2009：89.

❀洋葱椰菜红萝卜土豆汤

【功效】清肠，杀菌降脂。本汤清香可口，营养丰富，适合于肥胖者饮用。

【制法】①土豆和红萝卜均去皮，洗净切粒。

②洋葱去衣，洗净，切丝。

③番茄洗净，切件去核。

④椰菜（菜花）洗净，切丝。

⑤姜去皮，洗净，拍松。

⑥青椒洗净，开边去粒，切粗条。

⑦烧热锅，下油爆香姜，再下洋葱炒香，然后放下椰菜炒软，铲起。

⑧水适量煲开，放下土豆、红萝卜、番茄、椰菜、洋葱，慢火煲开，加胡椒粉及盐调味，即可盛碗上桌。

【食法】每日餐前饮汤。

【来源】夏长春．21世纪食疗养生必读——糖尿病科学保健滋补食谱．呼和浩特：远方出版社，2009：138.

配方	
土豆（黄皮）	320 克
红萝卜	320 克
番茄	320 克
菜花	160 克
洋葱（白皮）	80 克
青椒	80 克
姜	4 克
胡椒粉	2 克
盐	4 克

❀鲜蚕豆紫菜汤

【功效】减肥降脂。本汤含维生素兼纤维素，常食能减肥瘦身。

【制法】①蚕豆剥壳去皮，紫菜扯碎去砂。

②炒锅洗净上火，放入清水、蚕豆，用中火烧沸，待蚕豆煮熟，放入紫菜，稍开，撇去浮沫，加入适量盐、鸡精，淋入麻油，装入汤碗即成。

【食法】每日餐前饮汤。

【来源】朱成全，向仕平．中医治病养生煲汤．北京：化学工业出版社，2010：109.

配方	
蚕豆	160 克
紫菜（干）	50 克
盐	3 克
鸡精	2 克
香油	5 克

◈ 鲮鱼粉葛猪骨汤

【配方】

鲮鱼	640 克
葛根	960 克
猪脊骨	480 克
蜜枣	20 克
陈皮	5 克
花生油	100 克
盐	5 克

【功效】 清热除烦，疏通血管，清肠减肥。

【制法】 ①鱼洗净，粉葛去皮洗净切块，猪骨洗好。蜜枣去核冲洗，陈皮浸软刮净。

②煲开水，放入粉葛、猪骨、红枣和陈皮。另用油盐将鱼煎黄，待汤煮约 1 小时后放入煲中，再煮 1 小时便成。鲮鱼粉葛猪骨汤的制法要诀：鱼要先用花生油煎黄，所以要预备油 100 克。

【食法】 每日餐前饮汤。

【来源】 夏长春．21 世纪食疗养生必读——清润滋阴科学保健滋补食谱．呼和浩特：远方出版社，2009：145.

◈ 西芹洋葱黄豆番茄汤

【配方】

大豆	160 克
芹菜	160 克
洋葱（白皮）	150 克
番茄	150 克
青椒	100 克
姜	2 克
盐	3 克
白砂糖	3 克
胡椒粉	2 克
鸡粉	2 克

【功效】 杀菌，减肥去脂，降压。本汤含维生素兼纤维素，常食能减肥瘦身降压。

【制法】 ①黄豆洗净浸 1 小时，隔去水。

②然后放入水中，连同姜片用慢火煲至熟透，将豆捞起，汤留用。

③洋葱撕去外衣，洗净切片。

④番茄入开水 5 分钟，取起去皮去核，切件。

⑤青西椒洗净，去核切粒，西芹亦切粒。

⑥烧热锅，下油慢火爆香洋葱，下番茄爆片刻，加入西芹，青椒又炒片刻铲起。

⑦爆香姜片，加水适量煲开，并加入用来煮豆的原汤。

⑧再开时加黄豆，再放进其他材料煮至熟透，调味后即可享用。

【食法】 每日餐前饮汤。

【来源】 李宁．专家指导高血脂特效食谱．北京：电子工业出版社，2010：29.

◈◈花生冬菇腐竹汤

【功效】润肠通便，消脂养颜，促进代谢。对于肠胃虚弱者，花生不宜与黄瓜、螃蟹同食，否则易导致腹泻。

【制法】①花生肉用清水浸40分钟，捞起放入煲内，保1小时至软透，隔去水。

②冬菇用清水浸软，约需1小时，抓于水去梗。

③腐竹油炸后用清水浸软，切短。

④各材料一并煮开后，改慢火煲5分钟，下冬菇再焖10分钟即成。

【食法】每日餐前饮汤。

【来源】石艳芳. 妈妈最爱做的经典汤羹粥. 北京：化学工业出版社，2010：103.

配方	
花生仁（生）	120 克
盐	3 克
腐竹	120 克
香菇（干）	40 克
姜	6 克

◈◈马蹄空心菜汤

【功效】生津止渴。马蹄空心菜汤的制法要诀：此菜需备猪蹄汤适量。本品具有止渴之功效，适于糖尿病患者食用。

【制法】①将空心菜去杂洗净切段。

②马蹄去皮洗净切片。

③锅烧热后放入猪油，先将葱末煸香。

④再放空心菜、盐、鸡精翻炒一会儿。

⑤注入猪蹄汤并放入马蹄片煮熟。

【食法】每日餐前饮汤。

【来源】张家伟. 新编家常素菜谱. 上海：上海科学普及出版社，2009：48.

配方	
空心菜	250 克
马蹄	200 克
猪油（炼制）	25 克
盐	3 克
鸡精	2 克
葱	5 克
香油	5 克

◈◈红萝卜瘦肉鸡肝笋菇汤

【功效】益肠明目，减肥消脂。本汤含多种维生素兼纤维素，常食能明目减肥瘦身。

【制法】①豆腐切条。鸡肝浸去血水，烫一烫切薄片。

②猪肉、香菇、竹笋、红萝卜切丝。

③将上汤煮开，依次放猪肉、香菇、竹笋和红

配方	
豆腐（北）	200 克
猪肉（肥瘦）	40 克
鸡肝	40 克
红萝卜	40 克
竹笋	20 克
香菇（干）	10 克
鸡蛋	150 克
黄豆粉	5 克
醋	10 克
盐	4 克
鸡精	3 克

萝卜，撇去灰汁，加少许盐、酱油、豆粉和醋调味，鸡肝和豆腐煮熟，将豆粉用等量的水调匀倒入汤内，打蛋成蛋花，最后加醋调味，放入少许葱粒即可。

【食法】每日餐前饮汤。

【来源】朱成全，向仕平. 中医治病养生煲汤. 北京：化学工业出版社，2010：54.

◈ 低脂罗宋汤

配方	
番茄（切小块）	1 个
柠檬（洗净）	半个
蒜蓉	10 克
胡萝卜	20 克
洋葱（切小块）	20 克
盐	4 克
胡椒粉	3 克

【功效】消脂减肥。低脂罗宋汤的特色：这个汤没有用肉来煮，所以脂肪极低，是追求苗条一族的理想之选。

【制法】①将清水煮至沸腾，加入所有材料，煲约一小时。

②下盐及胡椒粉调味。

【食法】每日餐前饮汤。

【来源】朱成全，向仕平. 中医治病养生煲汤. 北京：化学工业出版社，2010：54.

◈ 哈蜜瓜百合瘦身汤

配方	
哈蜜瓜	半个
瘦肉	500 克
百合	50 克
陈皮	5 克
盐	4 克

【功效】润肺养胃。哈密瓜对胃病、高胆固醇有好处；百合可润肺止咳，清心安神，养阴益气；陈皮可化痰止咳，驱寒消滞。

【做法】①哈蜜瓜洗净皮，去籽切块。

②瘦肉洗净切块，去水备用。

③陈皮浸软，去除瓜瓤，百合冲洗备用。

④锅内放入适量清水，加入所有材料用猛火煲半小时，转慢火煲两小时，加盐调味，即可食用。

【食法】每日餐前饮汤。

【来源】陈绪荣. 美容瘦身汤100样——最好吃的100道营养家常菜. 北京：北京出版社，2007：105.

莲子百合龙眼汤

【功效】健脾益气，宁心安神。莲子有清心除烦、健脾益气的作用；百合有宁神镇静的作用，是非常好的补养食物，也是瑜伽饮食中补充身体能量的阳性食物。

【制法】①将莲子、百合用水泡发；桂圆肉洗净。

②锅中倒入适量水煮开，放入莲子熬和百合再煮约 15 分钟，关火，加入适量的蜂蜜调匀即可食用。

【食法】每日餐前饮汤。

【来源】吴莹. 产后营养瘦身餐280例. 长春：吉林科学技术出版社，2008：91.

配方

莲子	100 克
百合	20 克
桂圆肉	30 克
蜂蜜	10 克

海参豆花

【功效】健胃消滞，轻身强智。用于治疗高脂血症。

【制法】①热豆腐盛入大汤盘内；海参切 1 厘米见方的丁；水发金针菇切小段。

②勺中加油烧热，加葱姜蒜末烹香，加牛肉末炒散，炒透，加料酒、酱油、白糖、盐、味精炒，再加高汤，海参丁烧透，加入金针菇丁、红椒末，用水淀粉勾芡淋红油，撒香菜末、火腿末，浇在豆腐脑上即成。

【食法】每日餐前饮汤。

【来源】杜广贝. 官府养生菜. 北京：中国纺织出版社，2010：38.

配方

海参（水浸）	150 克
牛肉（瘦）	100 克
豆腐脑	500 克
金针菇	50 克
辣椒（红，尖）	8 克
香菜	7 克
金华火腿	10 克
盐	2 克
酱油	5 克
鸡精	2 克
白砂糖	5 克
辣椒油	5 克
淀粉	5 克
植物油	20 克
葱	5 克
姜	10 克
大蒜	5 克
料酒	10 克

配方

党参	15 克
车前子	9 克
泽泻	9 克
淮山	12 克
山楂	6 克
瘦肉	400 克
盐	5 克

◈ 美味消脂汤

【制法】①将全部材料以 3 大碗水，煮 2～3 小时，水滚后转小火继续炖。

②炖好之后当中饭吃，肉可吃，这样才会饱。

【功效】消脂减肥。

【食法】每日餐前饮汤。

【来源】冯丽珠．消脂瘦身汤．北京：中国轻工业出版社，2004：66.

◈ 苹果银耳瘦肉汤

【功效】益气补虚。苹果和胡萝卜不用去皮，因为果皮营养很丰富，但苹果籽容易上火，一定要去掉。此款汤易将味道释放出来，所以煲好后不仅汤好喝，瘦肉味道也很鲜美，建议选择后臀尖切较小块。中老年人食用宜选择精瘦肉，小朋友食用不妨选择五花肉，汤的口感会更好。

配方

瘦肉	400 克
苹果	1 个
蜜枣	6 颗
银耳	10 克
胡萝卜	20 克

【制法】①瘦肉切厚片，苹果去心切块，胡萝卜切块。

②在锅中加入约 6 碗水，放入瘦肉、苹果、蜜枣及胡萝卜煮开后，再用中小火炖约 30 分钟。

③将银耳洗净，泡软，在起锅前 20 分钟放入锅中。

④加适量盐，即可上桌。

【食法】每日餐前饮汤。

【来源】黄远燕．广东老火汤系列美容养颜老火汤．长春：吉林科学技术出版社，2009：24。

配方

黄瓜	300 克
松花蛋（鸭蛋）	100 克
盐	2 克
鸡精	2 克
胡椒	1 克
淀粉	20 克
植物油	30 克

◈ 黄瓜皮蛋汤

【功效】本汤清热解毒利尿。黄瓜具有清热、解渴、利尿之功效，而皮蛋具有解疮毒、痘毒的功效。可用于高脂血症、高尿酸血症辅助治疗。

【制法】①将黄瓜洗净，再改成 4 厘米长的片待用。

②将皮蛋去壳，改成 8 块。

③扑干豆粉，下油锅炸好待用。

④烧鲜汤，下黄瓜、皮蛋煮沸后加入盐、鸡精、胡椒即可。

【食法】　每日餐前饮汤。

【来源】　夏元元．汤饮滋补养生．北京：中国文联出版社，2010：36．

◈番茄大豆芽草菇豆腐汤

【功效】　清热润燥，消脂减肥。本汤含维生素兼纤维素，常食能清热减肥瘦身。

【做法】　①大豆芽菜摘去根，洗净，切段滴干水。姜去皮洗净，切1片拍松，另切少许姜丝。芫荽洗净摘短，板豆腐洗净切薄片，置碟上。番茄洗净，去核切片。鲜草菇洗净，每粒切开边。

②烧热锅，下油爆香姜。先下草菇炒数下，再加入水煮开，煮3分钟，捞起浸冷，取起后抹干水。烧热锅，下油并放下姜丝，大豆芽菜炒匀，加水1000毫升，三个再共煮10分钟。放下番茄，鲜草菇及调味料煮开。下豆腐煮开，即可盛汤碗内，放入芫荽即成。

【食法】　每日餐前饮汤。

配方	
草菇	320 克
黄豆芽	320 克
豆腐（北）	200 克
番茄	200 克
姜	3 克
香菜	10 克
酱油	5 克
香油	5 克
胡椒粉	2 克
白砂糖	3 克
盐	3 克

【来源】　孙明杰．家常菜营养汤谱1000样．沈阳：辽宁科学技术出版社，2009：105．

◈清热鲜菇银芽汤

【功效】　清热生津，消除脂肪。清热鲜菇银芽汤的特色：汤清味鲜，鲜菇银芽可佐饭。

【制法】　①银芽（绿豆芽）洗净，滴干水。

②鲜菇洗净，在菇梗划一"十"字，放入开水中，加入姜3片煮约5分钟，捞起用清水冲洗，抹干水。

配方	
香菇（干）	480 克
绿豆芽	320 克
姜	5 克

③下鲜菇及银芽，加适量水，煲开后，改慢火，待鲜菇熟透，即成。

【食法】　每日餐前饮汤。

【来源】　夏长春．"三高"患者科学保健滋补食谱．呼和浩特：远方出版社，2009：86．

配方

鸡翼	8 个
槐花	10 克
番茄	2 个
葱	1 根
生菜叶	50 克
姜	2 片
香油	10 毫升
盐	3 克

◈◈ 槐花鸡翼汤

【功效】 软化血管，促进血液循环。对高脂血症和高血压等病症有一定疗效。

【制法】 鸡翼洗净，姜拍烂，番茄切角块，生菜叶撕开，槐花洗净，葱切段。锅坐火上，放入1500 克水和鸡翼、姜，旺火煮开，撇去浮油，加入葱、槐花，再烧开，改用小火煮至剩下汤水时，加入番茄块、盐、香油和生菜叶，略烧一下即可出锅。

【食法】 佐餐食。

【来源】 彭铭泉. 高脂血症食疗食治食谱. 北京：世界图书出版社，2005：143.

配方

香菇（鲜）	90 克
花生油	20 克
盐	1 克

◈◈ 香菇降脂汤

【功效】 降脂减肥。

【制法】 香菇洗净，去蒂，用花生油和精盐炒过，然后再加水煎煮为汤。

【食法】 每天一饮。

【来源】 经验方。

配方

竹荪（干）	20 克
母鸡	650 克
香菇（干）	40 克
枣（干）	20 克
姜	3 克
盐	3 克

◈◈ 竹笙北菇老鸡汤

【功效】 健脾开胃，滋润养颜，降脂强身。

【制法】 北菇，竹笙（竹荪）分别用水浸透，洗净。竹笙切段，沥干水。老母鸡刮洗净，去毛，去内脏。生姜去皮，加适量水，猛火煲滚。放入全部材料。待水再滚，用中火煲3小时。以细盐调味，即可饮用。

【食法】 饮汤食用。

【来源】 朱成全，向仕平. 中医治病养生煲汤. 北京：化学工业出版社，2010：41.

◈◈ 清热祛湿海带汤

【功效】丰富碘质，消除脂肪，降胆固醇。

【制法】将汤烧沸，放入洗净的海带丝，胡椒粉，续煮2~3分钟，放入盐，鸡精即成。

【食法】每两天1次，坚持食用1个月。

【来源】秦一洲．清润减肥免药老火汤水．南宁：广西科学技术出版社，2004：78.

配方	
海带（鲜）	80 克
盐	2 克
胡椒粉	2 克
鸡精	2 克

◈◈ 山楂决明荷叶瘦肉汤

【功效】清肝泄热，降脂减肥。

【制法】①将山楂子、决明子、红枣洗净．鲜荷叶洗净，切片，猪瘦肉洗净。

②把全部用料一齐放入锅内，加清水适量，武火煮沸后，文火煮一小时，调味即可。

【食法】食肉饮汤，可常服。

【来源】沈勇主编．冠心病中医诊疗养护．北京：人民军医出版社，2007：28.

配方	
猪肉（瘦）	80 克
山楂	30 克
决明子	30 克
荷叶	30 克
枣（干）	80 克
盐	2 克
鸡精	2 克

◈◈ 洋葱虾米豆腐番茄汤

【功效】此汤具有抗坏血病、杀菌消滞、降低血脂的作用。

【制法】豆腐切块；洋葱去皮切块；番茄去蒂切块；虾米浸水30分钟后沥干；用3汤匙油煮热，依序炒虾米，洋葱和番茄，再加番茄酱和上汤拌炒，撇去泡沫；最后把豆腐倒入，再煮约5分钟汤成。

【食法】每日饮汤100毫升，1月为一个疗程。

【来源】金霞编著．强身壮骨科学养生滋补食谱．北京：大众文艺出版社，2009：38.

配方	
豆腐	100 克
番茄	150 克
鸡蛋	1 个
虾米	20 克
洋葱	30 克
胡椒粉	3 克
番茄酱	8 克
花生油	20 克

◆◆洋葱椰菜红萝卜土豆汤

【功效】 此汤具有清肠、杀菌降脂的作用，营养丰富。

配方

土豆（黄皮）	320 克
红萝卜	320 克
番茄	320 克
菜花	160 克
洋葱（白皮）	80 克
青椒	80 克
姜	5 克
胡椒粉	2 克
盐	4 克

【制法】 ①土豆和红萝卜均去皮，洗净切粒；洋葱去衣，洗净，切丝；番茄洗净，切件去核；椰菜（菜花）洗净，切丝；姜去皮，洗净，拍松；青椒洗净，开边去粒，切粗条。

②烧热锅，下油爆香姜，再下洋葱炒香，然后放下椰菜炒软，铲起；水适量煲开，放下土豆、红萝卜、番茄、椰菜、洋葱，慢火煲开，加胡椒粉及盐调味，即可盛碗上桌。

【食法】 佐餐食用。

【来源】 金霞. 三高患者滋补养生食谱. 北京：大众文艺出版社，2009：78.

◆◆冬瓜薏仁兔肉汤

【功效】 健脾利水，消脂减肥。适用于高脂血症湿浊内阻、形体肥胖者。冬瓜能利水消肿；薏米健脾利水，渗湿降脂；兔肉有保护血管，防止血栓形成的作用。

配方

去脂兔肉	250 克
冬瓜	500 克
薏米	30 克
生姜	4 片

【制法】 以上原料洗切后加水适量，先武火煮沸，再文火煲 2 小时，调味即可食用。

【食法】 每日 1 次，每次食兔肉 30～50 克。

【来源】 周文泉. 心血管系统病症药膳. 北京：人民军医出版社，2004：68.

◆◆苦瓜荠菜瘦肉汤

【功效】 清心解暑，泻肝泄热。适用于冠心病、高脂血症、高血压属肝阳，症见心烦易怒，心悸失眠，口渴咽，小便短少或口舌生疮或目赤肿痛等。

配方

猪瘦肉	125 克
鲜苦瓜	250 克
荠菜	60 克
盐	3 克
鸡精	2 克
蒜	5 克

【制法】 ①将猪瘦肉洗净，切片，加入盐、糖、生粉拌匀上浆；鲜苦瓜去瓤洗净，切片；荠菜去根，洗净。

②把荠菜放入锅内，倒入适量清水，用文火煮

半小时，去渣取汁，加入苦瓜煮熟，再放入猪肉片，煮 5 分钟至肉刚熟，调味即可。

【食法】随量饮汤食菜、肉。

【来源】高汉森．疾病饮食疗法．广州：广东科学技术出版社，2000：36.

◈◈首乌龟肉汤

【功效】补益肝肾，滋阴潜阳。适宜于阴虚阳亢型高血压、高脂血症病人，症见面赤，胸中烦热，手足心发热、口干欲饮，盗汗，舌红少苔，脉沉细数。

【制法】①将乌龟宰杀，去肠杂，洗净，入沸水焯去血水，斩块；何首乌、桑椹子、旱莲草、女贞子洗净。

②把全部用料一起放入锅内，加入适量清水，用大火煮沸后，改用文火煨炖 2 小时，调味即可。

【用法】随量饮用。

【来源】高汉森．疾病饮食疗法．广州：广东科学技术出版社，2000：102.

配方	
乌龟	1 只
	（约 500 克）
熟何首乌	30 克
桑椹子	15 克
女贞子	15 克
旱莲草	15 克
盐	3 克
鸡精	2 克
蒜	5 克
姜	5 克
花生油	10 克

◈◈干贝薏米冬瓜煲

【功效】降脂减肥。

【制法】①干贝用水洗净、浸泡；冬瓜削去外皮，去掉内瓤，切成块；薏米、陈皮分别放入洗净；切好的冬瓜块及浸好的干贝和薏米、陈皮放入煲内，倒入清汤，放在火上。

②先用大火烧开，撇去表面浮沫后，盖好盖，改用小火煲 1 小时左右；至原料熟烂时，放精盐、味精调好口味即可。

【食法】餐前饮汤。

【来源】吴杰．图说高脂血症食疗菜谱．北京：金盾出版社，2005：132.

配方	
薏米	60 克
冬瓜	600 克
干贝	50 克
陈皮	10 克
盐	3 克
鸡精	2 克

（二）菜肴类

◈ 猴头蘑菇菜心

【功效】降脂减肥。

【制法】嫩油菜心抽筋，洗干净，开水焯熟，泡凉，沥干水分；将猴头蘑去老根，片成薄片；番茄各切成4瓣，去籽浆、去皮；将葱去皮洗净切段；淀粉（4克）放碗内加水调制出湿淀粉（8克）备用；将炒锅内油烧热，下姜、葱炒出香味，加汤稍煮后，捞去姜、葱，放油菜心，加盐、味精、料酒、胡椒粉，烧入味，捞出摆在圆盘内成形；下猴头蘑，烧入味，捞出摆在菜心中间成塔形；用水淀粉勾芡，加香油，浇在菜心上，番茄加热，装饰盘的周围即成。

配方

猴头菇	150 克
油菜心	300 克
番茄	100 克
盐	5 克
鸡精	5 克
料酒	10 克
胡椒粉	5 克
姜	5 克
葱	5 克
猪油	20 克
玉米粉	4 克
香油	10 克

【食法】每日一次。

【来源】程朝晖，谢英彪．瘦身减肥必吃的食物．北京：金盾出版社，2008：101.

◈ 酸萝卜烧青口

【功效】开胃利尿，降脂减肥。

【制法】青口入沸水中余一下，捞出洗净；酸萝卜改小片；锅置火上，加少许油，下酸萝卜、泡姜、泡红椒炒出香味；放入青口，加入少许鲜汤，调入盐、鸡精，小火烧至青口入味；水分待干时，勾入薄芡起锅。

配方

青口	500 克
酸萝卜	150 克
泡椒	50 克
盐	5 克
鸡精	2 克
胡椒	2 克
色拉油	25 克
姜	10 克
淀粉	10 克

【食法】佐餐食。

【来源】张奔腾．新编家常汤羹粥1888例．北京：化学工业出版社，2010：106.

❀ 竹荪凤尾白菜

【功效】 开胃利尿，降脂减肥。

【制法】 ①竹荪先用温水洗一遍，再用温水泡上胀透，洗净泥沙后切成 5 厘米长的段，小的一切两开，大的切成三四条，下入开水锅汆过，用凉水漂上；火腿切成末。

②虾仁用刀捶剁成细茸，放入鸡蛋清、味精、淀粉、冷鸡汤和适量的盐，搅拌成馅。

③小白菜摘去边叶留小苞，用水汆过，用冷水过凉，一切两开，修改成凤尾形，摊在平盘内，用干净白布按干水分，撒上淀粉，将虾馅酿在白菜苞上，再撒上火腿末。

④食用时，将凤尾白菜上蒸 3 分钟左右，取出后装入汤盆内，另外将鸡汤、竹荪、盐、味精放入锅中烧开，调好味，撇去泡沫，倒入装有凤尾白菜的汤盆内撒上胡椒粉，放鸡油即成。

【食法】 佐餐食。

【来源】 杨国桐，马立燕.清真菜谱.北京：金盾出版社，2008：36.

配方	
竹荪（干）	25 克
小白菜	1500 克
虾仁	100 克
鸡蛋	150 克
火腿	25 克
料酒	25 克
盐	5 克
鸡精	3 克
鸡油	15 克
鸡精	2 克
胡椒粉	2 克

❀ 芹菜叶拌香干

【功效】 清香适口，降脂减肥。

【制法】 ①新鲜的芹菜叶洗净，锅内放适量水，置火上烧开，洗净的芹菜叶放沸水中焯一下即捞出，摊凉，挤干水分，然后切成碎末，放盘内。

②豆腐干放沸水中烫一下，捞出，切成小丁，放芹菜叶盘内，放入精盐、白糖、香油、鸡精，拌匀即可。

【食法】 佐餐食。

【来源】 滕宝红.家庭饭馆：轻松学做家常饭菜888.北京：中国时代经济出版社，2006：136.

配方	
芹菜叶	100 克
豆腐干	100 克
盐	3 克
白砂糖	5 克
香油	5 克
鸡精	2 克

冬菇炒茼蒿

【功效】 本菜可用于高脂血症、高尿酸血症辅助治疗。

【制法】 茼蒿洗净切成段，放入沸水焯一下，捞出沥水；冬菇切成小片；葱、蒜切片；淀粉加水适量调匀成水淀粉备用；炒锅放到火上，倒入花生油烧热；放入葱片、蒜片炸出香味；放入冬菇、料酒及水少许，再放入茼蒿、精盐，用水淀粉勾芡，浇入香油即可。

【食法】 佐餐食。

【来源】 夏金龙. 好学易做的大众菜. 长春：吉林科学技术出版社，2010：189.

配方

茼蒿	250 克
香菇（鲜）	15 克
花生油	20 克
香油	5 克
淀粉	2 克
大葱	4 克
大蒜	4 克
料酒	3 克
盐	2 克

烧大虾

【功效】 降血脂、降血压。防治高脂血症、高血压病。

【制法】 ①将虾洗净，挑净虾线，去壳备用。将葱切段，姜、蒜切片备用。将炒锅置火上，在炒锅中放入食用油，烧热，将虾下锅反复煸炒，直到其颜色发红并有香味时，即把虾盛出放盘中备用。

②往炒锅中再放入适量食用油，烧热后放入肉末炒散，将葱段、姜片、蒜片下锅，反复翻炒。加入豆瓣酱翻炒至出香味，倒入料酒，加入100毫升开水，再把准备好的虾、白糖、精盐、鸡精、胡椒粉依次下锅，烧开后收浓汤汁，即可装盘上桌食用。

【食法】 每日佐餐。

【来源】 于康. 高脂血症营养康复食谱. 重庆：重庆出版社. 2007：164.

配方

虾	200 克
食用油	10 克
猪肉末	200 克
葱	5 克
姜	5 克
蒜	5 克
豆瓣酱	3 克
白糖	3 克
胡椒粉	3 克
料酒	3 克
盐	2 克
鸡精	2 克

❖ 青豆炒兔肉丁

【功效】健脾益胃，降血脂、降血压。防治高脂血症、高血压、动脉粥样硬化症。

【制法】①青豆去壳，洗净；冬菇去蒂，浸软，洗净，切粒；兔肉洗净，切成小粒；生姜刮皮，洗净，切碎。

②起油锅，下兔肉炒至刚熟取出；另起油锅，下青豆粒，精盐，炒至熟，下兔肉丁、冬菇粒、生姜、淋酒，下生抽，炒片刻，勾芡，略炒即成。

【食法】每日佐餐。

【来源】李秀才.心脑血管病的食疗与药膳.北京：人民军医出版社，2001：110.

配方

兔肉	250 克
青豆粒	120 克
冬菇	30 克
姜	5 克
盐	3 克

❖ 素烩三菇

【功效】降脂降压、防癌。

【制法】将冬菇、蘑菇、草菇入清水泡发，洗净，入油锅煸炒，然后加入鲜汤、嫩玉米笋片同煮，待熟后再加入芡粉和调料（盐、鸡精等），翻炒片刻即可。

【用法】佐餐食。

【来源】李宁.30天特效减肥食谱.上海：上海科学普及出版社，2011：36.

配方

冬菇	25 克
蘑菇	25 克
草菇	25 克
嫩玉米笋片	50 克
鲜汤	200 毫升
芡粉	10 克
鸡精	2 克
盐	3 克

❖ 双耳炒豆腐

【功效】滋补气血，降血脂血压。

【制法】①将木耳、银耳加入清水泡发，洗净，去杂质，在油锅中略爆炒；香菜洗净切碎。

②将豆腐洗净，切成2厘米见方小块，放入油锅与豆腐乳煎炒，然后加入木耳、银耳、鲜汤、香菜、胡椒粉、盐及鸡精，煮透即可。

【用法】佐餐食。

【来源】吴杰.常见病食疗家常菜.北京：金盾出版社，2007：112.

配方

木耳	15 克
优质鲜豆腐	400 克
银耳	15 克
鲜肉汤	200 毫升
豆腐乳	10 克
胡椒粉	2 克
香菜	5 克
食用油	10 克
鸡精	2 克
盐	3 克

配方

绿豆	200 克
夏枯草	30 克
猪脊骨	350 克
姜	2 片
清水	1500 毫升
精盐	3 克
生抽	10 毫升
鸡精	3 克

◆◆ 绿豆煲猪骨

【功效】有清热散结，止渴利尿的作用，作为高脂血症辅助治疗。

【制法】绿豆拣去杂质，浸透，洗净；夏枯草浸透，洗净；猪脊骨洗净，斩件。将全部材料放入汤煲内，煲至绿豆熟烂，撇去浮油，调入味料，拌匀即成。

【用法】佐餐食。

【来源】李明. 高脂血症食疗食治食谱. 济南：山东友谊书社，2005：141.

配方

水鱼	200 克
熟地黄	15 克
枸杞子	30 克
山药	30 克
盐	3 克
生抽	5 毫升
鸡精	3 克
胡椒粉	3 克
姜	2 片
清水	800 毫升
料酒	10 克

◆◆ 杞子炖水鱼

【功效】滋阴益肾，养肝明目，降压降脂。

【制法】水鱼洗净，斩件，加料酒拌匀，再加生粉抓匀，拉油备用；淮山药、枸杞子、熟地黄浸洗干净。将全部材料放入炖盅内，炖至水鱼熟烂，撇去浮沫，调入味料，拌匀即成。

【食法】佐餐用。

【来源】彭铭泉. 高脂血症食疗食治食谱. 北京：世界图书出版社，2005：141.

配方

腐竹	200 克
番茄	100 克
大葱	5 克
白砂糖	15 克
盐	3 克
醋	5 克
鸡精	2 克
番茄酱	50 克
淀粉	10 克
色拉油	50 克

◆◆ 滑炒番茄腐竹

【功效】降脂减肥，用于高脂血症辅助治疗。

【制法】①淀粉加水适量调匀成湿淀粉；葱洗净切成葱花；将水发腐竹切成 3 厘米长的段，装碗用湿淀粉上浆；番茄洗净，切成薄片，取碗一只，放入鲜汤少许、白糖、醋、精盐、鸡精、湿淀粉调成味汁。

②锅架火上，放油烧至五成热，投入腐竹，划散，至七八成熟，倒入漏勺，沥净余油；原锅留少许底油，放入葱花爆出香味，下番茄酱炒匀，倒入

腐竹段，番茄片翻炒几下，下入调好的味汁烧开，见汁浓时，淋入少许明油，即可锅装盘。

【食法】佐餐食。

【来源】高杰．精选家常小炒588例．北京：化学工业出版社，2009：96.

🍲 煎烧海带豆腐

【功效】养心平肝，化痰祛脂。适用于高脂血症、肥胖症、冠心病的治疗。

【制法】①把豆腐沥干水分，切成菱形厚片。

②浸发海带用冷水洗净，切成丝。

③水发黑木耳清水洗净。

④黄花菜冷水浸透后，洗净。

⑤锅用旺火烧热，放植物油75克，烧至六成热，放入豆腐煎成两面至黄色，加海带、黑木耳、黄花菜、酱油30克，精盐2克，豆瓣酱15克，葱花5克，姜末5克，料酒5克，清汤200克，改用小火焖煮，至豆腐透出香，撒入葱花3克，鸡精1克，翻炒均匀，淋上少许麻油即成。

【食法】佐餐食。

【来源】李秀才．心脑血管病的食疗与药膳．北京：人民军医出版社，2001：111.

配方	
豆腐	250 克
浸发海带	150 克
水发木耳	25 克
黄花菜	25 克

🍲 腰果拌西芹

【功效】祛脂减肥。适用于高脂血症、肥胖症的治疗。

【制法】将西芹去根、叶洗净，切成菱形片；放入开水锅中烫，待水再次开时，捞出沥水；将腰果用麻油炸至浅黄色捞出，凉透；将西芹与精盐、味精、凉透的麻油拌匀，撒上腰果即成。

【食法】佐餐食。

【来源】陈小林，吴洛加．家庭快餐DIY．重庆：重庆出版社，2009：28.

配方	
西芹	250 克
腰果	50 克
鸡精	2 克
香油	10 克
盐	2 克

配方

水面筋	250 克
豆豉	150 克
番茄	10 克
小白菜	20 克
盐	3 克
酱油	10 克
姜	5 克
花椒	10 克
料酒	10 克
植物油	120 克
花生油	10 克
淀粉	10 克

配方

鲤鱼肉	300 克
山楂片	25 克
鸡蛋	1 个
花生油	30 克
料酒	10 毫升
葱	2 根
姜	2 片
白醋	10 克
酱油	10 毫升
盐	3 克
白糖	5 克
淀粉	10 克

◈◈ 豆豉烧素鱼膘

【功效】清热和胃降脂。

【制法】①先将水面筋捋长条压扁，下温油锅中浸透，热油发起捞出，用温水泡软截段，再片成片，作鱼膘料；小白菜削根划荚；老姜拍松，待用；淀粉加水适量调匀成水淀粉约 20 克。

②火上置锅，加花生油，下老姜、花椒粒，待炸出味，冲入鲜汤 350 毫升，候翻滚捞弃姜、椒，即下鱼膘料及配料，加食盐、酱油，略烧，水粉上芡，熘料酒，出锅盛汤盘中即成。滋鲜清淡，味道醇厚。

【食法】佐餐食。

【来源】彭铭泉主编. 中国药膳传说与制作. 北京：人民军医出版社，2008：256.

◈◈ 山楂鱼块

【功效】健胃止泻，滋阴润燥，化食消积，扩张血管。对高血压、高血脂、脾虚积滞等症有一定疗效。

【制法】将鲤鱼斜刀切成瓦片块，放入碗内，加料酒、盐腌渍 15 分钟。将鸡蛋打入碗内，加淀粉搅拌均匀，成蛋糊；把腌过的鱼放入浸透，挂上蛋糊，再沾上干淀粉；锅架火上，放油烧至五成热，下入姜片爆香，再放入鱼片滑熟，捞出。山楂片加少量水溶化后，加葱、姜、白醋、酱油、精盐、白糖、淀粉，调成芡汁；锅架火上，放少许油，烧热，倒入芡汁烧开，下入鱼块，用中火急炒，待汁紧裹鱼块时，撒上葱花起锅即成。

【用法】随量食用。

【来源】彭铭泉. 中国药膳传说与制作. 北京：人民军医出版社，2008：69.

烩双菇

【功效】理气化痰，开胃。高脂血症，证属痰湿阻滞者肢体倦怠，痰多、食欲不振。

【制法】①香菇用开水浸发30分钟，捞出，去芳洗净，挤干水。浸香菇水去沉淀泥沙后备用。蘑菇洗净。

②用香菇水、盐1克，鸡精2克，白糖5克，湿淀粉6克，置碗中搅匀，作芡汁待用。

③锅中倒入精制豆油30克，油热后放入香菇煸炒1分钟，再投入蘑菇翻炒片刻，最后投入芡汁，待汤汁微开，勾芡均匀时即可出锅。

【食法】佐餐，早晚各1次。

【来源】李清亚. 糖尿病饮食和中医保健最佳方案. 北京：人民军医出版社，2010：86.

配方	
鲜蘑菇	250克
香菇	50克
鸡精	2克
盐	1克
白糖	5克
湿淀粉	6克
豆油	30克
芡汁	20毫升

鸡腿菇拌猪肚

【功效】具有益胃清神，助消化，降脂的作用。

【制法】猪肚初加工干净后，放入水锅中煮熟，捞出放凉，切成细丝。鸡腿菇泡发洗净后，切成丝，放入沸水中焯熟，捞出，沥干水分。将精盐、白糖、酱油、蒜泥、味精、辣椒油、香油放入碗中调成蒜泥料。将肚丝、鸡腿菇丝与蒜泥料调拌均匀后，装盘即成。

【食法】佐餐食。

【来源】张奔腾. 新编家常汤羹粥1888例. 北京：化学工业出版社，2010：187.

配方	
猪肚	250克
鸡腿蘑（干）	100克
辣椒油	8克
酱油	5克
白砂糖	3克
盐	3克
鸡精	2克
香油	10克
大蒜	10克

◈ 三七麻雀肉饼

配方

三七粉	5 克
麻雀	100 克
瘦猪肉	200 克
豆粉	20 克
豆油	10 毫升
白糖	5 克
盐	3 克
黄酒	10 毫升

【功效】补虚劳、暖腰肾、益精髓。用于老年人身体虚弱，阴寒内盛，凝滞心脉的冠心病、高脂血症。

【制法】将麻雀肉、猪肉洗净，一同剁成肉泥。放入大碗内加三七粉及适量的豆粉、豆油、白糖、盐、黄酒，拌匀，做成圆肉饼，置蒸笼内，放沸水锅上用武火蒸至熟透即成。

【食法】每日食肉饼2个，温热服食，连食7日。

【来源】马汴梁. 中医补肝养生法. 北京：人民军医出版社，2009：39.

◈ 香菇海参火腿煲

配方

海参（水浸）	640 克
火腿	240 克
香菇（鲜）	50 克
青蒜	15 克
大葱	20 克
姜	5 克
白酒	5 克
鸡精	2 克
老抽	5 克
白砂糖	3 克
盐	4 克
植物油	20 克

【功效】补虚劳、降血脂。

【制法】①浸好的海参，洗净；用姜、葱起锅，洒下白酒，倾下两汤碗清水，放入参煨煮二十分钟取出，切件候用；火腿斩件，冬菇浸开，去蒂，洗净。

②烧热瓦缸，放油，加入姜，葱，蒜，火腿爆香，洒下白酒，加入冬菇，海参和一汤碗清水，调适味，加盖煲煮至海参熟为止，下粉芡，原煲上席。

【食法】每日1次。

【来源】张恩来. 家常主食. 长春：吉林科学技术出版社，2010：182.

◈ 山楂肉丁

【功效】活血化瘀，降低血脂。用于心梗后恢复期服食。

【制法】①将山楂洗净去核，把冰糖放入炒锅，加适量水熬化，见糖汁浓时把去核山楂倒入，见糖汁粘在山楂上时倒出备用。瘦猪肉洗净，切成1厘米见方肉丁，收入碗内，加入精盐，鸡精、绍酒腌制一下，然后加入蛋清、淀粉上好浆。

②用一小碗加入水淀粉、精盐、鸡精对好卤汁备用。炒锅内加适量植物油，烧四成热时，把浆好的肉丁下油锅滑开，滑透，起锅倒入漏勺内，原热锅内少留底油，下葱姜炸锅，倒入滑好的肉丁，把对好的卤汁泼流入勺，翻炒均匀，淋香油，出锅装盘，再把山楂倒在肉丁的上面即可。

【食法】做菜肴食用，可常食。

【来源】吴杰.胃肠病美味保健食谱.北京：金盾出版社，2006：97.

配方	
鲜山楂	100 克
瘦猪肉	200 克
冰糖	50 克
盐	4 克
绍酒	5 克
鸡精	3 克
蛋清	5 克
淀粉	15 克
葱	3 克
姜	5 克
香油	10 毫升

◈ 蘑菇炒莴笋

【功效】健脾开胃，滋润养颜，降脂强身。

【制法】将蘑菇去蒂洗净，切片；莴笋去外皮、叶，洗净切片，均放入沸水锅中焯一下，捞出用凉水过凉；葱姜洗净，分别切段、片备用；锅中放油烧至六成热，爆香葱段、姜片，加莴笋片、蘑菇片翻炒；加入料酒、盐、味精，淋上香油炒匀即可。

【食法】当主食吃，可经常食用。

【来源】张奔腾.新编家常汤羹粥1888例.北京：化学工业出版社，2010：205.

配方	
蘑菇（鲜蘑）	300 克
莴笋	300 克
植物油	20 克
大葱	8 克
姜	5 克
料酒	10 克
盐	2 克
鸡精	2 克
香油	2 克

配方

人参	10 克
田七	5 克
鸡肉	2 克
盐	2 克
胡椒粉	2 克
鸡精	2 克

❖ 人参田七炖鸡

【功效】补气活血，散瘀通脉。用于高脂血症，冠心病心绞痛，心肌梗死气虚血瘀患者服食。

【制法】将鸡肉洗净，切成大块，放入炖盅内，加人参、田七及调味品，隔水炖一个半小时，至鸡肉烂熟即可。

【用法】食鸡肉饮汤，可常服。

【来源】刘国普，曾德环. 老年病饮食疗法. 上海：上海科学普及出版社，1992：97.

配方

藕粉	250 克
糯米粉	250 克
白糖	250 克

❖ 藕米糕

【功效】补虚养胃。适用冠心病，高脂血症患者。

【制法】将藕粉、糯米粉、白糖和匀，加水适量，揉成面团。将面粉团放在屉笼里盖好盖，用武火蒸 15 ~ 20 分钟即成。

【用法】做点心吃。

【来源】赵学敏（清）. 本草纲目拾遗. 北京：中国中医药出版社，2007：76.

配方

鲜山楂	50 克
红枣	4 枚
冬菇	3 个
白糖	10 克
粳米	250 克

❖ 山楂红枣饭

【功效】活血化瘀，补脾和胃，益气生津。用于冠心病，对高脂血症患者有良好的疗效。

【制法】将山楂洗净切片、去核。红枣洗净去核，冬菇泡软切丝。粳米淘洗干净，上锅，待米饭煮至水分快干时，再将山楂、红枣、冬菇丝、白糖均匀放在米饭表面，盖严盖，慢火焖至熟。

【食法】宜晚餐用，注意不可服食过饱。可经常食用。

【来源】黄濠江. 用果蔬降下你的血压. 北京：人民军医出版社，2007：92.

桑椹蛋糕

【功效】滋养肝肾，滋阴泄热。用于肝肾阴虚的冠心病、高脂血症患者。

【制法】将前三味药洗净，放入砂锅内，加水煎20分钟，去渣取汁，倒入盛面粉的盆内，加白糖、鸡蛋，发面和匀，揉成面团。待其发酵后，再加碱水揉好，做成蛋糕，上笼蒸15分钟。

【食法】当点心吃，可经常食用。

【来源】顾奎琴.现代营养知识全书.北京：现代出版社，1997：165.

配方	
桑椹子	30 克
旱莲草	30 克
女贞子	20 克
鸡蛋	9 个
白糖	300 克
面粉	200 克
发面	适量
碱水	适量

桃仁丹参炖鲫鱼

【功效】化瘀阻，补气血。适用于高脂血症、冠心病患者食用。

【制法】①桃仁去皮、尖，洗净；丹参润透，切成薄片；鲫鱼宰杀后，去鳃、鳞、肠杂洗净；姜切片，葱切段。

②桃仁、丹参放锅内，加水300毫升，用中火煮25分钟，停火，去药渣，留药液。

③药液放入锅内，加入鲫鱼、姜、葱、绍酒、盐、鸡精、鸡油、醋、酱油、胡椒粉炖熟即成。

【食法】每日1次，坚持食用半个月。

【来源】彭铭泉.心脑血管病四季药膳.郑州：中原农民出版社，2004：30.

配方	
桃仁	6 克
丹参	6 克
鲫鱼	300 克
绍酒	10 克
盐	3 克
鸡精	2 克
姜	4 克
葱	8 克
胡椒粉	3 克
鸡油	25 克
醋	3 克
酱油	5 克

配方

芥蓝	200 克
玉米笋（罐装）	100 克
大蒜	5 克
盐	2 克
料酒	8 克
鸡精	2 克
香油	2 克
植物油	20 克

◈ 玉米笋清炒芥蓝

【功效】具有健脾开胃、降低血脂的作用。

【制法】①芥蓝洗净，切段；玉米笋洗净，切斜段；大蒜去皮，切末；将芥蓝、玉米笋分别用滚水加少许盐焯一下，捞出；芥蓝、玉米笋入冰水中冷却，捞起沥干水分。

②锅烧至六成热，放入 30 克油烧热，爆香蒜末，放入芥蓝和玉米笋翻炒；加入盐、米酒和少许鸡精翻炒片刻，待菜炒熟，淋少许香油即可。

【食法】佐餐食。

【来源】《健康餐桌》编委会. 怎样炒菜更营养. 重庆：重庆出版社，2009：138.

配方

葛粉	300 克
百果馅	200 克
白糖	300 克
水	600 毫升

◈ 葛粉包

【功效】发表解肌，升阳透疹，解热生津。用于高脂血症、糖尿病、高血压脑病、冠心病心绞痛等病症。

【制法】①把葛粉碾碎，用细筛筛一遍，放在盘中。

②把百果馅心搓成小丸子（直径约 0.6 厘米），放在盘中先滚上一层葛粉，后用筛子筛出丸子，放在笊篱内，然后放入沸水锅中一浸，捞出再用葛粉滚一滚，这样反复 2 次后，即可滚成葛粉包的生胚。

③把水和糖调和，放入锅中煮滚后，取出倒在大碗中，同时把葛粉包放入沸水锅中煮熟，待其浮起时捞出，装在盛糖水的大碗中即可。

【食法】可作早餐或点心食用。

【来源】民间验方。

❀ 大蒜炒鳝片

【功效】补脾和胃，理气消食。防治高脂血症，动脉粥样硬化症。

【制法】①将黄鳝活宰，去肠脏，脊骨及头、用盐肠后放入开水中炽过，去血水，切片，用精盐，豆粉，糖，姜刨好。

②大蒜去衣，洗净，切段；起油锅，倒入大蒜炒香，炒至八成熟，捞起。

③另起油锅，下姜炒香，倒入鳝片，倒入绍酒，炒片刻，下大蒜炒匀，调味，勾芡，略炒即成。

【来源】李秀才．心脑血管病的食疗与药膳．北京：人民军医出版社，2001：109.

配方	
黄鳝	500 克
大蒜	250 克
生姜	5 克
绍酒	10 克
盐	3 克
豆粉	10 克
大蒜	5 克

❀ 炒魔芋

【功效】化痰散结，清热通便。适宜于高血脂病人食用，也可用于肥胖症者。

【制法】将魔芋和调料一起放入油锅煸炒全熟即可。

【用法】佐餐食用。

【来源】廉玉麟，雨田．冠心病保健食谱．北京：北京科学技术出版社，2005：237.

配方	
魔芋	100 克
盐	3 克
鸡精	2 克
蒜	5 克
姜	5 克
花生油	10 克

（三）粥类

❀ 苡仁桃仁粥

【功效】健脾理气，祛痰利湿，活血通脉，逐瘀止痛。用于痰浊瘀阻的冠心病、高脂血症最为适宜。

【制法】将苡仁、桃仁、陈皮共入砂锅中，加水煎 30 分钟，去渣取汁，将淘净的大米放入药汁中，用小火煮成粥即成。

【用法】每日分 2 次温服，每日 1 剂，连服食数日。

【来源】彭铭泉．肝脏病食疗精粹．福州：福建科学技术出版社，2005：36.

配方	
苡仁	30 克
大米	100 克
桃仁	10 克
陈皮	3 克

三七首乌粥

【功效】 强心、降脂、降压。

【制法】 ①将三七、何首乌洗净,放入砂锅内煎取浓汁。

②将大米、红枣、白糖放入砂锅中,加水适量,先煮成稀粥,然后放入药汁,轻轻搅匀,文火烧至翻滚,见粥汤稠黏停火,盖紧焖5分钟即可。

配方

三七	5 克
何首乌	50 克
大米	100 克
红枣	2 枚
白糖	5 克

【食法】 早、晚餐温热顿服。忌用铁锅煮。

【来源】 宋光锐.美容药膳食疗.武汉:湖北科学技术出版社,2004:76.

丹参粥

【功效】 活血化瘀,养血安神。用于防治高脂血症,冠心病心绞痛、心梗急性期和高血压病。

【制法】 先将丹参放入砂锅中,注入适量清水,用小火煎煮30分钟,去渣取汁。粳米淘洗干净,大红枣去核洗净,共放入药汁中,煮成粥即可。

配方

丹参	30 克
粳米	50 克
红枣	3 枚
红糖	5 克

【食法】 早、晚餐温热服食,每日1剂,可连服7日。食服时调入红糖。

【来源】 民间验方。

红萝卜海蜇粥

【功效】 健脾开胃,清热解毒。用于冠心病、高脂血症。

【制法】 将红萝卜削皮,洗净,切片;海蜇皮浸软,漂净,切细条备用,粳米洗净。把食用料一起放入锅内,加清水适量,文火煮成稀粥,调味即可。

配方

红萝卜	120 克
海蜇皮	60 克
粳米	60 克

【用法】 随量食用。

【来源】 民间验方。

◆ 仙人粥

【功效】补气血，益肝肾。适用于高脂血症、冠心病、高血压。

【制法】将制何首乌煎取浓汁，去渣，与粳米、红枣同入砂锅内煮粥，粥将成时，放入红糖或冰糖少许以调味，再煮一二沸即可。

【食法】每天 1~2 次，7~10 天为一疗程，间隔 5 天再服，也可随煮食用，不受疗程限制。煎煮时忌用铁锅，忌吃葱蒜。

【来源】俞小平、黄志杰．中国益寿食谱．北京：科学文献出版社，1995：106.

配方

制何首乌	30 克
粳米	100 克
红枣	5 枚
红糖	10 克

◆ 玉米粉粥

【功效】调中养胃，益肺宁心，降脂。适用于动脉硬化、冠心病、血脂偏高、高血压。

【制法】先将粳米入锅内，加水 500~800 毫升，煮至米开花后，调入玉米粉，使粥成稀糊状，再稍煮片刻即停火。

【食法】每日 3 餐均可温热食。宜现煮现食不可久留。

【来源】民间验方。

配方

粳米	100 克
玉米粉	20 克

◆ 何首乌粥

【功效】养肝肾，益精血。治疗高脂血症，动脉硬化。

【制法】先将首乌放入砂锅，加水浓煎取汁，与粳米冰糖同煮为粥，早晚服用。

【用法】佐餐食用。

【来源】彭铭泉．减肥瘦身药膳食疗．广州：广东旅游出版社，2006：125.

配方

制首乌	50 克
粳米	60 克
冰糖	10 克

配方

黑芝麻	60 克
桑椹	60 克
大米	30 克
白糖	10 克

❖芝麻桑椹糊

【功效】养肝肾，益精血。治疗高血脂，动脉硬化及痴呆。

【制法】将黑芝麻、桑椹、大米分别洗净，一同擂烂，另在沙锅中盛水三碗，煮沸后加入白糖，待水再沸，徐徐加入擂烂的黑芝麻、桑椹、大米煮成糊状食用。

【食法】佐餐食用。

【来源】俞小平、黄志杰．中国益寿食谱．北京：科学文献出版社，1995：122.

（四）茶类

配方

山楂	15 克
荷叶	12 克
泽泻	10 克

❖山楂荷泽茶

【制法】将上述 3 味共切细，加水煎或以沸水冲泡，取浓汁即可。

【功效】消脂降压。

【食法】每日服 1 剂，代茶饮。山楂生食或煮粥食（胃酸过多者不用）。

【来源】顾奎琴主编．中华家庭药膳全书．北京：中医古籍出版社，2005：67.

配方

槐花	15 克
山楂	15 克
白糖	3 克

❖槐花山楂茶

【功效】清热润肝、活血化瘀通脉。用于心绞痛及心肌梗死的治疗。

【制法】上两味药各加 10 倍量，共研成粗末，每取 30 克，放入热水瓶中，冲入半瓶沸水，旋紧瓶塞，20 分钟后即可饮用。服前调入白糖。

【用法】代茶频饮，每日 1 剂。连服 10 日。

【来源】谢英彪．高脂血症合理用药与食疗．西安：西安交通大学出版社，2010：45.

配方

鲜山楂	30 克
嫩荷叶	15 克
白糖	3 克

❖山楂消脂饮

【功效】降低血脂，软化血管，保护心肌。用于高血压、高脂血症的冠心病心绞痛患者。

【制法】将山楂洗净，嫩荷洗净切碎，共放入砂锅中煎煮，至山楂熟烂，滤去药渣，取汁约 500 毫升，加少量白糖，搅匀即可。

【食法】频频饮服，每日 3 次。

【来源】孙世发．中医富贵病良方．北京：金盾出版社，2009：158.

山楂核桃饮

【功效】活血，消脂，补肾，健脑。适用于高脂血症、脑血栓、食物积聚不消、肾虚、健忘等病症。

【制法】①山楂洗净去杂质；冰糖打碎成屑。

②山楂、核桃仁、冰糖同放入茶杯内，加入沸水 250 毫升，盖上盖，浸泡 5 分钟后即可饮用。

【食法】每日 1 次，坚持饮用 1 个月。

【来源】彭铭泉．心脑血管病四季药膳．郑州：郑州大学出版社，2004：116.

配方

山楂	20 克
核桃仁	30 克
冰糖	15 克

首乌山楂茶

【功效】祛淤血，补肝肾。适用于淤血、心脑血管硬化、胸闷、胸痛、头痛、头晕、肢体麻木等病症。

【制法】①制首乌洗净；山楂洗净，切薄片；冰糖打碎成屑。

②将何首乌、山楂同放入炖锅内，加水 500 毫升，用武火烧沸，再用文火煮 35 分钟，停火过滤去渣，留取汁液，加入冰糖屑，搅匀即成。

【食法】每两天 1 次，坚持饮用 1 个月。

【来源】彭铭泉编著．心脑血管病四季药膳．郑州：郑州大学出版社，2004：119.

配方

制首乌	10 克
山楂	15 克
冰糖	15 克

山楂二花茶

【功效】健脾，清热、降脂。适应于冠心病、高脂血症。

【制法】上三味放茶杯内，冲入开水，加盖焖片刻即可饮用。

【食法】每日一饮。

【来源】王文．家庭药膳手册．天津：天津科学技术出版社，1989：50.

配方

山楂	25 克
金银花	25 克
菊花	25 克

配方

焦山楂	15 克
荷叶	8 克
生大黄	5 克
生黄芪	15 克
生姜	2 片
生甘草	3 克

◈ **消脂健身饮**

【功效】益气消脂，通腑除积，轻身健步。适用于高脂血症、冠心病、动脉硬化等。

【制法】上各味同煎汤。

【食法】代茶随饮，或每日 3 次。

【来源】彭铭泉．中华药膳纲目．北京：华文出版社，2010：214.

配方

丹参	10 克
红果片	
（山楂片）	10 克
麦冬	5 克

◈ **参果饮**

【功效】活血化瘀，平肝潜阳。可软化血管，降低血脂，从而能防治冠心病、高脂血症。

【制法】将上述原料挑拣干净，放入 500 毫升容积的杯子里，用沸水冲泡，湿浸半小时以后，待晾温始饮，次数不限，可代茶频饮。

【食法】每日 1 付，代茶饮用，每疗程 15 天。

【来源】李浩．中华药膳防治心脏疾病．北京：科学文献出版社，2001：126.

高血糖篇

　　血液中的糖称为血糖，绝大多数情况下都是葡萄糖。体内各组织细胞活动所需的能量大部分来自葡萄糖。正常人在清晨空腹血糖浓度为 80 ~ 120mg/dl。空腹血糖浓度超过 130mg/dl 称为高血糖。血液检查时发现高血糖的原因可能有很多，包括饮食、环境和疾病影响等。所以一旦确诊是高血糖，应该尽量清楚是什么原因引起的高血糖，这样才能对症治疗，才能做好预防和治疗高血糖的工作。目前来说，高血糖更普遍更值得关注的可能是糖尿病的早期症状。

　　糖尿病是一种遗传因素和环境因素长期共同作用所导致的慢性、全身性、代谢性疾病，以血浆葡萄糖水平增高为特征，主要是因为体内胰岛素分泌不足或作用障碍引起的糖、脂肪、蛋白质代谢紊乱而影响正常生理活动的一种疾病。根据不同的病因、发病机制、症状特征分为 1 型糖尿病和 2 型糖尿病。目前在我国，糖尿病已经成为继肿瘤、心血管病之后的第三大严重威胁人们健康的慢性疾病。

【病因病机】

　　糖尿病按临床表现，隶属于中医学中"消渴"范畴。所谓消渴中"消"是指消谷善饥，形体消瘦，"渴"则指口渴引饮，小便频数。随着临床实践的不断深入，中医理论日趋完善，从情志、饮食、劳伤、外感等方面认识病因。而且在病因引起的脏腑的病理变化认识到阴虚与燥热是消渴病的主旋律，两者互为因果，临床上表现出肺燥、胃热、肾虚的病理变化。

（1）五脏柔弱的内在因素。①肾精亏虚。五脏之中，肾为先天之本，其起主导作用，肾为元阴元阳之脏，水火之宅，其生理功能为主津液、藏精，五脏之精气皆藏于肾，五脏六腑之津液均赖于肾精之濡养，五脏六腑之气皆赖于肾气之温煦；当先天不足，禀赋羸弱则出现一系列病理变化。由于真阴亏虚，孤阳无依，不能管束津液，直输膀胱而致小便频数，量多，浑浊黏腻如脂膏，尿有甜味。水谷精微不能濡养肌肤，形体消瘦虚弱。②阴虚阳亢。因肾阴久亏，阴精耗损，雷龙之火上炎，一发而不可遏制。火游于肺而上渴，火游于胃而中饥，火烁阴精阳强无制，阴不内守，而小便混浊如膏，真阴遂泄而成下消。③气阴两虚。由于五脏失于肾精濡养而柔弱，气阴俱虚；复因饮食不节，损伤脾胃，后天水谷精微生化不足；或内伤七情，郁怒肝火伤阴；或房劳失度，耗伤肾精肾气，或因外因六淫乘虚而入，久滞化热，更耗阴伤气等因素导致阴虚更甚而热愈盛，热愈盛则阴愈伤之恶性循环，终致消渴发病。

（2）饮食不节、脾胃损伤。饮食失节长期过食肥甘，醇酒厚味，辛辣香燥，损伤脾胃，致脾胃运化失职，积热内蕴，化燥伤津，消谷耗液，发为消渴。《素问·奇病论》说："此肥美之所发也，此人必数食甘美而多肥也，肥者令人内热，甘者令人中满，故其气上溢，转为消渴。"

（3）肝郁气滞的情志病变。情志失调长期过度的精神刺激，如郁怒伤肝，肝气郁结，或劳心竭虑，营谋强思等，以致郁久化火，火热内燔，消灼肺胃阴津而发为消渴。正如《临证指南医案·三消》说："心境愁郁，内火自燃，乃消症大病。"

（4）劳逸失度、肾精亏虚。劳欲过度房事不节，劳欲过度，肾精亏损，虚火内生，则火因水竭益烈，水因火烈而益干，终致肾虚肺燥胃热俱现，发为消渴。如《外台秘要·消渴消中》说："房劳过度，致令肾气虚耗，下焦生热，热则肾燥，肾燥则渴。"

消渴病的病机主要在于阴津亏损，燥热偏盛，而以阴虚为本，燥热为标，两者互为因果，阴愈虚则燥热愈盛，燥热愈盛则阴愈虚。消渴病变的脏腑主要在肺、胃、肾，尤以肾为关键。三脏之中，虽可有所偏重，但往往又互相影响。

（1）肺主气为水之上源，敷布津液。肺受燥热所伤，则津液不能敷布而直趋下行。随小便排出体外，故小便频数量多；肺不布津则口渴多饮。正如《医学纲目·消瘅门》说："盖肺藏气，肺无病则气能管摄津液之精微，而津液之精微者收养筋骨血脉,余者为溲。肺病则津液无气管摄,而精微者亦随溲下。"

(2)胃为水谷之海,主腐熟水谷,脾为后天之本,主运化,为胃行其津液。脾胃受燥热所伤,胃火炽盛,脾阴不足,则口渴多饮,多食善饥;脾气虚不能转输水谷精微,则水谷精微下流注入小便,故小便味甘;水谷精微不能濡养肌肉,故形体日渐消瘦。

(3)肾为先天之本,主藏精而寓元阴元阳。肾阴亏虚则虚火内生,上燔心肺则烦渴多饮,中灼脾胃则胃热消谷,肾失濡养,开阖固摄失权,则水谷精微直趋下泄,随小便而排出体外,故尿多味甜。消渴病虽有在肺、胃、肾的不同,但常常互相影响,如肺燥津伤,津液失于敷布,则脾胃不得濡养,肾精不得滋助;脾胃燥热偏盛,上可灼伤肺津,下可耗伤肾阴;肾阴不足则阴虚火旺,亦可上灼肺胃,终至肺燥胃热肾虚,故"三多"之证常可相互并见。消渴病日久,则易发生以下两种病变:一是阴损及阳,阴阳俱虚。消渴虽以阴虚为本,燥热为标,但由于阴阳互根,阳生阴长,若病程日久,阴损及阳,则致阴阳俱虚。其中以肾阳虚及脾阳虚较为多见。二是病久入络,血脉瘀滞。消渴病是一种病及多个脏腑的疾病,影响气血的正常运行,且阴虚内热,耗伤津液,亦使血行不畅而致血脉瘀滞。血瘀是消渴病的重要病机之一,且消渴病多种并发症的发生也与血瘀密切有关。

【治法】

1. 治疗原则

本病的基本病机是阴虚为本,燥热为标,故清热润燥、养阴生津为本病的治疗大法。《医学心悟·三消》说:"治上消者,宜润其肺,兼清其胃";"治中消者,宜清其胃,兼滋其肾";"治下消者,宜滋其肾,兼补其肺",可谓深得治疗消渴之要旨。由于本病常发生血脉瘀滞及阴损及阳的病变,以及易并发痈疽、眼疾、劳嗽等症,故还应针对具体病情,及时合理地选用活血化瘀、清热解毒、健脾益气、滋补肾阴、温补肾阳等治法。

2. 分证论治

(1)上消:肺热津伤。

【症状】烦渴多饮,口干舌燥,尿频量多,舌边尖红,苔薄黄,脉洪数。

【治法】清热润肺,生津止渴。

【方药】消渴方。方中重用天花粉以生津清热,佐黄连清热降火,生地黄、藕汁等养阴增液,尚可酌加葛根、麦冬以加强生津止渴的作用。若烦渴不止,小便频数,而脉数乏力者,为肺热津亏,气阴两伤,可选用玉泉丸或二冬汤。玉泉丸以人参、黄芪、茯苓益气,天花粉、葛根、麦冬、乌梅、甘草等清热生津止渴。二冬汤重用人参益气生津,天冬、麦冬、天花粉、黄芩、知母清热生津止渴。

（2）中消：胃热炽盛。

【症状】多食易饥，口渴，尿多，形体消瘦，大便干燥，苔黄，脉滑实有力。

【治法】清胃泻火，养阴增液。

【方药】玉女煎。方中以生石膏、知母清肺胃之热，生地黄、麦冬滋肺胃之阴，川牛膝活血化瘀，引热下行。可加黄连、栀子清热泻火。大便秘结不行，可用增液承气汤润燥通腑、"增水行舟"，待大便通后，再转上方治疗。本证亦可选用白虎加人参汤。方中以生石膏、知母清肺胃、除烦热，人参益气扶正，甘草、粳米益胃护津，共奏益气养胃、清热生津之效。对于病程较久，以及过用寒凉而致脾胃气虚，表现口渴引饮，能食与便溏并见，或饮食减少，精神不振，四肢乏力，舌淡，苔白而于，脉弱者，治宜健脾益气、生津止渴，可用七味白术散。方中用四君子汤健脾益气，木香、藿香醒脾行气散津，葛根升清生津止渴。《医宗金鉴》等书将本方列为治消渴病的常用方之一。

（3）下消：肾阴亏虚。

【症状】尿频量多，混浊如脂膏，或尿甜，腰膝酸软，乏力，头晕耳鸣，口干唇燥，皮肤干燥、瘙痒，舌红苔，脉细数。

【治法】滋阴补肾，润燥止渴。

【方药】六味地黄丸。方中以熟地滋肾填精为主药；山萸肉固肾益精，山药滋补脾阴、固摄精微，该二药在治疗时用量可稍大；茯苓健脾渗湿，泽泻、丹皮清泄肝肾火热，共奏滋阴补肾，补而不腻之效。阴虚火旺而烦躁，五心烦热，盗汗，失眠者，可加知母、黄柏滋阴泻火。尿量多而混浊者，加益智仁、桑螵蛸、五味子等益肾缩泉。气阴两虚而伴困倦，气短乏力，舌质淡红者，可加党参、黄芪、黄精补益正气。

（4）阴阳两虚

【症状】小便频数，混浊如膏，甚至饮一溲一，面容憔悴，耳轮干枯，腰膝酸软，四肢欠温，畏寒肢冷，阳痿或月经不调，舌苔淡白而干，脉沉细无力。

【治法】温阳滋阴，补肾固摄。

【方药】金匮肾气丸。方中以六味地黄丸滋阴补肾，并用附子、肉桂以温补肾阳。本方以温阳药和滋阴药并用，用附子、肉桂之辛热，壮其少火，灶底加薪，枯笼蒸溽，槁禾得雨，生意维新。"对消渴而症见阳虚畏寒的患者，可酌加鹿茸粉0.5g，以启动元阳，助全身阳气之气化。本证见阴阳气血俱虚者，则可选用鹿茸丸以温肾滋阴，补益气血。上述两方均可酌加覆盆子、桑螵蛸、金樱子等以补肾固摄。

消渴多伴有瘀血的病变，故对于上述各种证型，尤其是对于舌质紫暗，或有瘀点瘀斑，脉涩或结或代，及兼见其他瘀血证候者，均可酌加活血化瘀的方药。如丹参、川芎、郁金、红花、山楂等，或配用降糖活血方。方中用丹参、川芎、益母草活血化瘀，当归、赤白芍养血活血，木香行气导滞，葛根生津止渴。

消渴容易发生多种并发症，应在治疗本病的同时，积极治疗并发症。白内障、雀盲、耳聋，主要病机为肝肾精血不足，不能上承耳目所致，宜滋补肝肾、益精补血，可用杞菊地黄、丸或明目地黄丸。对于并发疮毒痈疽者，则治宜清热解毒，消散痈肿，用五味消毒饮。在痈疽的恢复阶段，则治疗上要重视托毒生肌。

配方

苦瓜	250g
蚌肉	100g
生姜	10g
葱白	20g
胡椒	10g
味精	6g
盐	3g

配方

沙参	30~50g
玉竹	30g
老雄鸭	1只
生姜	10g
葱白	20g
胡椒	10g
味精	6g
盐	6g

（一）汤类

蚌肉苦瓜汤

【功效】生津止渴、解毒。适用于早中期糖尿病患者。

【制法】①将蚌肉用清水洗净，然后浸泡10分钟。

②清水洗净苦瓜后，与蚌肉共煮汤，武火将汤锅烧沸，加油盐调味。

【食法】喝汤吃苦瓜、蚌肉，每周一次，药食两用，佐餐食用。

沙参玉竹煲老鸭

【功效】养阴清肺、生津止渴。适用于中老年糖尿病患者。

【制法】①将老雄鸭用清水洗净，入沸水锅内余去血水，放入锅中。

②将沙参、玉竹清水洗净后，放入锅中，生姜、葱白、胡椒也同时下锅，加入清水适量。

③先用武火将汤锅烧沸，打去浮沫，用文火闷煮1小时，待鸭肉酥烂，食用时，加入味精、盐调味。

【食法】每日一次，每次吃鸭肉120g，喝汤，佐餐食用。

◈ 玉米须炖龟

【功效】生津止渴、解毒。适用于所有糖尿病患者。

【制法】①将乌龟用清水洗净，入沸水锅内汆去血水，放入锅中。

②将玉米须洗净后，放入锅中，生姜、葱白、胡椒、料酒也同时下锅，加入清水适量。

③先用武火将汤锅烧沸，用文火闷煮1小时，食用时，加入味精、盐调味。

【食法】喝汤吃龟肉，每周一次，药食两用，佐餐食用。

配方

玉米须	100g
乌龟	1只
料酒	40g
生姜	10g
葱白	20g
胡椒	10g
味精	6g
盐	3g

◈ 韭菜煮蛤蜊肉

【功效】生津止渴、解毒。

【制法】①将蛤蜊用清水洗净，入沸水锅内汆去血水，放入锅中。

②将韭菜洗净后，放入锅中，生姜、葱白、胡椒、料酒也同时下锅，加入清水适量。

③先用武火将汤锅烧沸，打去浮沫，用文火闷煮1小时，食用时，加入味精、盐调味。

【食法】喝汤吃蛤蜊肉，每周一次，药食两用，佐餐食用。

配方

韭菜	250g
蛤蜊肉	250g
料酒	40g
生姜	10g
葱白	20g
胡椒	10g
味精	6g
盐	3g

◈ 虫草汽锅鸡

【功效】补益肺肾，培中运脾。对于病后虚弱、神疲少食、腰膝酸软有调治之功。

【制法】①鸡肉洗净切成2.5厘米见方的块。

②在沸水锅中先下葱、姜、胡椒粉，再下鸡块焯去血水，待肉变色后捞出，沥去水分放入汽锅中。

③虫草去灰渣，挑出较完整的几条，洗净，摆在鸡肉上，加入少量清水和调料，盖严盖子，上屉用旺火蒸约1.5小时即熟。

【食法】食鸡肉、冬虫夏草，每日1~2次，佐餐服用。

配方

冬虫夏草	25g
鸡肉	165g
胡椒粉	15g
味精	15g
生姜	3片
葱白	3节
食盐	2g

鳖鱼滋肾汤

【功效】 滋补肝肾,滋阴养血。

【制法】 ①将鳖鱼用清水洗净,入沸水锅内氽去血水,切块,放入锅中。

②加枸杞、地黄、料酒和清水适量。

③先用武火烧开后改用文火煨炖至肉熟透即可。

【食法】 喝汤吃鳖鱼。每周一次,药食两用,佐餐食用。

配方

鳖鱼1只（500g左右）	
枸杞子	30g
熟地黄	15g

蚌肉苦瓜汤

【功效】 清热解毒,除烦止渴。

【制法】 ①将活蚌用清水养2日,去泥沙,取蚌肉洗净备用。

②将洗净后的苦瓜同放锅内,加清水适量共煮汤。

③煮沸后加入葱、姜、胡椒、食盐调味即成。

【食法】 每日1次,佐餐食用。

【来源】 彭铭泉. 护发药膳与食疗. 广州:广东经济出版社,2004.

配方

苦瓜	250g
蚌肉	100g
生姜	10g
葱花	8g
胡椒	8g
盐	3g

番茄猪胰汤

【功效】 补虚润燥、清热生津。

【制法】 ①用清水洗净猪胰后,切成薄片备用。

②洗净番茄后,将番茄同煮,猪胰烂后,加盐。

【食法】 吃肉喝汤,每天1个。佐餐食用。

配方

猪胰	1个
番茄	400g
生姜	10g
葱花	8g
胡椒	8g
盐	3g

◆◆ 山药兔肉汤

【功效】补中益气、清热解毒。对脾胃虚弱而有热的糖尿病及胃虚有疗效。

【制法】①将兔子去毛及内脏，用清水洗净，把兔子肉切块，入沸水锅内氽去血水，放入锅中。

②将山药片洗净后，放入锅中，生姜、葱花、胡椒也同时下锅，加入清水适量。

③先用武火将汤锅烧沸，打去浮沫，用文火闷煮1小时，待兔肉酥烂，食用时，加入味精、盐调味。

【食法】吃肉喝汤，分4次服用，佐餐食用。

配方	
兔子	1 只
鲜山药	2.5kg
生姜	10g
葱花	8g
胡椒	8g
味精	6g
盐	3g

◆◆ 萝卜煲鲍鱼

【功效】补肺健脾、清热生津。适用于一般糖尿病患者。

【制法】①将干鲍鱼发泡30分钟后，放入锅内。

②用清水洗净鲜萝卜，生姜、葱花、胡椒也同时下锅，加入清水适量。

③先用武火将汤锅烧沸，打去浮沫，用文火闷煮1小时，食用时，加入味精、盐调味。

【食法】吃肉喝汤，分2次服用。佐餐食用。

配方	
干鲍鱼	20g
鲜萝卜	250g
生姜	10g
葱花	8g
胡椒	8g
味精	4g
盐	3g

◆◆ 猪胰淡菜汤

【功效】补虚健脾、生津降糖。

【制法】①先洗净淡菜，清水浸泡20分钟。

②然后放锅内煲汤，煮沸20分钟后，加入洗净切段猪胰同煮至熟透，加盐油、味精调味服食。

【食法】吃肉喝汤，每天1个。佐餐食用。

配方	
猪胰1 条（约300g）	
淡菜	50g
生姜	10g
葱花	8g
胡椒	8g
味精	4g
盐	3g

配方

老鸭	1 只
芡实	100g
生姜	10g
葱白	8g
胡椒	8g
盐 3g	

◈◈ **芡实煲老鸭**

【功效】益肾固精，健脾除湿。

【制法】①将老鸭用清水洗净，入沸水锅内汆去血水，放入锅中。

②将芡实清水洗净后，放入锅中，生姜、葱白、胡椒也同时下锅，加入清水适量。

③先用武火将汤锅烧沸，打去浮沫，用文火闷煮 1 小时，待鸭肉酥烂，食用时，加入味精、盐调味。

【食法】吃肉喝汤，分 3 次食用。佐餐食用。

配方

猪胰	1 只
黄芪	60g
山药	120g
生姜	10g
葱白	8g
胡椒	8g
盐	3g

◈◈ **猪胰汤**

【功效】补虚润燥、生津降糖。

【制法】①先洗净猪胰，清水浸泡 20 分钟，切段。

②加入洗净的黄芪、山药同煮，同时放下生姜、葱白等，至猪胰熟透，加盐、味精调味服食。

【食法】吃肉喝汤，每天 1 个。佐餐食用。

配方

白木耳	10g
黑木耳	10g
冰糖（或盐）适量	

◈◈ **双耳汤**

【功效】滋阴养胃，生津止渴。适用于糖尿病人眼底出血症。

【制法】①白木耳、黑木耳洗净加清水 200g 煮至木耳熟烂。

②根据个人喜好加入冰糖或盐。

【食法】食木耳饮汤，分 2 次食用。佐餐食用。

◈ 菠菜银耳汤

【功效】滋阴养胃、清热生津。适用于糖尿病大便秘结者。

【制法】①将洗净的鲜菠菜根、银耳同放到锅内，加入500g清水，武火煮沸腾后文火焖至银耳熟烂。②根据个人喜好加入冰糖或盐。

【食法】食菜、银耳，饮汤，分3次食用。佐餐食用。

配方

鲜菠菜根	150～200g
银耳	20g
盐（或冰糖）	3g

◈ 玉米须炖蚌肉

【功效】补虚润燥、利湿消肿。适用于一般糖尿病人。

【制法】①将活蚌用清水养2日，去泥沙，取蚌肉洗净备用。

②将洗净后的玉米须同放锅内，加清水适量，同时放入葱白、生姜等共煮汤。

③煮沸后加入胡椒、食盐调味即成。

【食法】食蚌肉饮汤，分3次食用。佐餐食用。

配方

玉米须	100g
蚌肉	150g
生姜	15g
葱白	20g
胡椒	10g
味精	6g
盐	3g

◈ 柚子母鸡汤

【功效】健体养颜、降血糖、降血脂。适用于围生期血糖偏高的准妈妈。

【制法】①柚子洗净，切碎。仔母鸡宰杀后，除毛去内脏，洗净，入沸水锅内氽去血水。

②柚子、仔母鸡放入锅内，加入黄酒、红糖、姜丝焖至鸡肉烂熟即成。

③食用时加入葱花、味精、盐调味。

【食法】食鸡肉、柚子，饮汤，分4次食用。佐餐食用。

配方

仔母鸡	600g
柚子	300g
黄酒	10g
赤砂糖	20g
生姜丝	10g
葱花	20g
胡椒	10g

（二）菜肴类

◆◆ 人参鸡蛋清

【功效】 益气养阴，止消渴。

【制法】 将人参研末，与鸡蛋清调匀，温水调服即可。

【食法】 每日1次，佐餐食用。

配方

人参	3g
鸡蛋（去黄）	1个
盐	2g

◆◆ 南瓜淮山炒田鸡

【功效】 益气养阴，降糖止渴。

【制法】 ①将田鸡用清水养2日，去泥沙，取田鸡肉洗净备用。

②南瓜、淮山去皮切块，大蒜适量捣烂。

③炒锅内油五成热时入大蒜炝锅，再入南瓜、淮山翻炒，加入田鸡和适量清水，文火煮半小时，调味即可。

【食法】 每日1次，佐餐食用。

配方

南瓜	250g
鲜淮山	100g
田鸡肉	90g
大蒜	15g
葱白	20g
胡椒	10g
食用油	10g
盐	6g

◆◆ 清蒸鲫鱼

【功效】 补虚，止消渴。

【制法】 鲜鲫鱼保留鱼鳞，洗净后腹内装满绿茶，放盘中，上蒸锅清蒸熟透淋上酱油即可。

【食法】 每日1次，淡食鱼肉。

配方

鲫鱼	500g
绿茶	10g
盐	2g
酱油	15ml

◆◆ 西芹木耳炒山药

【功效】 清胃涤肠，生津止渴。

【制法】 ①在沸水中放入盐，再加入木耳，快速焯烫，可以让木耳快速变软。

②温水中放入木耳，加入两勺淀粉，进行搅拌，可去除木耳上细小的杂质和残留的沙粒。木耳温水泡发、去蒂，用手撕开。

③山药去皮切薄片，立即浸泡在盐水中，以防止氧化发黑。

配方

木耳	8朵
山药	1根
西芹	200g
食盐	5g
醋	8g
葱	5g
蒜	5g
植物油	10g

④西芹摘叶、洗净、切段。

⑤锅中入油，爆香葱、蒜，倒入山药快速煸炒，再倒入木耳，调入盐、醋煸炒2分钟即可。

【食法】每日1~2次，可连服3~4周。

❈ 海米冬瓜

【功效】清热解暑，利水消肿。

【制法】①海米用沸水泡5分钟。

②沥干水分，用姜汁，料酒腌制5分钟。

③用漏勺沥干水分备用。

④冬瓜去皮，去瓤洗净切薄片，用盐腌制5分钟。

⑤腌好的冬瓜沥干水备用，蒜姜切片。

⑥锅内少许油烧热，下冬瓜炒半分钟，盛出。

⑦继续放油，烧热，炒蒜姜至有香味，捞出蒜姜。

⑧下海米翻炒至稍微变色。

⑨加冬瓜翻炒一分半钟，加清水盖盖焖2分钟即可。

【食法】每日1~2次，可连服3~4周。

配方

冬瓜	60g
虾米	20g
食盐	5g
姜	5g
蒜	6g
料酒	5g
姜汁	3g
植物油	5g
酱油	4g

❈ 椒盐南瓜

【功效】生津止渴降糖。

【制法】①南瓜削皮去瓤后，洗净切成片。

②两面都拍些面粉，这样煎出来的效果是"外面脆脆的，里面软软的"。

③热锅倒油，将南瓜两面煎熟，最后撒上椒盐即可。

【食法】每日1~2次，可连服3~4周。

配方

南瓜	60g
小麦面粉	120g
植物油	20g
青椒	6g
食盐	5g
姜	5g
蒜	6g

配方

西瓜1 块 （约200g）	
毛豆	60g
色拉油	15g
食盐	4g
鸡精	3g

配方

蟹	1 只
鸡蛋	2 个
色拉油	5g
食盐	3g
葱	70g
姜	3g
小蒜	3g
生抽	10g
料酒	10g

配方

鸡肉	120g
糯米	20g
干香菇	20g
荷叶	10g
色拉油	20g
食盐	4g
葱	3g
姜	3g
生抽	4g
老抽	4g
蚝油	5g
香油	5g
白胡椒	3g
五香粉	3g

西瓜皮炒毛豆

【功效】清热解暑、生津止渴。

【制法】①西瓜皮削去外层青皮，去掉内层红瓤，切丝，加盐腌。

②西瓜皮腌至少 30 分钟后，用水冲洗，挤干水分。

③毛豆冲洗干净，沥干水，干红辣椒剪成小段。

④坐锅热油，放辣椒炝锅，放毛豆炒至脱皮状加西瓜皮丝一起翻炒 1~2 分钟，加少许糖和鸡精出锅。

【食法】每日 1~2 次，可连服 3~4 周。

葱油蟹

【功效】清热止咳，生津止渴。

【制法】①蟹洗净斩件，葱切葱花或拉葱丝，备好一旁待用。

②鸡蛋两个取蛋清，加入 1 茶勺盐及切成碎粒的生姜、蒜籽，搅匀，将螃蟹块放进鸡蛋清中。

③水烧开，将螃蟹放入蒸锅中，蒸约 15 分钟左右。

④取出螃蟹，将葱丝放在螃蟹上，另锅烧热油，淋于葱蟹上，即成。

【食法】每日 1 次，可连服 3~4 周。

荷叶糯米鸡

【功效】健脾消食、补肝明目、清热解毒。

【制法】①鸡肉去皮去骨，切成小块或条后洗净沥干，加上所有调料和葱姜拌匀。密封冷藏，腌至少 2 小时，最好过夜。

②糯米浸泡 3 小时以上，最好一晚。用之前淘洗干净，沥干。

③干香菇泡发，彻底洗净。

④腌好的鸡腿肉取出，拣掉里边的葱姜。

⑤荷叶冲洗一下，入沸水中快速焯烫下后捞出，过凉水冲净。

⑥荷叶铺在蒸屉上，擦干表面的水分。铺上一层糯米，再铺上鸡肉香菇，最后再盖上一层糯米。

⑦将荷叶包起覆盖。

⑧电压锅内胆中倒入少许水（水量不要淹到蒸屉中的材料），放入蒸屉，盖上蒸屉盖。电压锅保压 20 分钟。至鸡肉熟烂即可。

【食法】每日 1~2 次，可连服 3~4 周。

百合莲子炒南瓜

【功效】滋补、安心养神、降糖。

【制法】①南瓜对半切开，削去外皮，挖出内瓤，切成薄厚适宜的片。

②百合剥成瓣，去掉外边褐色部分，莲子洗净。

③大火烧开锅中的水，放入百合瓣、莲子余烫两分钟，捞出，沥干水分。

④炒锅内放入油，烧至七成热时放入南瓜片，翻炒均匀。

⑤加入适量水稍稍没过南瓜，大火煮开后小火焖七八分钟至南瓜熟软。

【食法】每日 1~2 次，可连服 3~4 周。

配方	
百合	30g
莲子	30g
南瓜	200g
盐	3g
油	15g

淮山木耳炒瘦肉

【功效】纤体、降血糖。

【制法】①瘦肉切薄片，加生抽、料酒、水淀粉腌制十几分钟。

②淮山切薄片备用。

③木耳用清水泡软，摘去根部，撕成小朵，清洗干净。

④锅中油热后，放入肉片翻炒至完全变色，盛出备用。

⑤锅中重新放少许油，放入山药、木耳翻炒均匀，加少许清水翻炒至熟。

⑥放入肉片翻炒均匀，加盐、鸡精调味即可。

【食法】每日 1~2 次，可连服 3~4 周。

配方	
淮山	100g
木耳	4 朵
瘦肉	50g
盐	3g
油	15g

配方

仙茅	45g
乌骨鸡一只（约1000g）	
白豆蔻	10g
茯苓	10g
黄精	10g
清水	100g
味精	4g
胡椒粉	4g
盐	3g
料酒	6g

◆ **仙茅鸡**

【功效】补肾益虚，适用于阴阳两虚型患者。

【制法】①乌骨鸡宰杀去毛及内脏，洗净切块，放入沸水中余透，捞出后再洗净。

②将洗净后的仙茅用布包纳入鸡腹内，把整只鸡放入锅内，连同洗净后的白豆蔻、茯苓、黄精一同入锅。淋上料酒。

③文火炖熟2个小时候，放入调料。

【食法】作为佐餐菜肴，分次食用。

配方

黄精	30g
党参	30g
淮山	30g
仔母鸡1只（约1000g）	
生姜	6g
葱	6g
食盐	4g
味精	3g

◆ **黄精蒸鸡**

【功效】益气补虚、滋阴润燥。可用于脾胃虚弱、肺肾阴虚者。症见体倦无力，脉象虚软等，并有降压、降血脂、增加冠状动脉流量、减轻动脉粥样硬化程度等作用。

【制法】①将仔母鸡宰杀后，如常去毛和内脏，剁成3厘米见方的块，放入沸水锅内烫3分钟捞出，洗净血沫。

②装入汽锅内，加入葱、姜、食盐、味精，再将洗净的黄精、党参、淮山放入，盖好汽锅盖。3.上笼蒸3小时取出，即可食用。

【食法】空腹食之为宜，每次以100~200g量较为合适。

配方

萝卜	200g
香菜	10g
青蒜	10g
植物油	9g
酱油	10g
盐	5g
葱	2g
姜	2g

◆ **素炒萝卜**

【功效】清热宣肺、利咽止咳。

【制法】①将萝卜洗净，切成滚刀块。油锅烧热后，放入萝卜煸炒几下，放入各种佐料。

②加少量温水，盖上锅盖烧热。起锅时撒上香菜和青蒜。

【食法】每日1~2次，佐餐服用。

◈酸菠菜

【功效】宽肠润燥。

【制法】将菠菜洗净，切成寸段。锅内放肉汤煮开，加入菠菜、盐，并把淀粉用酱油、醋调匀放入汤中，开锅即熟。进食前淋上香油。

【食法】每日1~2次，佐餐服用。

配方	
菠菜	250g
酱油	5g
醋	5g
盐	4g
香油	5g
淀粉	适量

◈口蘑烧白菜

【功效】清热宣肺、利咽止咳。用于糖尿病并发扁桃体炎属风热者。

【制法】温水浸泡口蘑，去蒂洗净，留用第一次浸泡的水。白菜洗净，切成寸段。油锅熬热后，下白菜煸至半熟，再将口蘑、酱油、盐放入，并加入口蘑汤，盖上锅盖，烧至入味即成。

【食法】每日1~2次，佐餐服用。

配方	
口蘑	5g
白菜	250g
酱油	10g
盐	4g
植物油	10g

◈虾仁油菜

【功效】补脾益气。

【制法】①虾仁洗好，用料酒、酱油和团粉拌匀，油菜洗净切成寸段，油烧热后先下虾仁煸炒几下起出，再煸炒油菜至半熟。

②加入其他佐料，倒入虾仁，旺火快炒即可起锅。

【食法】每日1~2次，佐餐服用。

配方	
鲜虾仁	50g
油菜	200g
植物油	9g
淀粉	5g
酱油	5g
盐	5g
料酒	3g
葱	3g
姜	3g

◈素炒冬瓜

【功效】清素适口，消脂利水。

【制法】冬瓜去皮切成长方块。油锅烧热后，爆香蒜蓉，下冬瓜煸炒，待半熟，稍加水，盖上锅盖烧开，加盐即成。

【食法】每日1~2次，佐餐服用。

配方	
冬瓜	150g
植物油	9g
盐	5g
蒜	10g

配方

牛肉末	100g
冬瓜	250g
酱油	5g
香油	5g
盐	5g
葱	3g
姜	3g

◈ 牛肉丸子氽冬瓜

【功效】滋阴生津止渴。

【制法】牛肉末用葱、姜、酱油调匀。水煮开，将牛肉末挤成丸子放入锅中，随即放冬瓜和盐，煮至熟透，浇上香油即成。

【食法】每日1~2次，佐餐服用。

配方

鸡肉	500g
菊花瓣	30g
百合	30g
鸡蛋	3个
葱	5g
姜	5g
盐	3g
料酒	10g
胡椒粉	5g
淀粉	8g
味精	4g
麻油	5g

◈ 菊花百合炒鸡

【功效】健脾益气，补肝明目。

【制法】①鸡肉洗净，去皮切片。菊花、百合用冷水轻轻洗净。葱切小段。鸡蛋留蛋清。

②鸡肉片用蛋清、盐、料酒、胡椒粉、淀粉调匀，再用盐、糖、味精、麻油调成汁。

③起油锅，鸡肉片滑散滑透，捞出。葱、姜入油锅煸炒，入鸡片、料酒再稍炒，把汁倒入锅内翻炒，再入菊花、百合稍炒。

【食法】每日1~2次，佐餐服用。

配方

母鸡	1只
鲜大百合心	10个
熟火腿末	5g
花椒	6g
茴香	5g
姜	3g
料酒	10g
盐	3g

◈ 百合炸鸡

【功效】健脾益气，补肺安神。

【制法】鸡去毛去内脏，洗净，用花椒、茴香、酱油、盐腌8小时后，上笼蒸烂取出。将百合心氽熟捞出，做成菊花状，百合心中撒入火腿末。油锅烧至七成熟，把鸡放入油锅内，炸成金黄色时捞出，淋上麻油装盘，将百合心捧在鸡四周。

【食法】每日1~2次，佐餐服用。

❈ 苁蓉板栗鸡

【功效】补肾壮阳，益中养精。

【制法】①鸡肉洗净，切小块。肉苁蓉洗净，先煎浓汁。

②薏苡仁浸泡，板栗去壳，香菇浸软切小块，葱姜切丝。

③起油锅，先炒鸡肉，加葱、姜，炒后加肉苁蓉煎汁，再与薏苡仁、板栗、香菇同煮，加调料，煮熟。

【食法】每日1~2次，佐餐服用。

配方	
鸡肉	250g
肉苁蓉	30g
板栗	15
枚薏苡仁	15g
香菇	5个
葱	3g
姜	3g
料酒	10g
盐	3g

❈ 苦瓜摊鸡蛋

【功效】清心除烦，止消渴。

【制法】①洗净苦瓜后从中间剖开去瓤，切成片，用开水烫过后捞出其中的水分。

②把鸡蛋打入碗中加入食盐，把苦瓜倒入搅拌均匀。

③锅内放少许植物油烧热后倒入鸡蛋、苦瓜摊熟装盘即可。

【食法】每日1次。佐餐食用。

配方	
苦瓜	250g
鸡蛋	2个
植物油	15g
盐	3g

❈ 南瓜摊鸡蛋

【功效】清心除烦，止消渴。用于糖尿病口干烦燥自汗、盗汗者。

【制法】①南瓜切丝放入碗中把鸡蛋打入放少许食盐、味精搅拌均匀。

②锅放在火上倒入少许植物油烧热后倒入搅拌好的南瓜鸡蛋糊，摊平烤熟即可食用。

③放入食醋、味精增加味道。

【食法】每日1次。佐餐食用。

配方	
南瓜	250g
鸡蛋	2个
食醋	10g
植物油	15g
盐	3g

配方

筱麦干面条	100g
黄瓜	250g
大蒜	20g
香油	10g
盐	3g

◈ 凉拌黄瓜筱麦面条

【功效】益气养阴，止消渴。

【制法】①筱麦干面条温水浸泡20分钟捞出，摊凉。

②将洗净的黄瓜切成丝，加盐、蒜泥、香油调拌即可。

【食法】每日1次，佐餐食用。

【来源】李荣华. 糖尿病患者夏令食谱. 糖尿病新世界，2007，6.

配方

苦瓜	100g
魔芋粉丝	150g
花椒油	10g
鸡精	5g
大蒜	20g
盐	2g

◈ 魔芋粉丝拌苦瓜

【功效】清心明目、通便解暑。胃寒和腹泻者慎用。

【制法】①将苦瓜洗净切丝，用沸水焯一下，再用冷水冲洗三遍，淋尽水后备用。

②将魔芋干粉丝煮2~3分钟变软，冷水冲后与苦瓜放在一起，再放入花椒油、盐、鸡精、蒜泥拌匀即可。

【食法】每日1次，佐餐食用。

【来源】李荣华. 糖尿病患者夏令食谱. 糖尿病新世界，2007，6.

配方

牛肉	100g
白萝卜	150g
生姜	10g
料酒	15g
盐	3g

◈ 萝卜炖牛肉

【功效】温阳补肾、益肺生津。

【制法】①将牛肉洗净，切成块，用沸水焯一下，备用。

②先把牛肉块放入锅内，加姜、料酒，炖至快熟时，将萝卜放入炖到牛肉烂熟，加入盐等调味料即可。

【食法】每日1次，佐餐食用。

（三）粥类

◈ 葛根速食粥

【功效】生津止渴、解毒。

【制法】①将40g葛根粉放在碗内，用100ml温水调均。冲粥做汤均可。

②再加用150ml沸水冲成糊状即可。

【食法】每日一次，葛根味甘辛凉，药食两用，佐餐食用。

配方

葛根粉	40g
温水	100ml

◈ 玉竹芡实粥

【功效】滋阴润肺，生津止渴。

【制法】①先将新鲜肥玉竹洗净，去掉根须，切碎煎取浓汁后去渣，或用干玉竹煎汤去渣。

②入芡实、粳米，加水适量煮为稀粥，粥成后稍煮一、二沸即可。

【食法】可作早晚餐食用，5～10日为1个疗程。

配方

玉竹	15～20g
鲜玉竹鲜者用	30～60g
芡实	20g
粳米	100g

◈ 天花粉生地粥

【功效】滋阴润肺，生津止渴。

【制法】①先将天花粉、生地黄洗净，去掉根须，切碎煎取浓汁后去渣。

②入大米，加水适量煮为稀粥，粥成后稍煮一、二沸即可。

【食法】可作早晚餐食用，每日1～2次，5～10日为1个疗程。

配方

天花粉	30g（鲜品60g）
生地黄	50g
大米	100g

◈ 黑芝麻糙米粥

【功效】润肠生津通便。

【制法】①糙米洗净沥干。

②锅中加水14杯煮开，放入糙米搅拌一下，待煮滚后改中小火熬煮45分钟，放入黑芝麻续煮5分钟，加白砂糖煮溶即成。

配方

糙米	100g
黑芝麻	100g
水	300g

【食法】每日 1 次，作早餐服用。

【来源】彭铭泉. 食医心镜. 广州：广东经济出版社，2004：5.

配方

羊胰	200g
大米	100g
葱花	5g
芝麻油	1g
清水	700g
精盐	2g

羊胰粥

【功效】清肺热，止消渴。

【制法】①将羊胰洗净，切成 2 厘米见方的块；大米淘洗干净。

②将大米、羊胰放入锅内，加入清水，煮至成粥，调入葱、芝麻油、精盐即可。

【食法】每日 1 次，作早餐服用。

【来源】彭铭泉. 食医心镜. 广州：广东经济出版社，2004：5.

配方

百合	10g
葛根	10g
莲子	20g
大米	150g
清水	700g

百合葛根莲子粥

【功效】补肺清热，滋阴止渴。

【制法】①将百合、莲子洗净，撕成瓣状；葛根切片；大米淘洗干净，去泥沙。

②将葛根放入锅内，加入清水、大米、百合、莲子，先用武火烧沸，改用文火煮50分钟即成。

【食法】每日 1 次，作早餐服用。

配方

五味子	15g
淮山	20g
清水	700g

五味淮山粥

【功效】益气生津，补肾养心。

【制法】将五味子洗净，去杂质；淮山浸泡两小时，切成薄片；将五味子、淮山放入锅内，加入清水，置武火上烧沸，再用文火煮55分钟即成。

【食法】每日 1 次，作早餐服用。

❖ 沙参麦冬莲子粥

【功效】滋阴健脾，生津止渴。

【制法】①将北沙参洗净，润透，切2厘米长的段；麦冬、莲子洗净，浸泡一夜，去芯；大米淘洗干净。

②将北沙参、大米、莲子、麦冬、清水同放锅内，将锅置武火上烧沸，再用文火煮50分钟即可食用。

【食法】每日1次，作早餐服用。

配方	
北沙参	10g
麦冬	15g
莲子	20g
大米	100g
清水	700g

❖ 淮山胡椒猪肚粥

【功效】补虚止烦渴。

【制法】①将猪肚洗净腥味，切成3厘米长、2厘米宽的条块，放入沸水锅中余去血水；大米淘洗干净；山药洗净，切片。

②将淮山、猪肚（内放胡椒）、大米、清水同放入电饭煲内，煲熟调入精盐即可食用。

【食法】每日1次，作早餐服用。

配方	
淮山	20g
胡椒	3~5g
猪肚	100g
大米	100g
精盐	2g
清水	700g

❖ 淮山粳米粥

【功效】清胃泻火、养阴生津。

【制法】将淮山研为细粉，黄精、沙参加水煎煮，过滤取汁，以药汁加粳米、山药粉煮粥。

【食法】代早餐服食。

配方	
淮山	50g
黄精	15g
沙参	15g
粳米	50g

❖ 荆芥桔梗粥

【功效】清热宣肺、利咽止咳。用于糖尿病并发扁桃体炎属风热者。

【制法】前3味布包水煎水去渣，加粳米煮粥吃。供早餐食用。

【食法】每日1~2次，可连服3~4周。

配方	
荆芥	10g
桔梗	15g
甘草	5g
粳米	60g

配方

黄芪	30g
淮山	60g
大米	100g

◈黄芪淮山粥

【功效】补脾养胃,生津润肺。

【制法】①先将黄芪洗净,去掉根须,切片煎取浓汁后去渣。

②将大米加到锅内,加水适量煮为稀粥,粥成后加入淮山,稍煮一、二沸即可。

【食法】可作早晚餐食用,每日1~2次,5~10日为1个疗程。

配方

淮山	60g
生地	30g
山萸肉	15g
大米	100g

◈淮山萸肉粥

【功效】滋阴润肺,补肾涩精。

【制法】①先将生地、山萸肉洗净,去掉根须,切碎煎取浓汁后去渣。

②入大米,加水适量煮为稀粥,粥成后加入淮山,稍煮一、二沸即可。

【食法】可作早晚餐食用,每日1~2次,5~10日为1个疗程。

配方

淮山	50g
莲子	30g
大米	100g

◈淮山莲子粥

【功效】滋阴润肺,生津止渴。

【制法】①先将淮山、莲子洗净,去掉根须,切碎煎取浓汁后去渣。

②入大米,加水适量煮为稀粥,粥成后稍煮一、二沸即可。

【食法】可作早晚餐食用,每日1~2次,5~10日为1个疗程。

配方

淮山	50g
枸杞子	20g
生地	10g
大米	100g

◈淮山杞子粥

【功效】滋阴润肺,生津止渴。

【制法】①先将淮山、枸杞子、生地洗净,去掉根须,切碎煎取浓汁后去渣。

②入大米,加水适量煮为稀粥,粥成后稍煮一、二沸即可。

【食法】可作早晚餐食用，每日 1~2 次，5~10 日为 1 个疗程。

❖ 韭菜粥

【功效】滋阴润肺，生津止渴。

【制法】①先将韭菜洗净切细。

②煮大米，沸后加入韭菜煮成粥，粥成后稍煮一、二沸即可。适量精盐调味食用。

【食法】可作早晚餐食用，每日 1~2 次，5~10 日为 1 个疗程。

配方	
鲜韭菜	60g
大米	100g
精盐	适量

（四）茶类

❖ 止消渴速溶饮

【功效】清热生津止渴。

【制法】①鲜冬瓜皮、西瓜皮削去外层硬皮，切成薄片。

②栝楼根捣碎，先以冷水泡透以后同放入锅内，加水适量，煮 1 小时，去渣，再以小火继续煎煮浓缩，至较稠黏将要干锅时停火，待温。

③加入干燥的白糖粉，把煎液吸净，拌匀，晒干，压碎，装瓶备用。

【食法】每日数次，每次 10g，以沸水冲化，频频代茶饮服。

配方	
鲜冬瓜皮	1000g
西瓜皮	1000g
栝楼根	250g
白糖500g	

❖ 生津滋胃饮

【功效】生津滋胃、清肠胃热邪；对肠胃热盛型糖尿病有疗效。

【制法】把青果洗净后去核，橙子带皮切碎，与绿豆、竹叶同煮 1 小时。待冷却后即可饮用。

【食法】温饮，每天多次。

配方	
绿豆	30g
鲜青果	25g
竹叶	6g
橙子	2 个

配方

菊花	3g
槐花	3g
绿茶	3g

◈ 菊槐绿茶饮

【功效】清热解毒，生津止渴。

【制法】沸水冲泡饮用。

【食法】温饮，每天多次。

配方

鲜葫芦(或干品)	
60g（30g）	

◈ 葫芦汤

【功效】清热解毒，生津消痈。适用于糖尿病皮肤疖肿。

【制法】上药共为粗末。水煎代茶饮。

【食法】每日1剂。

配方

青果	5 个
金石斛	6g
甘菊	6g
竹茹	6g
麦冬	6g
桑叶	6g
鲜藕	10 片
黄梨（去皮）	2 个
荸荠（去皮）	5 个
鲜芦根（切碎）	2 支

◈ 生津茶

【功效】生津滋胃、清肠胃热邪；对肠胃热盛型糖尿病有疗效。

【制法】上药共为粗末。水煎代茶饮。

【食法】每日1剂。

配方

爆糯米花	30g
桑白皮	30g

◈ 糯米桑皮汤

【功效】生津滋胃、润肺止渴；适用于糖尿病口渴多饮者。

【制法】上药共为粗末。水煎代茶饮。

【食法】每日1剂。

❖ 消渴茶

【功效】补虚生津、滋胃清肠；对肠胃热盛型糖尿病有疗效。

【制法】共研末制成药饼，每个 15g，每取一个放火上令香熟勿焦，研末代茶饮。

配方	
麦冬	15g
玉竹	15g
黄芪	100g
通草	100g
葛根	50g
桑白皮	50g
茯苓	50g
干姜	50g
牛蒡根	150g
干生地	30g
枸杞根	30g
银花藤	30g
薏苡仁	30g
菝葜	24g

❖ 地骨皮露

【功效】清肺降火，清热凉血。

【制法】为细末，用蒸馏方法。

【食法】每服 60 克，一日 2 次。

配方	
地骨皮	300g
成露	1500g

❖ 白萝卜汁

【功效】消食除滞、生津降气。

【制法】洗净捣烂，纱布包绞汁，每次 50 毫升，每日 3 次。

【食法】每日 1 剂，水煎代茶饮。

配方	
白萝卜	1000g

❖ 鲜李汁

【功效】生津滋胃、清肠胃热邪。

【制法】切碎绞汁，每次 1 汤匙，一日 3 次。

【食法】每日 1 剂，水煎代茶饮。

配方	
鲜熟李子	1000g

配方

黄精	15g
枸杞	10g
绿茶	3g

◆◆黄精枸杞茶

【功效】滋肾润肺，补脾益气，生津止渴。

【制法】温开水冲泡代茶饮。

【食法】每日1剂，水煎代茶饮。

配方

鲜生地	500g
制露	1000g

◆◆鲜生地露

【功效】滋肾养阴，生津止渴。

【制法】将洗净后的生地切成小块，加入制露1000克，每服100克。

【食法】每日1剂，水煎代茶饮。

配方

麦冬	9g
党参	9g
北沙参	9g
玉竹	9g
花粉	9g
乌梅	6g
知母	6g
甘草	6g

◆◆麦冬茶

【功效】养阴润肺，益胃生津，清心除烦。

【制法】共为细末，每服1剂，白开水冲，代茶饮。

【食法】每日1剂，水煎代茶饮。

配方

雪梨	1000g
荸荠	100g
麦冬	15g
生藕	100g
鲜芦根	30g

◆◆五汁饮

【功效】生津止渴、清热润肺

【制法】将莲藕、梨、荸荠洗净，切碎，绞汁，麦冬、芦苇根水煎过滤取汁，将绞汁与煎汁合并搅匀，饮用。

【食法】每口1剂，水煎代茶饮。

❖ 南瓜绿豆饮

【功效】清热解毒、生津解渴。

【制法】南瓜去皮切块，与绿豆加水适量煮熟。

【食法】每日1剂，水煎代茶饮。

配方

南瓜	250g
绿豆	30g

❖ 淮山薏米汁

【功效】生津滋胃、祛湿健脾。

【制法】加水适量煮熟。

【食法】每日1剂，水煎代茶饮。

配方

淮山	30g
（新鲜淮山）	60~90g
薏苡仁	30g

❖ 黑首乌杞子汁

【功效】滋阴补肾，健脾和胃。

【制法】洗净捣烂，纱布包绞汁，每次50毫升，每日3次。

【食法】每日1剂，水煎代茶饮。

配方

黑豆	100g
首乌	20g
枸杞子	20g

❖ 川贝雪梨汤

【功效】健脾补肺，清热利湿。

【制法】①将雪梨去皮，去瓤，切3厘米宽、2厘米长的块；川贝母、枸杞润透。

②将雪梨、川贝母、枸杞、精盐放入炖锅内，加入清水，将锅置武火上烧沸，再用文火煮45分钟即成。

【食法】每日1~2次，可连服3~4周。

配方

川贝母	10g
雪梨	2个
精盐	少许
枸杞	10g
清水	500g

配方

五味子	9g
沙参	9g
麦冬	5g
生地	15g
生石膏	15g
天花粉	15g
黄芩	6g
知母	6g
玄参	6g
葛根	5g
天冬	6g
石斛	5g
普洱茶	15g
木糖醇	3g
清水	800g
甘草	6g
藕	350g
木糖醇	3g
清水	400g

◈ 五味沙参茶

【功效】滋阴润肺，清热生津。

【制法】①将上述药物洗净，放入锅内，加入清水。

②将炖锅置中火上烧沸，用文火煮25分钟，加入木糖醇即成。

【食法】每日1~2次，可连服3~4周。

配方

石斛	9g
生地	9g
熟地黄	9g
天冬	9g
麦冬	9g
沙参	9g
女贞子	9g
茵陈	9g
生枇杷叶	9g
炒黄芩	4g
炒枳实	4g
西瓜汁	100g
木糖醇	3g
清水	800g

◈ 石斛生地茶

【功效】清胃养阴，止渴通便。

【制法】①将上述药物洗净，放入锅内，加入清水。

②将炖锅置中火上烧沸，用文火煮25分钟，加入木糖醇即可即成。

【食法】每日1~2次，可连服3~4周。

高尿酸篇

痛风病是由高尿酸引起的一系列组织器官损害的疾病，发作时如针锥刀戳，异常痛苦，常导致关节变形，严重时可危及生命。而人体内尿酸的生成，饮食是重要的因素之一。平时饮食不加控制，过量摄取食物的嘌呤，可致使体内嘌呤代谢紊乱，氧化成为尿酸。

临床上典型表现有急性或慢性痛风性关节炎反复发作，血液尿酸浓度增高，久病者有痛风石沉积，常导致关节畸形，病程后期可引起肾尿酸结石和其他肾实质损害。严重时危及生命。

痛风病各种年龄均可发生，但以中年男性居多，女性停经以后较为常见。发作时大多在夜间，突然感到脚胀趾痛，患部如有冷水浇在上面、发冷发抖，然后渐有微热，疼痛也由中等发展到严重，一直痛到如针刺，如锥戳，似感骨头移位，碰不得，动不得病情反复且漫长，令患者终身苦恼。

【病因病机】

痛风，古代称为"痹证"。《黄帝内经》对痹证的病因病机论述甚详。以病因命名的有风痹、寒痹、湿痹、热痹；以症候命名的有行痹、痛痹、着痹、周痹、众痹；以机体组织命名的有皮痹、肉痹、筋痹、脉痹、骨痹；以脏腑命名的有五脏痹（心痹、肺痹、肝痹、脾痹、肾痹）、肠痹、胞痹等。古人上述命名虽多，其中有许多雷同之处。如风痹即行痹，寒痹即痛痹，湿痹即着痹等。现代医学的痛风，是指血液里积蓄尿酸，在末梢小关节引起肿胀似针刺疼痛的疾病，不是所有痹证都是痛风，而痛风则包括在痹证之中。

现代医学研究表明：痛风是因肝肾代谢功能紊乱、体内嘌呤物不能正常排出体外，形成尿酸盐沉积在各关节处，从而引起关节红肿、发热、疼痛。许多痛风患者，大都因饮食不节所致。有人喜食大鱼大肉，主食多以面食为正餐，常以酒为友；有的不但好酒，而且醉酒。由于饮食不节，这些食物进入人体内，形成大量尿酸盐沉积在关节处而罹患痛风病。

【治法】

中医在结合前人经验及现代医学理论的基础上，将痛风分为 3 个病期 13 个类型治疗。

一、急性期

1. 寒湿痹阻型

肢体关节疼痛剧烈，红肿不甚，得热则减，关节曲伸不利，局部有冷感，舌淡红苔白，脉弦紧。治以温经散寒、祛风化湿，乌头汤加减。川乌头、麻黄各6克，黄芪20克，炒白芍、鸡血藤、当归、生薏米、萆薢各15克，甘草9克，桂枝5克，细辛3克，土茯苓30克，生姜3片。

2. 湿热痹阻型

关节红肿热痛，肿胀疼痛剧烈，筋脉拘急，手不可近，更难下床活动，日轻夜重，舌红苔黄、脉滑数。治以清热除湿，活血通络，宣痹汤加减。防己、杏仁、连翘、蚕沙、赤小豆、姜黄、秦艽各10克，滑石、海桐皮、灵仙、萆薢、泽泻各15克，山栀、半夏各6克，薏苡仁、土茯苓各30克，虎杖20克。

3. 痰（湿）阻血瘀型

痛风历时较长，反复发作，骨节僵硬变形，关节附近呈暗红色，疼痛剧烈，痛有定处，舌暗有瘀斑，脉细涩，治以活血化瘀、化痰通络，身痛逐瘀汤加减。桃仁、红花、当归、羌活、秦艽各12克，地龙、牛膝各20克，五灵脂、川芎、没药、香附各9克，生甘草、全虫、蜂房各6克，乌梢蛇、白芥子、僵蚕各10克。

4. 血热毒侵型

关节红肿痛，病势较急，身热汗出，口渴心烦，舌红苔黄，脉数，治以清热解毒，凉血利尿，痛风止痛汤（经验方）加减。生地、红藤、川牛膝、金钱草、土茯苓、金银花各30克，丹皮、黄柏各10克，虎杖、赤芍、车前子（包煎）、路路通、水牛角各15克，地龙12克，生甘草9克。

5. 肝郁乘脾型

头眩、胸闷憋气、烦躁易怒、脘腹胀满、肢节酸楚、肿胀、结节，下肢沉重、精神紧张加重，舌红苔薄，脉弦数，治以舒肝泄热、健脾祛湿，疏肝解郁消骨汤（经验方）加减。柴胡12克，红花、枳实、木香、香附、郁金、丹皮、木瓜、夏枯草、元参各10克，龙胆草、黄芩、黄柏、木通、丹参、萆薢各15克，元胡、黄芪各20克。

6. 脾虚湿阻型

关节酸楚沉重、疼痛部位不移，关节畸形、僵硬，有痛风石，自觉气短，纳呆不饥，舌淡红苔白腻，脉濡而小数，治以健脾祛湿，泄浊通络，运脾渗湿汤（经验方）加减。萆薢、白术、川牛膝、石韦各20克，猪苓、滑石、桃仁各15克，瞿麦、扁蓄、车前子（包煎）、熟大黄、红花、穿山甲、当归各10克，桂枝

5 克，生薏米 30 克，土茯苓 50 克。

7. 肝肾亏虚型

痛风日久，关节肿胀畸形，不可屈伸，重着疼痛，腰膝酸软，肢体活动不便，遇劳遇冷加重，时有低热，畏寒喜暖，舌淡苔薄白，脉沉细数或沉细无力，治以补益肝肾，除湿通络，独活寄生汤加减。独活、防风、川芎各 10 克，秦艽、当归、生地、白芍、杜仲、川牛膝、茯苓、鸡血藤各 15 克，细辛 3 克，肉桂、人参各 5 克，甘草 6 克，桑寄生 20 克。

二、迁延活动期

1. 湿痹稽留型

急性期不愈，湿热流注，关节痹阻，红肿胀痛，痛风石、尿结石生成，治以清化湿热，活血散结。宣痹汤加艾叶、全虫、生草乌、生半夏各 10 克，生南星 15 克。

2. 脾胃虚弱型

脾虚运化湿浊功能减弱，代谢产物蓄积不化，湿浊流注关节郁久化瘀，湿瘀相合是痛风高尿酸血症的病理基础，所以，尿酸高而不降，有痛风石，关节肿胀活动不利，治以补脾益气，化痰除湿。运脾渗湿汤加黄芪、泽兰各 20 克，防己、灵仙各 15 克，丹参 30 克。

3. 瘀血型

病久迁延，关节畸形僵硬，有痛风石，治以化痰祛瘀，搜风通络。身痛逐瘀汤加穿山甲、地鳖虫、祁蛇 10 克，法半夏 15 克。

三、间歇期

1. 脾虚湿滞型

症状缓解，但血尿酸仍明显高于正常值，此时要继续治疗。治以益气健脾，泄浊化瘀，尿酸平降剂方（经验方）加减。土茯苓、忍冬藤、滑石粉、生苡仁各 30 克，泽泻、丹皮、当归、赤芍、黄柏、川芎、防己各 10 克，苍术 15 克，半夏 12 克，党参 20 克。

2. 正虚邪恋型

关节炎症和体征已经消失，血尿酸仍增高，神疲乏力，反复感冒，舌淡苔白，脉细弱或濡弱，治以补气养血，舒筋通络，三痹汤加减。人参（兑服）、白术、炙甘草、五味子各 10 克，当归、茯苓、熟地、怀牛膝、川断、杜仲、赤芍各 15 克，黄芪 30 克，陈皮、防风、秦艽各 9 克，细辛 3 克，川芎、独活各 12 克，桂枝 6 克，生姜 3 片，大枣 5 枚。

3. 脾肾不足型

痛风诸症缓解，但仍腰酸膝冷，畏寒水肿。治以健脾护肾，祛湿扶正巩固疗效，加味四妙汤加减。苍术、黄柏、牛膝、草薢、赤芍、地龙、全蝎、寄生、知母各15克，防己、泽泻、茯苓、川断各10克，薏苡仁20克，金钱草30克，生黄芪、山药各15克。

另外，为了减少和避免痛风病，我们必须注意饮食控制，少食含嘌呤物和尿酸含量高的食物。比如所需蛋白质最好从牛奶及其制品或植物性食物中获得，这类食物中含嘌呤较少。严格控制肉食、动物内脏及鱼类，少吃面食多吃大米，因吃米饭不增加尿酸，而面食里每100克就有38毫克的尿酸。多吃苹果、梨、西瓜等含少量尿酸的水果，特别是西瓜不含尿酸。酒要坚决不饮，因1瓶啤酒就可以产生96毫克尿酸，所以痛风患者，必须戒酒。

（一）汤类

配方	
冬瓜（不连皮，切片）	300 克
大枣	6 枚
姜丝	3 克
植物油	10 克
盐	3 克
鸡精	2 克
香油	5 克

◈◈ 冬瓜大枣汤

【功效】主治痛风。

【制法】先用油将姜丝爆香，然后连同冬瓜片和大枣一起放入锅中，加水及适量的调料（香油、盐、鸡精）煮成汤。

【食法】饮汤用。

【来源】朱成全，向仕平．中医治病养生煲汤．北京：化学工业出版社，2010：128.

◈◈ 慈菇蜂蜜煎

配方	
山慈菇	5 克
蜂蜜	5 克

【功效】适用于湿热型急性痛风发作。

【制法】山慈菇煎汁，加适量蜂蜜调服。

【食法】每日饮汤一次，直至痛风发作消失。

【来源】武星户．四高管理手册．北京：化学工业出版社，2009：103.

◈◈ 芦笋胡萝卜柠檬芹菜苹果汁

【功效】痛风的防治。

【制法】上料切块入榨汁机中，酌加冷开水制成汁，然后用蜂蜜调味饮用。

【食法】每日1次，坚持食用1个月。

【来源】金版文化．营养师没说的1001蔬果汁．长春：吉林美术出版社，2007：36.

配方

绿芦笋	200 克
胡萝卜	300 克
柠檬	60 克
芹菜	100 克
苹果	400 克

◈◈ 人参冰糖炖樱桃汤

【功效】补元气，祛风湿。适用于瘫痪、风湿腰痛、冻疮、痛风等症。

【制法】①将人参润透，切片；樱桃洗净，去果柄、杂质；冰糖打碎成屑。

②将人参、樱桃放入炖杯内，加水250毫升，置武火上烧沸，再用文火炖煮25分钟，加入冰糖屑即成。

【食法】每日1次，坚持食用1个月。

【来源】张奔腾主编．新编家常汤羹粥1888例．北京：化学工业出版社，2010：231.

配方

人参	6 克
樱桃	60 克
冰糖	15 克

◈◈ 薏苡仁煮葡萄汤

【功效】祛风湿，镇痹痛。适用于风湿、筋脉拘挛、风湿痹痛等症。

【制法】①将薏苡仁浸泡一夜；葡萄去皮、核；冰糖打碎成屑。

②将薏苡仁、葡萄同放炖锅内，加水600毫升，置武火上烧沸，再用文火炖煮25分钟，加入冰糖屑即成。注：薏苡仁先泡一夜，质软易煮，再与葡萄同煮，即可同步煮熟。

【食法】每日1次，坚持食用1~2个月。

【来源】刘俊红，王庆波主编．食疗宝典．北京：军事医学科学出版社，2010：56.

配方

薏苡仁	80 克
葡萄	250 克
冰糖	30 克

◈ 丹参红花白糖饮

【功效】活血化瘀，补养肝肾。适用于瘀阻心络型冠心病、青春痘、痛风等症。

配方

丹参	9 克
红花	9 克
三七	3 克（另包）
沉香	3 克（另包）
琥珀	3 克（另包）
白糖	15 克

【制法】①将丹参洗净，切片；红花洗净，放入炖杯内，加水 100 毫升；三七、沉香、琥珀研成细粉。

②将丹参、红花放入炖杯内，置武火上烧沸，用文火煎煮 25 分钟，滗出汁液，再加水 50 毫升，再煎煮 20 分钟，除去药渣，将两次药液合并，放入白糖拌匀。

③将三七、沉香、琥珀粉混匀与药液同服。

【食法】每日 1 次，坚持食用半个月。

【来源】彭铭泉．冠心病食疗食谱．长春：吉林科学技术出版社，2003：162.

◈ 牛膝当归排骨汤

【功效】活血化瘀，强筋健体，止痛。适用于头痛眩晕、腰膝酸软、经、痛风等症。

配方

牛膝	15 克
当归	10 克
排骨	500 克
葱	5 克
姜	5 克
料酒	3 克
盐	3 克
鸡精	2 克

【制法】①将牛膝、当归洗净；排骨洗净剁成 3 厘米长的段；葱、姜净，用刀拍破。

②将牛膝、当归、排骨、葱、姜、料酒、水适量，一起放入锅用武火烧沸后，再用文火烧 30 分钟，放入盐、鸡精即可。

【食法】每日 1 次，坚持食用 1 个月。

【来源】彭铭泉．痛风病四季药膳．郑州：中原农民出版社，2004：128.

◈ 薏苡仁炖鲜藕汤

【功效】养血生肌，祛风除湿。适用于热病烦渴、筋脉拘挛、风湿痹痛等症。

配方

薏苡仁	80 克
鲜藕	250 克
料酒	10 克
盐	4 克
鸡精	3 克
姜	5 克
鸡油	25 克
葱	5 克

【制法】①将薏苡仁用水浸泡一夜；鲜藕去皮，切成 2 厘米宽、4 厘米长的块；姜切片，葱切段。

②将薏苡仁、鲜藕、姜、葱、料酒同放炖锅内，加水 800 毫升，置武火上烧沸，再用文火炖煮 30 分钟，加入盐、鸡精、鸡油即成。

【食法】每日 1 次，坚持食用 1 ~ 2 个月。

【来源】彭铭泉. 大众养生靓汤. 广州：广东旅游出版社，2010：103.

牛膝白芷炖银耳汤

【功效】滋阴润肺，美容增白，祛风燥湿，止痛。适用于头痛、面黄、痛风等症。

【制法】①将白芷用水浸泡一夜，切成薄片；牛膝洗净；银耳用温水浸泡 2 小时，除去蒂头、杂质，撕成瓣状；冰糖打碎成屑。

②将白芷、牛膝、银耳、冰糖同放炖锅内，加水 500 毫升，置武火上烧沸，再用文火炖煮 35 分钟即成。

【食法】每日 1 次，坚持食用半个月。

【来源】彭铭泉. 中国药膳制作经典. 北京：人民军医出版社，2008：59.

配方	
白芷	20 克
牛膝	10 克
银耳	10 克
冰糖	20 克

玫瑰红花煮藕粉

【功效】明目，润肺，化瘀。适用于肺燥咳嗽、青春痘、痛风等症。

【制法】①将玫瑰花去蒂，撕成瓣状，洗净，用水浸泡，沥干水分；红花炒一下；枸杞子洗净，去果柄、杂质。

②将藕粉放入碗内，加水调成糊状；枸杞子、红花、玫瑰花放入锅内，加水 150 毫升，置武火上烧沸，煮 3 分钟，加入调好的藕粉，边下锅，边搅拌，下入白糖，煮熟即成。注：红花炒一下，可除去辛辣味，食之味美。

【食法】每日 1 次，坚持食用半个月。

【来源】彭铭泉. 中国药膳制作经典. 北京：人民军医出版社，2008：172.

配方	
玫瑰花	3 朵
红花	6 克
枸杞子	20 克
藕粉	100 克
白糖	20 克

红花银耳炖雪蛤汤

【功效】祛瘀，润肺，润肤，美容。适用于肌肤不润、青春痘、痛风等症。

【制法】①将桂花洗净，去杂质；红花炒一下；银耳用温水发 2 小时，去蒂头、杂质，撕成瓣状；雪蛤用温水发涨，去黑子、筋膜，洗净，剁碎；冰

配方	
红花	6 克
桂花	20 克
雪蛤	10 克
银耳	20 克
冰糖	20 克

糖打碎成屑。

②将桂花、红花、雪蛤、冰糖屑、银耳同放炖锅内,加水 300 毫升,置武火上烧沸,再用文火上炖煮 35 分钟即成。

【食法】每日 1 次,坚持食用半个月。

【来源】张奔腾,韩继成.健康家常菜.长春:吉林科技出版社,2006:210.

人参荠菜汤

【功效】和脾利水,大补元气。适用于气血亏损、水肿、乳糜尿、月经过多、痛风等症。

【制法】①将人参润透,切片;荠菜洗净;姜切片,葱切段。

②将炒锅置武火上烧热,加入素油,烧至六成热时,加入姜、葱爆香,随即下入清汤 500 毫升,烧沸,加入荠菜、人参片煮熟,加入盐、鸡精即成。

【食法】每日 1 次,坚持食用 1 个月。

【来源】刘国柱.吃出美丽肌肤.北京:金盾出版社,2010:155.

配方

人参	6 克
荠菜	200 克
盐	2 克
鸡精	2 克
姜	5 克
素油	30 克
清汤	500 毫升
葱	5 克

芹菜苹果汁

【功效】预防痛风。

【制法】将鲜芹菜放入沸水中烫 2 分钟,切碎与苹果绞汁。

【食法】每次 1 杯,每天 2 次。

配方

| 鲜芹菜 | 250 克 |
| 苹果 | 150 克 |

【来源】深圳市金版文化发展有限公司.对症健康蔬果汁.广州:广州出版社,2005:96.

（二）菜肴类

◈茯苓杏仁煮樱桃

【功效】祛风湿，抗痛风。适用于风湿性关节炎、关节疼痛、痛风等症。

【制法】①将带皮茯苓等中药洗净，装入纱布袋内，扎紧口；樱桃洗净，去蒂把；冰糖打碎成屑。

②将药袋、樱桃同放炖锅内，加水 600 毫升，置武火上烧沸，再用文火炖煮 25 分钟，加入冰糖屑即成。

【食法】每日 1 次，坚持食用 1 ~ 2 个月。

【来源】彭铭泉．痛风病四季药膳．郑州：中原农民出版社，2004：6.

配方	
带皮茯苓	10 克
厚朴	5 克
丝瓜络	5 克
杏仁	5 克
淡竹叶	5 克
海桐皮	5 克
生薏苡仁	30 克
白蔻	5 克
黄芩	5 克
防己	5 克
通草	5 克
滑石	15 克
苇根	40 克
姜黄	4 克
樱桃	200 克
冰糖	30 克

◈川芎红花炖乌鸡

【功效】祛风通络，抗痛风。适用于肢体麻木、跌打损伤、风湿痛、痛风等症。

【制法】①将川芎等中药洗净，盛装在纱布袋内，扎紧口；乌鸡宰杀后，去毛、内脏及爪；姜拍松，葱切段。

②将药包、乌鸡、姜、葱、料酒同放炖锅内，加水 2800 毫升，置武火上烧沸，再用文火炖煮 28 分钟，加入盐、鸡精、胡椒粉即成。

【食法】每日 1 次，坚持食用 1 个月。

【来源】彭铭泉．痛风病四季药膳．郑州：中原农民出版社，2004：16.

配方	
川芎	25 克
红花	15 克
熟地黄	25 克
白芍	25 克
当归	25 克
秦艽	30 克
桑枝	15 克
肉桂	5 克
乌鸡	1 只
料酒	10 克
姜	5 克
葱	10 克
胡椒粉	3 克
盐	5 克
鸡精	3 克

配方

附子	15 克
炙甘草	15 克
桂枝	15 克
牛膝	15 克
黄芪	40 克
防己	12 克
麻黄	12 克
白芍	15 克
当归	15 克
羊肉	400 克
姜	5 克
葱	10 克
料酒	10 克
盐	3 克
鸡精	2 克

配方

薏苡仁	80 克
冬瓜	200 克
料酒	10 克
姜	5 克
葱	5 克
盐	2 克
鸡精	2 克
鸡油	25 克

◆◆附子白术煮羊肉

【功效】祛寒湿，抗痛风。适用于痛风等症。

【制法】①将附子先煮 1 小时，再与炙甘草等药物装入纱布袋内，扎紧口；羊肉洗净，切 3 厘米见方的块；姜拍松，葱切段。

②将药袋、羊肉、姜、葱、料酒同放炖锅内，加水 2500 毫升，置武火上烧沸，再用文火炖煮 35 分钟，加入盐、鸡精即成。

【食法】每日 1 次，坚持食用 1 ~ 2 个月。

【来源】解秸萍．滋补养生药膳全书．重庆：重庆出版社，2007：96.

◆◆薏苡仁炖冬瓜

【功效】清热解毒，蠲湿痹。适用于中暑高烧、昏迷、肾炎、痛风、筋脉拘挛、风湿痹痛等症。

【制法】①将薏苡仁洗净；冬瓜去皮洗净，切 2 厘米宽、4 厘米长的块；姜切片，葱切段。

②将薏苡仁、冬瓜、姜、葱、料酒同放炖锅内，加水 800 毫升置武火上烧沸，再用文火炖煮 35 分钟，加入盐、鸡精、鸡油即成。

【食法】每日 1 次，坚持食用 1 ~ 2 个月。脾虚、便难者及孕妇忌服。

【来源】彭铭泉．痛风病四季药膳．郑州：中原农民出版社，2004：7.

◈薏苡仁炖白萝卜

【功效】健胃消食，祛风除湿。适用于食积胀满、小便不畅、筋脉拘挛、风湿痹痛等症。

【制法】①将薏苡仁淘洗干净，浸泡一夜；白萝卜去皮，洗净，切2厘米宽、4厘米长的块；姜切片，葱切段。

②将薏苡仁、萝卜、料酒、姜、葱同放炖锅内，加水500毫升，置武火上烧沸，再用文火炖煮30分钟，加入盐、鸡精、鸡油即成。

【食法】每日1次，坚持食用1~2个月。脾虚、便难者及孕妇忌服。

【来源】彭铭泉．痛风病四季药膳．郑州：中原农民出版社，2004：9.

配方	
薏苡仁	30克
白萝卜	150克
料酒	10克
姜	5克
葱	5克
盐	2克
鸡精	2克
鸡油	15克

◈红花桃仁煲墨鱼

【功效】活血化淤，滋补气血。适用于心肌梗死型冠心病、青春痘、痛风等症。

【制法】①将红花洗净；桃仁开水焯透去皮；冬菇洗净切两瓣；鲜墨鱼洗净，切成3厘米见方的块；芹菜切成3厘米长的段；西兰花撕成小花朵；葱切段，姜切片。

②将炒锅置武火上烧热，加入素油，烧至六成热时，加入葱姜爆香，放入鲜墨鱼，加入料酒、盐、酱油、冬菇、西兰花、芹菜、红花、桃仁，炒匀，加入鸡汤，用文火煲至浓稠，熟透即成。

【食法】每日1次，坚持食用半个月。

【来源】彭铭泉．痛风病四季药膳．郑州：中原农民出版社，2004：16.

配方	
红花	6克
桃仁	6克
鲜墨鱼	200克
芹菜	200克
西兰花	100克
冬菇	50克
酱油	10克
料酒	10克
姜	5克
葱	5克
盐	3克
素油	50克
鸡汤	500毫升

◈ 牛奶炒白菜

【功效】 适用于缓解痛风。

【制法】 大白菜加植物油炒，将熟时浇入牛奶，直至炒熟后食用。

【食法】 佐餐食。

【来源】 李世华.牛奶豆浆的保健功能与食疗方.北京：金盾出版社，2004：56.

配方

大白菜	250 克
植物油	15 克
牛奶	150 毫升

◈ 土豆胡萝卜黄瓜苹果汁

【功效】 主治痛风。

【制法】 上料切块榨汁，加适量蜂蜜饮用。

【食法】 佐餐食。

【来源】 武星户.四高管理手册.北京：化学工业出版社，2009：101.

配方

土豆	300 克
胡萝卜	300 克
黄瓜	300 克
苹果	300 克
蜂蜜	10 克

◈ 炒萝卜块

【功效】 降尿酸，主治痛风发作。

【用法】

萝卜洗净切块，加植物油同煸，继加柏子仁、水 500 毫升，同煮至熟，加盐少量。

【食法】 食萝卜及汤。

【来源】 经验方。

配方

萝卜	250 克
植物油	50 克
柏子仁	30 克
盐	3 克

◈ 蒸茄泥

【功效】 降尿酸，主治痛风发作。

【制法】 将茄子削皮，切成两半，上蒸笼蒸烂，略晾凉后，放上酱油、麻油、蒜泥、食盐，拌匀。

【食法】 佐餐食用。

【来源】 阎喜霜.小家庭家常菜.天津：天津科学技术出版社，2010：32.

配方

茄子	250 克
盐	5 克
麻油	5 克
蒜泥	5 克
酱油	15 克

人参煮冬瓜

【功效】大补元气，清热解毒。适用于慢性胃炎、肾炎、中暑高烧、痛风等症。

【制法】①将人参润透，切片；冬瓜去皮、瓤，洗净，切2厘米宽、4厘米长的薄片；姜切片，葱切段。

②将炒锅置武火上烧热，加入素油，烧至六成热时，下入姜葱爆香，加水600毫升，置武火上烧沸，下入人参片、冬瓜，煮熟，加入盐、鸡精即成。

【食法】每日1次，坚持食用1个月。

【来源】彭铭泉. 痛风病四季药膳. 郑州：中原农民出版社，2004：93.

配方	
人参	6 克
冬瓜	250 克
姜	5 克
葱	5 克
盐	2 克
鸡精	2 克
素油	35 克

桂枝牛膝黑芝麻糊

【功效】痛风的防治。

【制法】将桂枝、怀牛膝研成细粉，黑芝麻捣碎，把上述三味加面粉共同混合搅匀，蒸熟后再放入铁锅中用文火炒黄，装入瓶中，用温水冲成糊状食用。

【食法】每日3次，每次20克。

【来源】武星户. 四高管理手册. 北京：化学工业出版社，2009：105.

配方	
桂枝	20 克
怀牛膝	20 克
黑芝麻	120 克
面粉	500 克

黄柏苍术炖兔肉

【功效】清热燥湿，泻火解毒。适用于湿盛困脾、风寒湿痹、痛风等症。

【制法】①将黄柏、苍术洗净，装入纱布袋内；兔肉洗净，剁3厘米见方的块；姜切片，葱切段。

②将黄柏、苍术、兔肉、姜、葱、料酒同放炖锅内，加水600毫升，置武火上烧沸，再用文火炖煮35分钟，加入盐、鸡精即成。

【食法】每日1次，坚持食用1~2个月。

【来源】彭铭泉. 痛风病四季药膳. 郑州：中原农民出版社，2004：107.

配方	
黄柏	10 克
苍术	9 克
兔肉	200 克
料酒	10 克
姜	5 克
葱	10 克
盐	2 克
鸡精	2 克

◈ 牛膝黄豆炖海带

【功效】敛肺涩精，消炎止痛。适用于痤疮及痛风等症。

【制法】①将牛膝洗干净，黄豆洗干净，用水浸泡60分钟；干海带用水泡涨软，切成3厘米见方的块；葱、姜切丝。

②将炒锅置武火上烧热，加入素油，烧至七成热时，放入葱姜爆香，放入牛膝、黄豆、海带、盐、鸡精、水适量，炖30分钟即可。

【食法】每日1次，佐餐食用，坚持食用1个月。

【来源】彭铭泉. 痛风病四季药膳. 郑州：中原农民出版社，2004：22.

配方

牛膝	15 克
黄豆	30 克
干海带	150 克
葱	5 克
姜	5 克
盐	3 克
鸡精	2 克
素油	15 克

◈ 橘络红花炖蹄筋

【功效】化瘀通络。适用于瘀阻心络型冠心病及青春痘、痛风等症。

【制法】①将猪蹄筋用温水发涨，切成4厘米长的段；橘络、红花洗净，去杂质；姜切片，葱切段。

②将猪蹄筋、红花、橘络、料酒、姜、葱同放炖锅内，加水1800毫升，置武火上烧沸，再用文火炖煮50分钟，加入盐、味精胡椒粉、鸡油，搅匀即成。注：猪蹄筋除用水发外，还可用素油炸发，发透后，放入水中，加少量苏打则可将油腻洗净。

【食法】每日1次，坚持食用半个月。

【来源】彭飞. 冠心病自控自防自疗. 北京：北京燕山出版社，2009：78.

配方

橘络	15 克
红花	6 克
猪蹄筋	300 克
料酒	10 克
盐	4 克
鸡精	2 克
胡椒粉	2 克
姜	4 克
葱	6 克
鸡油	20 克

❖丁香当归蒸排骨

【功效】补血止痛，脘腹冷痛。适用于风湿痹痛、血虚、痛经、痛风等症。

【制法】①将丁香、当归洗净切片；猪排骨剁成3厘米长的段；葱切3厘米的段，姜切薄片。

②将猪排骨用料酒、盐、鸡精拌均匀，放在蒸锅内，再放入丁香、当归、葱、姜，用武火蒸25分钟，出锅后即可。

【食法】每日1次，佐餐食用，坚持食用1个月。

【来源】洪昭光，于康.40岁健康家常菜.长春：吉林科学技术出版社，2008：116.

配方	
丁香	15 克
当归	20 克
猪排骨	400 克
料酒	5 克
盐	3 克
葱	5 克
姜	5 克
鸡精	2 克

❖人参炒芹菜

【功效】大补元气，祛风利湿。适用于高血压、眩晕头痛、面红目赤、痈肿、痛风等症。

【制法】①将人参润透，切片；芹菜去黄叶、老梗，洗净，切3厘米长的段；姜切片，葱切段。

②将炒锅置武火上烧热，加入素油，烧至六成热时，下入姜、葱爆香，再下入芹菜、人参片炒熟，加入盐、鸡精即成。

【食法】每日1次，坚持食用1个月。

【来源】经验方。

配方	
人参	6 克
芹菜	150 克
盐	2 克
鸡精	2 克
姜	5 克
素油	30 克
葱	5 克

❖人参粉拌马齿苋

【功效】大补元气，散血消肿。适用于血淋、痈肿、恶疮、痛风、元气不足等症。

【制法】①将人参烘干研成细粉；马齿苋洗干净，去老梗黄叶，切4厘米的段；大蒜去皮，切片。

②将马齿苋放入沸水焯熟，捞起，放入盆内，加入盐、鸡精、白糖、芝麻油、人参粉、大蒜拌匀即成。

【食法】每日1次，坚持食用1个月。

【来源】经验方。

配方	
人参粉	6 克
马齿苋	150 克
盐	2 克
鸡精	2 克
大蒜	15 克
芝麻油	30 克
白糖	15 克

配方

赤芍	15 克
黄芪	12 克
麻黄	5 克
桂枝	10 克
大枣	6 枚
姜	5 克
鳗鱼	1 条
	（1000 克）
盐	4 克
料酒	10 克
鸡精	3 克
葱	5 克
胡椒粉	3 克
鸡油	35 克

◆◆赤芍黄芪炖鳗鱼

【功效】温经散寒，祛风除湿。适用于肢体关节疼痛、痛有定处、患处冰凉、关节屈伸不利等症。

【制法】①将赤芍等中药洗净，用纱布袋装盛，扎紧口；鳗鱼宰杀后，去头、内脏、鳃及毛，剁成4 厘米长的段；姜切片，葱切段。

②将药包、姜、葱、料酒同放炖锅内，加入鳗鱼及水2800 毫升，置武火上烧沸，再用文火炖煮28分钟，加入盐、鸡精、鸡油、胡椒粉即成。

【食法】每日1 次，坚持食用1 个月。

【来源】元秀. 老中医医疗汤水. 赤峰：内蒙古人民出版社，2006：217.

配方

黄柏	10 克
苍术	9 克
兔肉	200 克
料酒	10 克
姜	5 克
葱	10 克
盐	2 克
鸡精	2 克

◆◆黄柏苍术炖兔肉

【功效】清热燥湿，泻火解毒。适用于湿盛困脾、风寒湿痹、痛风等症。

【制法】①将黄柏、苍术洗净，装入纱布袋内；兔肉洗净，剁3 厘米见方的块；姜切片，葱切段。

②将黄柏、苍术、兔肉、姜、葱、料酒同放炖锅内，加水600 毫升，置武火上烧沸，再用文火炖煮35 分钟，加入盐、鸡精即成。

【食法】每日1 次，坚持食用1~2 个月。

【来源】高音. 药食两用这样吃. 北京：人民军医出版社，2011：58.

桃仁归尾炖蹄筋

【功效】抗痛风。适用于瘀血、湿痹、痛风等症。

【制法】①将桃仁去皮；当归尾洗净，切2厘米长的段；红花炒一下；川芎切片，用白酒炒一下；威灵仙洗净，切片；姜切片，葱切段。

②将以上药物放入纱布袋内，扎紧口，放入炖锅内，加入猪蹄筋、姜、葱，加水800毫升，置武火上烧沸，再用文火炖煮35分钟，加入盐、鸡精即成。注：此道药膳是用当归尾，因当归尾为破瘀血作用，当归头、当归身为补血养血作用，故使用时，一定要以当归尾入药，方能收到较好的活血化瘀、抗痛风作用。

【食法】每日1次，坚持食用1~2个月。

【来源】经验方。

配方	
桃仁	9克
当归尾	9克
红花	6克
川芎	10克
威灵仙	9克
猪蹄筋	200克
盐	2克
鸡精	2克
姜	5克
葱	10克
料酒	10克

红花二白炖鳖鱼

【功效】滋阴润肺，补血增白，祛风燥湿，止痛。适用于头痛、面黄、痛风等症。

【制法】①将白芷、白及用水浸泡一夜，切成薄片；红花洗净；鳖鱼宰杀后去头、尾、爪及肠杂，取下鳖甲后将肉切成4厘米见方的块；姜拍松，葱切段。

②将白芷、红花、白及、鳖肉、鳖甲、姜、葱、料酒同放炖锅内，加水3000毫升，置武火上烧沸，再用文火炖煮45分钟，加入盐、鸡精、胡椒粉即成。

【食法】每日1次，坚持食用1个月。

【来源】彭铭泉. 中国药膳传说与制作. 人民军医出版社，2008：76.

配方	
白芷	20克
白及	20克
红花	6克
鳖鱼	20克
料酒	15克
葱	10克
盐	5克
鸡精	2克
胡椒粉	3克

配方

白及	20 克
白芷	20 克
独活	10 克
鸭	1 只
料酒	15 克
盐	5 克
鸡精	2 克
姜	5 克
葱	10 克
酱油	10 克
白糖	10 克
素油	35 克
上汤	500 毫升

◈ 独活二白烧鸭

【功效】散风清热,祛风燥湿,止痛。适用于头痛、面黄、痛风等症。

【制法】①将白及、白芷用水浸泡一夜,切成薄片;独活洗净;鸭宰杀后,去毛、内脏及爪,用沸水汆去血水,剁成 3 厘米见方的块状;姜切片,葱切段。

②将炒锅置武火上烧热,加入素油,烧至六成热时,下入姜、葱爆香,随即下入鸭肉、料酒,炒变色,加入白及、白芷、独活、盐、鸡精、白糖、酱油、上汤,用文火烧 35 分钟即成。

【食法】每日 1 次,坚持食用 1 个月。

【来源】经验方。

配方

薏苡仁	80 克
苦瓜	250 克
料酒	10 克
盐	2 克
鸡精	2 克
姜	5 克
葱	5 克
鸡油	20 克

◈ 薏苡仁煮苦瓜

【功效】润脾补肾,祛风除湿。适用于脾肾虚损、筋脉拘挛、风湿痹痛等症。

【制法】①将薏苡仁洗净;苦瓜去瓤,洗净,切 2 厘米宽、4 厘米长的块;姜切片,葱切段。

②将薏苡仁、苦瓜同放在炖锅内,加入料酒、姜、葱、水 600 毫升,置武火上烧沸,再用文火炖煮 30 分钟,加入盐、鸡精、鸡油即成。

【食法】每日 1 次,坚持食用 1~2 个月。

【来源】良石. 家常菜营养食谱. 特殊时期的最佳菜谱. 赤峰:内蒙古科学技术出版社,2006:105.

◆薏苡仁炖莴苣

【功效】利五脏，通经脉，抗痛风。适用于小便不畅、乳汁不通、筋脉拘挛、痛风等症。

【制法】①将薏苡仁浸泡一夜；莴苣去皮，切2厘米宽、4厘米长的块；姜切片，葱切段。

②将薏苡仁、莴苣、姜、葱、料酒同放锅内，加水800毫升，置武火上烧沸，文火煮28分钟，加入盐、鸡精、鸡油即成。

【食法】每日1次，坚持食用1~2个月。

【来源】廉玉麟，雨田.瘦身美容食谱.北京：北京科学技术出版社，2005：72.

配方	
薏苡仁	80克
莴苣	250克
料酒	10克
盐	2克
鸡精	2克
姜	5克
葱	5克
鸡油	25克

◆防风二白蒸白鸽

【功效】祛风燥湿，止痛。适用于头痛、面黄、痛风等症。

【制法】①将白及、白芷用水浸泡一夜，切成薄片；防风洗净；鸽子宰杀后，除去毛、内脏及爪，切成3厘米见方的块；姜切片，葱切段；竹荪用温水发透，切成4厘米长的段；火腿肠切片；香菇洗净，切片。

②将白及、防风、白芷、鸽肉、竹荪、香菇、火腿肠、姜、葱、料酒同放蒸盆内，加入上汤，上武火大汽蒸笼内蒸45分钟，加入盐、鸡精、胡椒粉即成。

【食法】每日1次，坚持食用半个月或1个月。

【来源】彭铭泉.中国药膳制作经典.北京：人民军医出版社，2008：161.

配方	
白及	20克
白芷	20克
防风	10克
鸽子	1只
火腿肠	20克
盐	5克
鸡精	2克
姜	5克
葱	10克
素油	35克
上汤	500毫升
香菇	30克
竹荪	20克

三白炖银耳

配方

白及	20 克
白果	15 克
白芷	20 克
银耳	10 克
冰糖	25 克

【功效】滋阴润肺，润肤增白。适用于肺热、皮肤不润、青春痘、痛风等症。

【制法】①将白芷、白及用水浸泡一夜，切成薄片；白果去心；银耳用温水发 2 小时，除去蒂头、杂质，撕成瓣状；冰糖打碎成屑。

②将白及、白果、白芷、冰糖、银耳同放炖杯内，加水 400 毫升，置武火上烧沸，再用文火炖煮 35 分钟即成。注：白果去心，以防中毒。

【食法】每日 1 次，坚持食用半个月。

【来源】经验方。

川芎白茯苓饼

配方

白茯苓	120 克
川芎	10 克
面粉	200 克
葱	5 克
盐	4 克
鸡精	2 克
糯米粉	50 克
素油	60 克

【功效】祛湿补血，活血行气，祛风止痛。适用于月经不调、经闭腹痛、胁肋作痛、肢体麻木、跌打损伤、疮痈肿痛、头痛、风湿痛、痛风等症。

【制法】①将川芎、白茯苓研成细粉，过 100 目筛；葱切花。

②将川芎粉、白茯苓粉、面粉、糯米粉、葱花、盐、鸡精放入大碗内，加水调匀成糊状，备用。

③将炒锅置武火上烧热，加入素油，烧至六成热时，每次下入茯苓混合糊 20 克，待一面烙黄后，再翻过来烙另一面，两面呈金黄色熟透即成。

【食法】每日 1 次，正餐食用，坚持食用 1 个月。

【来源】翟翎 . 本草纲目药膳大全集 . 长沙：湖南美术出版社，2011：468.

❀ 丹参红花炖乌鸡

【功效】活血祛瘀,养气通络。适用于瘀血、冠心病、青春痘、痛风等症。

【制法】①将乌鸡宰杀后,去毛、内脏及爪;丹参润透,切成薄片;川贝母去杂质,打成大颗粒;红花去杂质,洗净;姜拍松,葱切段。

②将乌鸡、川贝母、红花、丹参、姜、葱、料酒同放炖锅内,加水2800毫升,置武火上烧沸,再用文火炖煮35分钟,加入盐、鸡精、胡椒粉搅匀即成。

【食法】每日1次,坚持食用半个月。

【来源】彭铭泉. 痛风病四季药膳. 郑州:中原农民出版社,2004:119.

配方	
丹参	10 克
红花	6 克
川贝母	10 克
乌鸡	1 只
料酒	10 克
姜	5 克
葱	10 克
盐	3 克
鸡精	3 克
胡椒粉	2 克

(三)粥类

❀ 木瓜粳米粥

【功效】痛风的防治。

【制法】木瓜剖切为4块,加水200毫升,煎至100毫升,去渣取汁,入粳米,再加水400毫升左右,煮为稀粥,用白糖调味。

【食法】每日分2~3次,温热服食。

【来源】武星户. 四高管理手册. 北京:化学工业出版社,2009:104.

配方	
鲜木瓜	1 个
粳米	50 克
白糖	5 克

❀ 地肤子煮牛奶粥

【功效】润肌肤,补五脏,增白,利湿热。适用于皮肤不润、青春痘痛风等症。

【制法】①将白芝麻去杂质,炒香;地肤子洗净,烘干,研粉;白芷用清水浸泡一夜,切薄片,煮熟。

②将牛奶放入奶锅,置武火上烧沸,加入白芷药液(带白芷)和白芝麻、地肤子,再放入白糖即成。

【食法】每日1次,坚持食用半个月。

【来源】彭铭泉. 痛风病四季药膳. 郑州:中原农民出版社,2004:20.

配方	
地肤子	15 克
白芝麻	30 克
白芷	20 克
牛奶	250 毫升
白糖	20 克

◈◈ 冬瓜小豆粥

【功效】 降尿酸，主治痛风发作。

【制法】 冬瓜、赤小豆加水适量，煮至豆烂熟。

【食法】 调味后适量食用。

【来源】 刘国柱.吃出美丽肌肤.北京：金盾出版社，2010：25.

配方	
冬瓜	30 克
盐	2 克
赤小豆	15 克

◈◈ 蒲公英粳米粥

【功效】 主治痛风。

【制法】 蒲公英加水煎取浓汁，去渣留汁200毫升，加入粳米、水400毫升，煮成粥，用冰糖调味。

【食法】 每日2次，稍温服食，3~5日为1个疗程。

【来源】 武星户.四高管理手册.北京：化学工业出版社，2009：102.

配方	
鲜蒲公英（连根较好）	30 克
粳米	50 克
冰糖	5 克

◈◈ 南瓜大枣黑米粥

【制法】 南瓜洗净切片，黑米、大枣洗净，同放入锅内煮成粥，分次服用。

【食法】 每日一次，1个月为1个疗程。

【功效】 预防痛风。

【来源】 武星户.四高管理手册.北京：化学工业出版社，2009：103.

配方	
南瓜	200 克
黑米	150 克
大枣	60 克

◈◈ 茯苓粳米粥

【功效】 主治痛风。

【制法】 先用粳米、薏苡仁煮粥，再加入土茯苓（碾粉）混匀煮沸食用。

【食法】 每日饮汤一次，直至痛风发作消失。

【来源】 高新彦.内分泌代谢病药膳良方.北京：人民卫生出版社，2002：650.

配方	
土茯苓	20 克
薏苡仁	50 克
粳米	50 克

首乌粉粳米粥

【功效】痛风的防治。

【制法】先将粳米加水煮粥，粥半熟时调入何首乌粉，边煮边搅匀，至黏稠时即可，加白糖调味。

【食法】早晚分食。

【来源】武星户.四高管理手册.北京：化学工业出版社，2009：104.

配方

何首乌粉	25 克
粳米	50 克
白糖	5 克

山药薤白粳米粥

【功效】痛风的防治。

【制法】先将粳米淘好，加入切细的山药和洗净的半夏、薤白、黄芪共煮，加适量糖可服食。

【食法】每日分1～2次，温热服食。

【来源】武星户.四高管理手册.北京：化学工业出版社，2009：104.

配方

生山药（切细）	100 克
薤白	10 克
粳米	50 克
清半夏	30 克
黄芪	30 克
白糖	5 克

桃仁粳米粥

【功效】痛风、便秘的防治。

【制法】先将桃仁捣烂如泥，加水研汁，去渣，用粳米煮成稀粥，即可服食。

【食法】每日分1～2次，温热服食。

【来源】彭铭泉.便秘食疗精粹.福州：福建科学技术出版社，2005：38.

配方

桃仁	15 克
粳米	160 克

乌梅粳米粥

【功效】痛风的防治。

【制法】先将乌梅煎取浓汁去渣，入粳米煮粥，熟后加适量冰糖即可食用。

【食法】每日分1～2次，温热服食。

【来源】武星户.四高管理手册.北京：化学工业出版社，2009：105.

配方

乌梅	20 克
粳米	100 克
冰糖	15 克

葡萄粳米粥

配方

鲜葡萄	30 克
粳米	50 克

【功效】痛风的防治。

【制法】粳米加水如常法煮粥，粥半熟未稠时，把洗净的葡萄粒加入，再煮至粥稠即可，早晚分食。

【食法】每日分 1~2 次，温热服食。

【来源】石赞.5 分钟远离痛风.石家庄：河北科学技术出版社，2011：38.

牛膝粳米粥

配方

牛膝茎	
（或叶）	20 克
粳米	100 克

【功效】痛风的防治。

【制法】牛膝加水 200 毫升，煎至 100 毫升，去渣留汁，入粳米，再加水约 500 毫升，煮成稀粥。

【食法】每日早晚温热顿服，10 天为 1 个疗程。

【来源】武星户.四高管理手册.北京：化学工业出版社，2009：105.

知母粳米粥

配方

知母	10 克
石膏	20 克
甘草	6 克
桂枝	6 克
粳米	250 克
冰糖	30 克

【功效】清热祛湿，生津止咳。适用于骨蒸劳热、肺热咳嗽、痛风等症。

【制法】①将知母、石膏、甘草、桂枝洗净，装入纱布袋内，扎紧口；粳米淘洗干净；冰糖打碎成屑。

②将药包、粳米同放炖锅内，加水 1200 毫升，置武火上烧沸，再用文火煮 35 分钟，加入冰糖屑即成。

【食法】每日 1 次，坚持食用 1~2 个月。

【来源】彭铭泉.痛风病四季药膳.郑州：中原农民出版社，2004：106.

◆◆ 知母蜂蜜粥

【功效】滋阴润肺，清热止痛。适用于热病口渴、肺热咳嗽、痛风等症。

【制法】①将知母研成细粉；粳米洗净。

②将知母粉、粳米、蜂蜜放入锅内加水 500 毫升，置武火上烧沸，再用文火煮 35 分钟即可。

【食法】每日早餐 1 次，坚持食用 1 个月。

【来源】彭铭泉. 痛风病四季药膳. 郑州：中原农民出版社，2004：40.

配方	
知母	15 克
蜂蜜	20 克
粳米	150 克

◆◆ 人参玉蜀黍粥

【功效】补元气，降血脂。适用于小便不通、膀胱结石、肝炎、高血压、痛风等症。

【制法】①将人参润透，切片；玉蜀黍研成粉。

②将人参、玉蜀黍粉放入锅内，加水 500 毫升，置武火上烧沸，再用文火煮 15 分钟，加入白糖即成。

【食法】每日 1 次，坚持食用 1 个月。

【来源】民间验方。

配方	
人参	6 克
玉蜀黍	60 克
白糖	15 克

◆◆ 二红粥

【功效】活血化瘀。适用于瘀阻心络型冠心病及青春痘、痛风等症。

【制法】①将红花炒一下洗净；大枣去核，洗净；粳米淘洗干净。

②将粳米、红花、大枣、红糖同放电饭煲内，加水 1000 毫升，如常规将粥煲熟即成。

【食法】每日 1 次，坚持食用半个月。

【来源】彭铭泉. 冠心病药膳与食疗. 广州：广东经济出版社，2003：38.

配方	
红花	6 克
大枣	6 枚
红糖	20 克
粳米	100 克